STUDIENKURS GESUNDHEIT & PFLEGE

Lehrbuchreihe für Studierende der Gesundheitswissenschaft, Pflege, Pflegewissenschaft und Pflegemanagement sowie Hebammenkunde und Hebammenwissenschaft

Der Studienkurs „Gesundheit und Pflege" ermöglicht den schnellen und verständlichen Einstieg in die zentralen Themen der gesamten Gesundheitswissenschaften (u.a. Gesundheitsmanagement, Gesundheitsökonomie oder Public Health), der Pflege (u.a. Pflegewissenschaft, Pflegemanagement oder Pflegepädagogik) sowie des Hebammenwesens. Didaktische Elemente wie Definitionen, Reflexionsfragen, Fallbeispiele aus der Praxis sowie weiterführende Literaturlisten ermöglichen einen sachkundigen Einstieg in das jeweilige Themenfeld. Die Bücher richten sich an StudentInnen sowie QuereinsteigerInnen der jeweiligen Fachdisziplinen. Ausgewiesene Expert:innen sorgen für Überblickswissen und einen fundierten Zugang zu den Disziplinen.

Ralf Reintjes

Epidemiologie

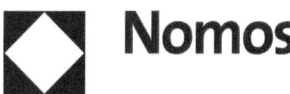

Onlineversion
Nomos eLibrary

Die Deutsche Nationalbibliothek verzeichnet diese Publikation in
der Deutschen Nationalbibliografie; detaillierte bibliografische
Daten sind im Internet über http://dnb.d-nb.de abrufbar.

ISBN 978-3-8487-7923-9 (Print)
ISBN 978-3-7489-2311-4 (ePDF)

1. Auflage 2023
© Nomos Verlagsgesellschaft, Baden-Baden 2023. Gesamtverantwortung für Druck
und Herstellung bei der Nomos Verlagsgesellschaft mbH & Co. KG. Alle Rechte, auch
die des Nachdrucks von Auszügen, der fotomechanischen Wiedergabe und der Übersetzung, vorbehalten. Gedruckt auf alterungsbeständigem Papier.

In memoria di Piera Fogliati;
Ärztin und Epidemiologin.

Inhalt

Einleitung: Von Cholera bis Corona		17
Kapitel 1:	Die epidemiologische Denkweise – „unser erster Fall"	23
Kapitel 2:	Gesundheit und Krankheit messen	33
Kapitel 3:	Studiendesigns	49
Kapitel 4:	Was bedeutet ein beobachteter Zusammenhang	89
Kapitel 5:	Auswertung epidemiologischer Studien, „Schritt für Schritt"	113
Kapitel 6:	Kausalität, oder die Suche nach Ursachen und Wirkungen	123
Kapitel 7:	Tests und Screening aus epidemiologischer Sicht	133
Kapitel 8:	Ausbruchsuntersuchung oder „eine Salmonelle kommt selten allein"	151
Kapitel 9:	Ein großer Ausbruch in Hamburg	167
Kapitel 10:	Epidemiologisches Mini-Wörterbuch = Glossar ausgewählter epidemiologischer Begriffe	193
Kapitel 11:	Wiederholungsfragen	205
Stichwortverzeichnis		219
Bereits erschienen in der Reihe STUDIENKURS GESUNDHEIT UND PFLEGE		225

Abbildungsverzeichnis

Abbildung 0.1:	Cartoon zum Wandel der Rolle der Epidemiologie im Verlauf der Covid-19-Pandemie	17
Abbildung 0.2:	Wortwolke einer Auswahl von Begriffen, die ich mit dem Begriff Epidemiologie in Zusammenhang bringe	19
Abbildung 0.3:	Kernkompetenzen in der angewandten Epidemiologie von Infektionskrankheiten in Europa	20
Abbildung 1.1:	Dr. John Snow	23
Abbildung 1.2:	Dr. Snows Untersuchungsschritte	24
Abbildung 1.3:	Epidemische Kurve tödlich verlaufender Cholerafälle in der Nähe des Golden Square, London, 19. August bis 30. September 1854.	28
Abbildung 1.4:	Geographische Verteilung tödlicher Cholerafälle in der Nähe des Golden Square, London, 19. August bis 30. September 1854	29
Abbildung 1.5:	Geburtstagstorte zum 200. Geburtstag von Dr. John Snow, London 2013.	30
Abbildung 2.1:	Inzidenz von Schlangenbissen in verschiedenen Regionen der Welt	34
Abbildung 2.2:	Denguefieber-Inzidenz pro 100.000 Einwohner in der Amazonasregion von Brasilien 2007–2017	35
Abbildung 2.3:	Räumliche Verteilung der geschätzten vermeidbaren Sterblichkeitsraten aufgrund von Ressourcenlücken für ein modelliertes pandemisches Influenza-Szenario	36
Abbildung 2.4:	Schematische Darstellung von zeitlichen Verläufen von Krankheitsereignissen in einer Beobachtungsgruppe von 20 Personen innerhalb von 12 Monaten	40
Abbildung 2.5:	Kaplan-Meier Überlebenskurven von drei zeitversetzten Patientenkohorten mit Prostatakrebs in Hamburg	42
Abbildung 2.6:	Illustration eines „epidemiologischen Brunnens"	43
Abbildung 2.7:	Rohe und altersadjustierte COVID-19–Letalität in Israel und Spanien	44
Abbildung 2.8:	Durchschnittliche, jährliche alters- und geschlechtsspezifische Sterberate an Lungenkrebs, England und Wales	47
Abbildung 3.1:	Besteht ein Zusammenhang zwischen Exposition und Erkrankung?	49
Abbildung 3.2:	Schematische Darstellung des Vorgehens bei einer epidemiologischen Studie	50
Abbildung 3.3:	Komponenten epidemiologischen Arbeiten	51

Abbildungsverzeichnis

Abbildung 3.4:	Stammbaum der klassischen epidemiologischen Studiendesigns	52
Abbildung 3.5:	Beispiele für Streudiagramme bei ökologischen bzw. Korrelationsstudien	54
Abbildung 3.6:	Eine klassische ökologische Studie zum Zusammenhang von pro Kopf-Angebot an Fettkalorien und Brustkrebsinzidenz bei Frauen in 21 Ländern	55
Abbildung 3.7:	Assoziation der prognostizierten vermeidbaren Sterblichkeitsraten mit dem Bruttoinlandsprodukt (A) und der Spenderfinanzierung (B) in 6 asiatischen Ländern	56
Abbildung 3.8:	Durchführung einer Querschnittstudie mit der Erhebung von Expositions- und Erkrankungsdaten zu einem Zeitpunkt	62
Abbildung 3.9:	Auswertung einer Querschnittstudie anhand einer 2 x 2-Tabelle	63
Abbildung 3.10:	Schematische Darstellung des Vorgehens bei einer epidemiologischen Kohortenstudie	67
Abbildung 3.11:	Kohortenstudien können untersuchen wie sich Expositionen auf mehrere Erkrankungen auswirken	69
Abbildung 3.12:	Titel des ersten Artikels zur British Doctor's Study 1954 und des abschließenden Artikels von 2004	71
Abbildung 3.13:	Sir Richard Doll 1912–2005	74
Abbildung 3.14:	Vorgehen bei einer Fall-Kontroll-Studie	76
Abbildung 3.15:	In Fall-Kontroll-Studien können mehrere Expositionen gleichzeitig untersucht werden	79
Abbildung 3.16:	Zeitliche Einordnung des Ablaufs einer historischen Kohortenstudie	80
Abbildung 3.17:	Schematische Darstellung einer randomisierten kontrollierten klinischen Studie (RCT)	82
Abbildung 3.18:	Darstellung der klassischen Studiendesigns in Zeit und Ausrichtung angeordnet nach steigendem Evidenzniveau	87
Abbildung 4.1:	Mögliche Ursachen eines beobachteten Zusammenhangs in einer epidemiologischen Studie	90
Abbildung 4.2:	Schematische Darstellung der Bedeutung von Relativen Risiken (RR)	92
Abbildung 4.3:	Darstellung eines Beispiels für die absolute Risikodifferenz	92
Abbildung 4.4:	Wahrscheinlichkeitsdichtefunktion	98
Abbildung 4.5:	Wahrscheinlichkeit des Effekts basierend auf Zufall und Bias in Abhängigkeit von der Größe der Studienpopulation	101

Abbildung 4.6:	Schematische Darstellung des Effekts eines Confounders auf einen beobachteten Zusammenhang zwischen Exposition und Zielvariable	105
Abbildung 4.7:	Schematische Darstellung eines möglichen Zusammenhangs zwischen Alkoholkonsum und Lungenkrebs	107
Abbildung 4.8:	Schematische Darstellung des Effekts des Rauchens (Confounder) auf einen beobachteten Zusammenhang zwischen Alkoholkonsum und Lungenkrebs	108
Abbildung 4.9:	Schematische Darstellung des Effekts eines Effektmodifikators auf einen beobachteten Zusammenhang zwischen Exposition und Zielvariable	110
Abbildung 5.1:	Anzahl der an Q-Fieber erkrankten Personen in Dortmund, April bis August 1999	115
Abbildung 5.2:	Gestaffelte Stratifikation der Variable „Kontakt zu Schafdung" nach Geschlecht, Alter und Rauchstatus	119
Abbildung 6.1:	Zwei Beispiele für beobachtete Assoziationen die nach heutigem Wissensstand nicht ursächlich sind	124
Abbildung 6.2:	Beispiel für eine notwendige Ursache	125
Abbildung 6.3:	Beispiel für eine hinreichende Ursache	126
Abbildung 6.4:	Verteilung von ursächlichen Komponenten bei drei Personen	127
Abbildung 6.5:	Sir Austin Bradford Hill (1897–1991)	128
Abbildung 7.1:	Ein offensichtlich falsch-positives Testergebnis	133
Abbildung 7.2:	Antikörpernachweise bei gesunden und infizierten Personen	135
Abbildung 7.3:	Test mit 100%-iger Sensitivität	135
Abbildung 7.4:	Test mit 100%-iger Spezifität	136
Abbildung 7.5:	Aussagekraft eines Testergebnisses in Abhängigkeit von Sensitivität, Spezifität und von der Häufigkeit des untersuchten Ereignisses in der untersuchten Population	137
Abbildung 7.6:	Hypothetische Darstellung der Ergebnisse eines EIA-Tests auf HIV und dem tatsächlichen Antikörper-Status	140
Abbildung 7.7:	vorklinische und klinische Phasen als Teil eines Krankheitsverlaufs	144
Abbildung 7.8:	erkennbare vorklinische Phase als Teil eines Krankheitsverlaufs	144
Abbildung 7.9:	Lead Time als Teil eines Krankheitsverlaufs	145
Abbildung 7.10:	Beispiele von vier möglichen Krankheitsverläufen	145
Abbildung 7.11:	Vergleich von kurzen und langen Krankheitsverläufen	147

Abbildungsverzeichnis

Abbildung 7.12:	Lead-Time-Bias	148
Abbildung 8.1:	Flussdiagramm für Ausbruchsuntersuchungen und -management	154
Abbildung 8.2:	(a–c) Beispiele für Epidemiekurven	158
Abbildung 8.3:	Epidemische Kurve zu viralen Meningitisfällen in Zypern, nach Zeitpunkt der Krankenhausaufnahme und Ort	160
Abbildung 9.1:	Epidemiekurve von EHEC/HUS in Hamburg	174
Abbildung 9.2:	Räumliche Verteilung von EHEC/HUS in Hamburg	175
Abbildung 9.3:	Epidemiekurve von EHEC/HUS in Hamburg	181
Abbildung 9.4:	Epidemiekurve von EHEC/HUS in Deutschland	181

Tabellenverzeichnis

Tabelle 0.1:	Beispiele aus der Krebsepidemiologie bei denen Zusammenhänge verschiedener Expositionen mit den Erkrankungen identifiziert wurden.	18
Tabelle 1.1:	Choleratote und Informationen über die Wasserquelle der betroffenen Haushalte, London 1853	26
Tabelle 1.2:	Herkunft des Wassers aller Häuser, in denen zwischen dem 8. Juli und dem 26. August Menschen an Cholera starben und Zahl der versorgten Häuser, London 1854	27
Tabelle 1.3:	Herkunft des Wassers aller Häuser, in denen zwischen dem 8. Juli und dem 26. August Menschen an Cholera starben und Zahl der versorgten Häuser, London 1854.	27
Tabelle 2.1:	Länder mit lokaler Übertragung von SARS in 2002/03	34
Tabelle 2.2:	Gemeldete COVID-19-Fälle in Deutschland, Österreich und Luxemburg bis zum 15.8.2022	37
Tabelle 2.3:	Kumulative COVID-19 Mortalität in ausgewählten Ländern	41
Tabelle 2.4:	Anzahl von Todesfällen an Lungenkrebs nach Geschlecht und Alter, England und Wales	45
Tabelle 2.5:	Berechnete Bevölkerungszahlen per Tausend für England und Wales, 1982	46
Tabelle 3.1:	Cholerafälle pro 1.000 Einwohner und Prozentsätze an Haushalten mit Dienstboten für die Stadtteile Hamburgs um 1890	58
Tabelle 3.2:	2 x 2 zur Auswertung einer Querschnittstudie (Daten fiktiv)	64
Tabelle 3.3:	2 x 2-Tabelle und Formeln für Rechenschritte bei Kohortenstudien	67
Tabelle 3.4:	2 x 2-Tabelle für ein theoretisches Beispiel zu Rauchen und Lungenkrebs	68
Tabelle 3.5:	Durch Lungenkrebs bedingte Sterberaten verteilt nach Geschlecht und Tabakkonsum, „British Doctor's Study".	72
Tabelle 3.6:	Sterberaten an Lungenkrebs und KHK für Männer in der „British Doctor's Study"	72
Tabelle 3.7:	Vierfeldertafel zur Berechnung der Prävalenz der Exposition bei Fall-Kontroll-Studien	78
Tabelle 3.8:	2 x 2-Tabelle einer Fall-Kontroll-Studie bei einem Ausbruch von Meningitisfällen bei Kindern	78
Tabelle 3.9:	2 x 2-Tabelle und Formeln für Rechenschritte bei RCTs	85
Tabelle 4.1:	Schematische Darstellung einer 4-Feldertafel/2 x 2-Tabelle	90

Tabellenverzeichnis

Tabelle 4.2:	2 x 2-Tabelle zu sitzender beruflicher Tätigkeit und Rückenschmerzen	91
Tabelle 4.3:	2 x 2-Tabelle eines theoretischen Beispiels einer Kohortenstudie zu Rauchen und Lungenkrebs	93
Tabelle 4.4:	2 x 2-Tabelle eines theoretischen Beispiels einer Fall-Kontroll-Studie zu Solarium-Besuchen und schwarzem Hautkrebs	94
Tabelle 4.8:	Roher Effektschätzer zum Zusammenhang zwischen Alkoholkonsum (Exposition) und Lungenkrebs (Fall-/Kontrollstatus)	107
Tabelle 4.9:	Stratifizierte Analyse unter ausschließlich Rauchern zum Zusammenhang zwischen Alkoholkonsum (Exposition) und Lungenkrebs (Fall-/Kontrollstatus)	107
Tabelle 4.10:	Stratifizierte Analyse unter ausschließlich Nichtrauchern zum Zusammenhang zwischen Alkoholkonsum (Exposition) und Lungenkrebs (Fall-/Kontrollstatus)	108
Tabelle 4.11:	Roher Effektschätzer zum Zusammenhang zwischen Antibabypille (Exposition) und Schlaganfall (Fall-/Kontrollstatus) in einer Fall-Kontroll-Studie	109
Tabelle 4.12:	Stratifizierte Analyse unter ausschließlich Rauchern zum Zusammenhang zwischen Antibabypille (Exposition) und Schlaganfall (Fall-/Kontrollstatus) in einer Fall-Kontroll-Studie	110
Tabelle 4.13:	Stratifizierte Analyse unter ausschließlich Nichtrauchern zum Zusammenhang zwischen Antibabypille (Exposition) und Schlaganfall (Fall-/Kontrollstatus) in einer Fall-Kontroll-Studie	110
Tabelle 5.1:	Schematische Darstellung einer 2 x 2-Tabelle zur Berechnung der Odds Ratio (OR) im Rahmen der Analyse einer epidemiologischen Fall-Kontroll-Studie	116
Tabelle 5.2:	2 x 2-Tabelle für die Variable „Kontakt zu Pferden"	117
Tabelle 5.3:	Stratifikation der Variable „Kontakt zu Schafdung" nach Geschlecht	118
Tabelle 5.4:	Ergebnisse der stratifizierten Analyse	118
Tabelle 5.5:	Logistisches Regressionsmodell mit den potenziell relevanten Variablen	120
Tabelle 5.6:	Reduziertes logistisches Regressionsmodell	121
Tabelle 7.1:	Berechnung des positiven sowie des negativen Vorhersagewertes	139
Tabelle 7.2:	Berechnung des positiven und des negativen Vorhersagewert des HIV-Tests für Blutspender	141
Tabelle 7.3:	Berechnung des positiven und des negativen Vorhersagewert des HIV-Tests für Personen die intravenöse Drogen nutzen	141
Tabelle 8.1:	Übertragungswege von Infektionserregern	153

Tabelle 8.2:	2 x 2-Tabelle einer hypothetischen Kohortenstudie zur Untersuchung eines Ausbruchs nach einer Hochzeitsfeier	162
Tabelle 8.3:	2 x 2-Tabelle einer hypothetischen Fall-Kontroll-Studie zur Untersuchung eines Ausbruchs nach einer Hochzeitsfeier	163
Tabelle 9.1:	Alters- und Geschlechterverteilung von EHEC/HUS Fällen in Hamburg	175
Tabelle 9.2:	Untersuchungsergebnisse vom 22. Mai – bivariate Analyse	180

Einleitung: Von Cholera bis Corona

> Eigentlich weiß man nur, wenn man wenig weiß; mit dem Wissen wächst der Zweifel.
>
> J.W. von Goethe

Epidemiologie und epidemiologisches Denken ist in den letzten Jahren gesamtgesellschaftlich immer deutlicher hervorgetreten und immer häufiger denken auch Laien, dass sie mit den Begriffen etwas anfangen können.

Das war nicht immer so. Ich kann mich noch gut daran erinnern, dass Anfang dieses Jahrtausends, als ich gerade meine Professur für Epidemiologie in Hamburg angetreten hatte, mich des Öfteren Einladungen zu Hautärztekongressen erreichten, obwohl ich in der Vergangenheit niemals dermatologisch tätig war. Vermutlich wurde hier Epidemiologie mit „Epidermiologie" verwechselt, einem Fachgebiet, welches sich vermutlich ganz besonders mit der Epidermis (laut Wikipedia: äußere Zellschicht der Haut, Oberhaut) beschäftigt, mir selbst aber nicht bekannt ist.

An diesem Missverständnis hat sich spätestens seit Beginn der Covid-19-Pandemie in 2020 grundlegend etwas geändert. Auch wenn die eine und der andere sich immer noch etwas mit der Aussprache des Wortes „Epidemiologie" schwertut, so haben doch die meisten Menschen mittlerweile eine grobe Idee, um was es sich hierbei handeln könnte. In der öffentlichen Wahrnehmung sind Epidemiologen, oder diejenigen, die sich dafür halten, deutlich präsenter geworden. Beispielsweise ist selbst das Verhalten von Epidemiologen, z.B. wie sich Epidemiologen selbst in der Pandemie verhalten (Tagesschau.de vom 9.12.2020) oder wie sie 2021 Ihren Urlaub verbringen (Focus Online vom 7.7.2021), zum Thema in den Medien geworden. Irgendwie kommt es einem so vor, als ob während der Pandemie mehr und mehr Menschen sich entweder zu Hobby-Virologen oder Hobby-Epidemiologen verwandelt hatten.

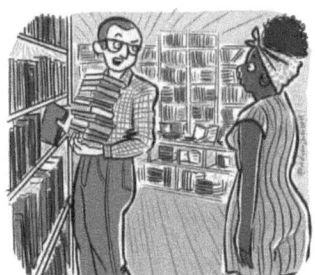

"Wir haben die Bücher neu geordnet: Reisebücher stehen jetzt in der Fantasy-Abteilung, Politik finden Sie unter Science Fiction und Epidemiologie ist bei den Do-it-yourself"-Büchern."

Abbildung 0.1: Cartoon zum Wandel der Rolle der Epidemiologie im Verlauf der Covid-19-Pandemie. Quelle: Kekememes.de.

Aber was machen Epidemiologen in ihrem Arbeitsalltag tatsächlich?

Die Rolle und Aufgabe der Epidemiologie im gesamtgesellschaftlichen Kontext fasst Finn Serene am 4. Februar 2021 als Kommentar auf den Beitrag „Corona-Lockerungen; Wie riskant sind die Stufenkonzepte?" bei Tagesschau.de passend zusammen: „[…]. Wissenschaftler helfen uns, die Probleme besser zu verstehen, mit ihren Erkenntnissen und Empfehlungen überlassen sie uns und der Politik die richtigen Schlussfolgerungen zu ziehen und die geeigneten Maßnahmen zu ergreifen" (Quelle: Tagesschau.de, 4.2.2021).

Viele gesundheitswissenschaftliche Fragestellungen können mithilfe epidemiologischer Studien beantwortet werden. Epidemiologen versuchen die Ursachen von Erkrankungen zu erkunden, um zielgerichtet bei Präventionsmaßnahmen unterstützen zu können. Unter Epidemien versteht man die rasche Ausbreitung einer Krankheit auf eine große Anzahl von Personen innerhalb eines Gebiets in einem kurzen Zeitraum. Bei Epidemien versuchen Epidemiologen also etwa, den Hauptrisikofaktoren bei der Übertragung auf die Spur zu kommen. Durch Befragungen und Studien schauen sie, wo sich Menschen anstecken: Ist es im Schwimmbad, im Restaurant oder im Bus? Und je nach Ergebnis empfehlen sie zielgerichtete Maßnahmen, sodass eine weitere Verbreitung eines Erregers, wie z.B. während der Covid-19-Pandemie verringert werden kann.

Mitte des 19. Jahrhunderts war die Cholera die Erkrankung, die Bevölkerungen weltweit sehr belastete und zu vielen Erkrankungen und Todesfällen führte. In diesem Rahmen sind auch u.a. die ersten epidemiologischen Studien beschrieben (siehe Kapitel 1). Im 20. Jahrhundert entwickelten sich weite Bereiche der epidemiologischen Forschung zunehmend mehr mit dem Schwerpunkt auf Faktoren zur Entstehung von zunehmenden chronischen (Volks-)Krankheiten wie Krebserkrankungen und Herz-Kreislauf-Erkrankungen. In der folgenden Tabelle sind fünf klassische Beispiele aus der Krebsepidemiologie, bei denen Zusammenhänge verschiedener Expositionen mit den Erkrankungen identifiziert wurden aufgelistet.

Tabelle 0.1: Beispiele aus der Krebsepidemiologie bei denen Zusammenhänge verschiedener Expositionen mit den Erkrankungen identifiziert wurden. Quelle: Eigene Darstellung nach Potter JD. Nat. Clin. Pract. Oncol. 2005.

Expositionskategorien	Selbstberichtete Expositionen	Krebsarten	Quellen
Arbeitswelt	Asbest	Mesotheliom	Hill et al.
Verhalten	Rauchen	Lungenkrebs	Doll und Hill
Umwelt	Radioaktivität	Leukämie	Armitage et al.
Infektion	Sexualverhalten	Gebärmutterhalskrebs	Rotkin
Hormone	Reproduktionsgeschichte	Brustkrebs	MacMahon et al.

Und wie so häufig in der Geschichte schwenkt das Pendel gerne auch wieder zurück und Anfang des 21. Jahrhunderts steigt die Relevanz von Infektionsepidemiologie angesichts von Epidemien und Pandemien, wie beispielsweise SARS, MERS, Masern, Grippe, Ebola und Covid-19, wieder deutlich. Die Covid-19-Pandemie beschäftigte uns zum Zeitpunkt des Verfassens dieses Buches ganz besonders.

Das Berufsfeld der Epidemiologie hat an Bedeutung gewonnen, allerdings gab es bereits in den Jahren vor Corona eine Zunahme von Studiengängen mit epidemiologischem Inhalt einerseits und von wissenschaftlichen Stellen für Epidemiologen in u.a. Forschungseinrichtungen, Krankenhäusern, Krankenkassen oder sogar in der Kreuzfahrtindustrie andererseits. Und das nicht nur in Deutschland: Epidemien kennen keine Grenzen.

Vielleicht legen Sie das Buch eben kurz zur Seite und überlegen sich, welche Begriffe Ihnen spontan durch den Kopf gehen, wenn Sie an Epidemiologie, auf Basis Ihres aktuellen Wissensstandes, denken. Meine persönliche Wortwolke finden Sie hier. Viele dieser Themen werden Sie in ausführlicher Form bei der Lektüre des Buches und während der verschiedenen Übungen wiederfinden.

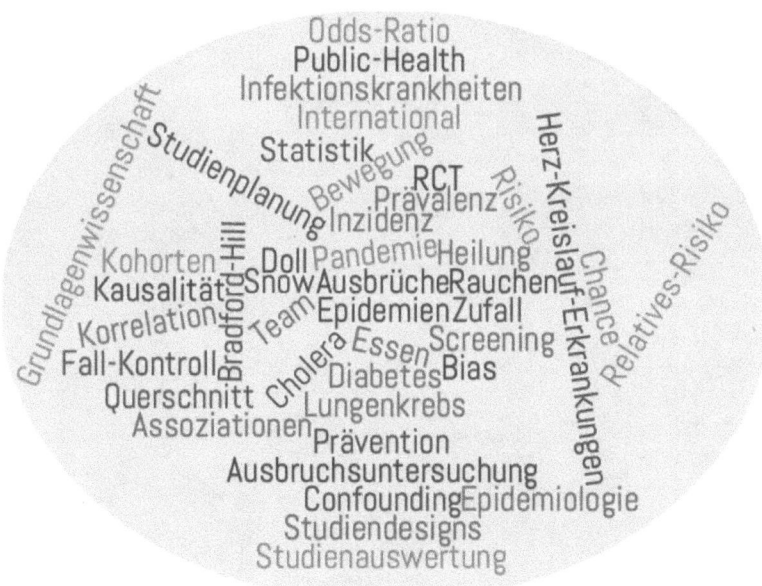

Abbildung 0.2: Wortwolke einer Auswahl von Begriffen, die ich mit dem Begriff Epidemiologie in Zusammenhang bringe. Es wird weder der Anspruch auf Vollständigkeit noch auf Ausgewogenheit erhoben.

In den letzten Jahren hat auch der Bedarf an gut ausgebildeten Epidemiologinnen und Epidemiologen stark zugenommen. Sowohl die nationalen Institute für Gesundheit, die Fachgesellschaften und Berufsverbände auf nationalen Ebenen wie auch entsprechende Organisationen auf europäischer Ebene haben sich Gedanken gemacht was denn Epidemiologen wissen und können sollten. Die Abbildung 0.3 fasst Kompetenzbereiche und Themenbereiche sowie deren Querverbindungen zusammen. Hier ist ersichtlich, dass das Wissen und die Kompetenzen weit über rein epidemiologische Kenntnisse hinausgehen. All das kann und soll nicht durch dieses Buch abgedeckt werden. Vielmehr ist unser Ziel Ihnen einen ersten Einblick und Überblick über die wichtigsten Komponenten epidemiologischen Denkens und Handelns vorzustellen und Ihnen somit einen Einstieg in die Welt der Epidemiologie zu ermöglichen.

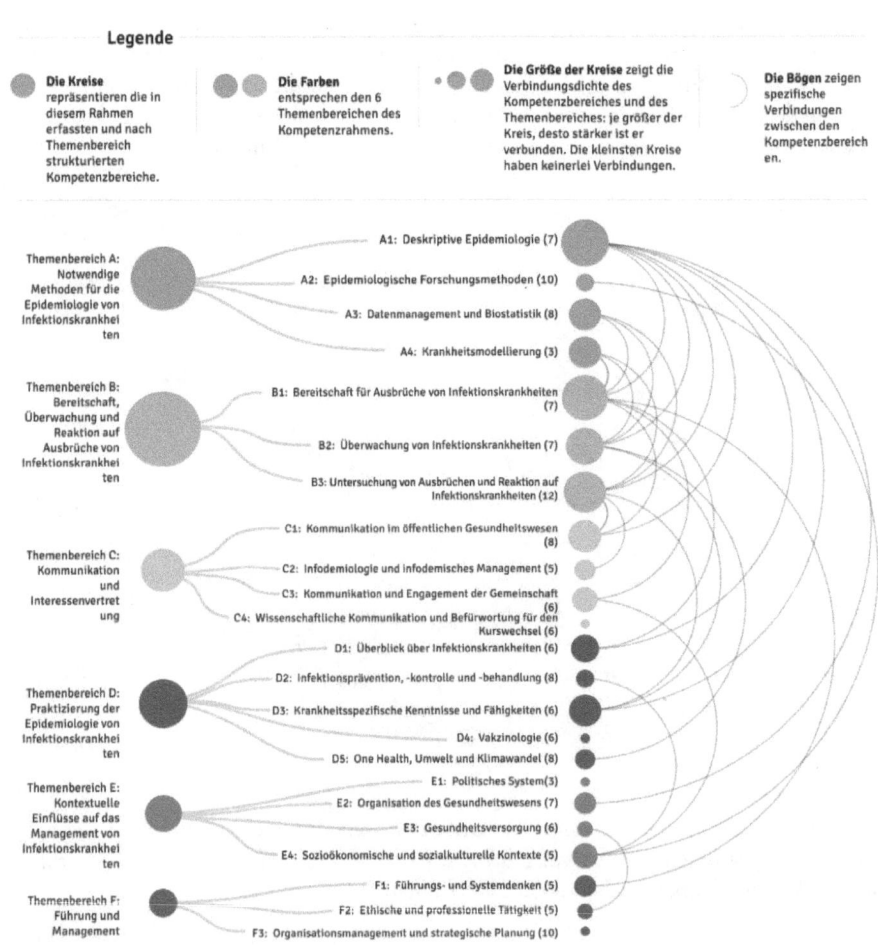

Abbildung 0.3: Kernkompetenzen in der angewandten Epidemiologie von Infektionskrankheiten in Europa. Quelle: Plymoth A et al. 2023.

Beim Lesen und Bearbeiten dieses Buches werden Sie sehr viele Praxisbeispiele in den genannten Bereichen anhand von Originaldaten kennenlernen und in den Übungen regelmäßig in die Fußstapfen der Kolleginnen und Kollegen treten, die entsprechende Untersuchungen ursprünglich durchgeführt haben. Die praktischen Übungen sollen dazu dienen, Ihr Verständnis zu vertiefen.

In allgemeinverständlicher Sprache – unterstützt durch anschauliche Abbildungen und viele Praxisbeispiele, Fallstudien, basierend auf Originaldaten, und persönlichen Erfahrungsberichten – soll Einsteigern ein guter Überblick über und Einblick in die epidemiologische Denkweise gegeben werden. Mit diesem Buch möchte ich meine Leidenschaft für die Epidemiologie teilen und die Leserinnen und Leser beim Einstieg in dieses Thema mit der Faszination für Epidemiologie anstecken.

Inhaltlich sollen Sie an die medizinischen, gesundheitswissenschaftlichen und gesellschaftlichen Fragestellungen der Epidemiologie herangeführt werden. Die Leser lernen die wichtigsten Studiendesigns, deren Vor- und Nachteile und deren Anwendung kennen (Kapitel 3). Die Grundlagen der Studienauswertung mit all ihren potenziellen Störfaktoren (Bias, Confounding, etc.) helfen beim Verständnis und zur Beurteilung, ob Zusammenhänge wirklich kausaler Natur sind oder nicht (Kapitel 4, 5 und 6). In weiteren Teilen des Buches werden dann praktische Anwendungen sowohl in klinisch-therapeutischen als auch in präventiven Bereichen dargestellt. Abschließend werden aktuelle Themen wie epidemiologische Ausbruchsuntersuchungen und der Umgang mit Epidemien praxisnah vorgestellt (Kapitel 8). Jedes Kapitel endet dann mit einem kurzen Quiz mit Wiederholungsfragen.

Ziel ist es, Ihnen ein spannend lesbares, praktisches Buch an die Hand zu geben, welches den Einstieg in die Epidemiologie für Sie, als interessierte/n Leserin und Leser, vereinfacht. Dieses Buch richtet sich neben einem epidemiologisch, gesundheitswissenschaftlich interessierten Publikum vor allem an folgende Zielgruppen: Studierende der Medizin, der Gesundheitswissenschaften/Public Health, Pflegewissenschaften und verwandter Studiengänge als auch an Lehrerinnen und Lehrer in naturwissenschaftlichen bzw. lebenswissenschaftlichen Bereichen.

Letztlich gilt: Epidemiologische Denkweisen und Methoden können helfen, Zusammenhänge zwischen Erkrankungen und möglichen zugrundeliegenden Ursachen zu finden und ermöglichen so ein besseres Verständnis unserer Lebenswirklichkeit. So werden Sie vermutlich schnell entdecken, dass oft verschiedene Faktoren ursächlich für Erkrankungen sind und unser Leben nicht mono-, sondern multikausal ist, also nicht auf einer einzigen Ursache beruht, sondern das Ergebnis des Zusammenspiels verschiedener Einflussfaktoren ist. Die Welt ist also komplexer, als man es gerne auf den ersten Blick denkt. Epidemiologisches Verständnis kann hier sehr hilfreich sein.

Um den Lesefluss des Textes zu erleichtern, wird in diesem Buch soweit wie möglich das generische Maskulinum verwandt. Ich möchte darauf hinweisen, dass damit alle Geschlechtsformen gemeint sind und keine Bevorzugung bzw. Benachteiligung induziert werden soll.

Ich wünsche Ihnen viel Spaß bei Ihrer Entdeckungstour in diesem Buch.

Ihr

Ralf Reintjes

Hamburg, im Frühjahr 2023

Literatur:

Plymoth A, Codd MB, Barry J et al. (2023) Core competencies in applied infectious disease epidemiology: a framework for countries in Europe. In: Eurosurveillance; 28 (6)

Potter, J. (2005) Epidemiology informing clinical practice: from bills of mortality to population laboratories. In: Nat Rev Clin Oncol 2: 625–634

Kapitel 1: Die epidemiologische Denkweise – „unser erster Fall"

> „… die Zeit wird kommen, in der große Choleraausbrüche der Vergangenheit angehören werden; und es ist das Wissen darüber, wie die Krankheit verbreitet wird, die dazu führen wird, dass sie verschwindet."
>
> Dr. John Snow (1813–1856)

Am besten lernt man epidemiologisches Denken anhand von Beispielen kennen. Epidemiologische Untersuchungen haben manchmal etwas von einem Kriminalfall. Eine historische Person aus der Geschichte der Epidemiologie, Dr. John Snow, erinnert mich häufig an Sherlock Holmes, den berühmten Detektiv aus London. Das mag daran liegen, dass Dr. Snow auch in der Mitte des 19. Jahrhunderts tätig war und ähnlich geniale Schlussfolgerungen zog wie die fiktive Detektivfigur.

Dr. John Snow (1813–1858) war ein Londoner Arzt, der u.a. dafür bekannt war, dass er Königin Viktoria bei der Geburt zweier ihrer Kinder Chloroform verabreichte. Er war somit einer der ersten Narkoseärzte Englands. Er trug zur Entwicklung der Narkose mit Äther und Chloroform bei. Zusätzlich kümmerte er sich als Armenarzt auch um die Bedürftigen der Gesellschaft. Jedoch bei Weiten am bekanntesten ist er heute als Begründer der Epidemiologie durch seine Studien über die Cholera. Seine Beschreibung zweier Epidemien, die in London in den Jahren 1848/49 und 1854/55 auftraten, sind bis heute bekannt und gelten als die Geburtsstunde der modernen Epidemiologie.

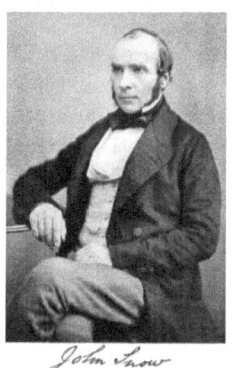

Abbildung 1.1: Dr. John Snow. Quelle: Science Photo Library.

Lassen Sie uns einige der Schritte, die Dr. Snow in seiner Arbeit gemacht hat, nachvollziehen und mit ihm zusammen die ersten Schritte in der Epidemiologie gehen. Bitte halten Sie an verschiedenen Stellen, an denen ich ein paar Fragen für sie eingebaut habe, inne und überlegen Sie, wie sie selber vorgehen würden. Dr. Snow ging bei seinen Untersuchungen systematisch vor, so wie wir es Großteils heute auch tun würden. Zunächst beobachtete er mögliche Zusammenhänge. Diese Beobachtungen halfen Ihm bei der Erstellung von Hypothesen. Die Erhebung von Daten und deren anschließende Analyse leitete ihn zu Schlussfolgerungen die er dann für eine Intervention nutzte um eine weitere Verbreitung der Cholera zu stoppen.

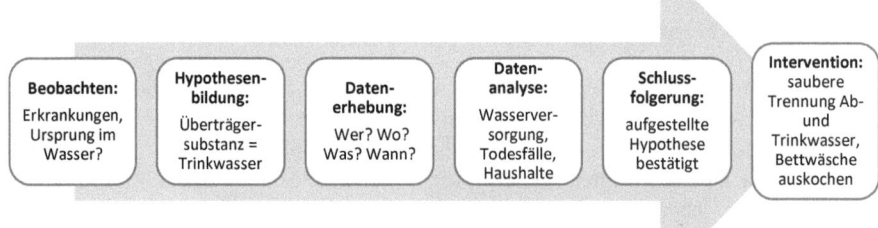

Abbildung 1.2: Dr. Snows Untersuchungsschritte.

Versuchen Sie sich bitte in die Situation in der Mitte des 19. Jahrhunderts in London hineinzuversetzen. So können wir Doktor Snow Schritt für Schritt folgen. Auszüge wurden aus der von 1965 (Hafner Publishing Company) veröffentlichten Wiederauflage seines Buches „*On the Mode of Communication of Cholera*", welches 1855 zum ersten Mal veröffentlicht wurde, entnommen.

Beobachten: Die 1848/49er Cholera-Epidemie in London

Während des 19. Jahrhunderts breitete sich die Cholera periodisch über Europa aus und führte zu enormen sozialen und gesundheitlichen Störungen mit einer hohen Sterblichkeit (Mortalität) (siehe auch Kapitel 2). Viele Menschen erkrankten oft in kürzester Zeit sehr schwer und starben einen quälenden Tod. Seinerzeit war die mikrobiologische Ursache von Choleraerkrankungen, das Bakterium *Vibrio cholerae,* noch unbekannt. Das Wissen über Bakterien als Krankheitserreger wurde erst gut zwei Jahrzehnte später entdeckt. Die vorherrschende Meinung seinerzeit ging von Miasmen (Verunreinigungen der Luft oder übler Dunst) als Krankheitsursachen aus. Die „Miasmen-Theorie" besagte, dass sich krankheitserregende Substanzen, die Miasmen, in schlecht riechender Luft befinden und sich über die Atemwege oder auch über die Haut direkt auf den Menschen übertragen und ihn krank machen.

Nach einer schweren Epidemie im Jahre 1832 erschien die Cholera im Jahre 1848 erneut in London. Verschiedenste Berichte und Erzählungen wurden seinerzeit verbreitet. Folgender Bericht wurden übermittelt:

> „...der erste identifizierte Fall eines Cholerapatienten wurde im Herbst 1848 in London festgestellt. Es betraf John Harnold, einen Seemann des Dampfschiffes Elbe, welches kürzlich aus Hamburg angekommen war. In Hamburg wütete zu dieser Zeit die Cholera. Er starb in einer Pension in Horsleydown in der Nähe der Themse. Der nächste Fall war der eines Mannes, der in dieser Pension im selben Zimmer übernachtete;..."

Es stellt sich die Frage, welche Schlussfolgerungen man aus entsprechenden Berichten ziehen kann. M.E. sollte hierbei immer Vorsicht geboten sein. Der Wahrheitsgehalt entsprechende Berichte lässt sich kaum überprüfen und die Angaben sollten daher eher kritisch hinterfragt werden.

Die Schwere dieser Epidemie (etwa 15.000 gemeldete Choleratote) führte zu ausgiebigen Diskussionen in der medizinischen Presse. Häufig verwendete Begriffe, die Erkrankungshäufigkeiten beschreiben, sollten wir uns genauer anschauen (für eine Erläuterung der verwendeten Begriffe siehe Kapitel 2).

Zurück nach London und ins 19. Jahrhundert: Die Sterberate (Mortalität) war besonders hoch in den niedrig gelegenen Gebieten des Flussufers der Themse. Dr. William Farr – der damals führende Statistiker seiner Zeit in London – bemerkte, dass die Mortalität kontinuierlich abnahm, je weiter und je höher Wohngebäude vom Fluss entfernt waren. Hypothesen über die Ursachen der Cholera beinhalteten das Leben in niedrigen Regionen und die zu dieser Zeit umstrittene Existenz von Mikroben! Weit verbreitet und von vielen wissenschaftlichen Koryphäen der damaligen Zeit vertreten, war die so genannte *Miasma-Theorie*. Diese besagte, dass Krankheiten wie die Cholera durch schlechte Luft, welche sich in niedrig gelegenen Regionen ansammelte, verursacht würde. Basierend auf unserem heutigen Wissen erscheint uns dieses jedoch unrealistisch.

Welche andere Ursache für die Verbreitung von Cholera würden Sie in Betracht ziehen?

Während des 19. Jahrhunderts wurde das Trinkwasser in London hauptsächlich von privaten Firmen geliefert, die typischerweise ihr Wasser direkt aus der Themse pumpten. Jede Firma hatte ihr eigenes Rohrnetzwerk, mit dessen Hilfe sie private Haushalte mit Wasser versorgten. Der Wettbewerb führte manchmal zu einem Überlappen dieser Rohrsysteme und in einigen Gebieten kam es dazu, dass Häuser an einer einzelnen Straße von mehreren Gesellschaften versorgt wurden.

Während der Epidemie von 1848/49 war die Mortalität auf der Südseite des Flusses höher, vor allem in den Bezirken, in denen das Wasser von zwei verschiedenen Gesellschaften, der *„Southwark and Vauxhall Water Company"* und der *„Lambeth Water Company"* geliefert wurden. Das Wasser dieser Firmen galt als das bei weitem schlechteste Wasser von allen Gesellschaften, die ihr Wasser aus der Themse bezogen. Auch das Abwasser wurde in die Themse geleitet.

Hypothesenbildung

Seine Beobachtungen verarbeitend, formulierte Dr. John Snow eine Hypothese über die Entstehung und Verbreitung der Cholera. Die essentiellen Punkte dieser Hypothese lauten wie folgt (Quelle: Snow J 1855):

- „Cholera kann von kranken Personen auf gesunde übertragen werden."
- „Erkrankungen, die von Person zu Person übertragen werden, müssen von einem „krankheitserregenden Material" („morbid matter") übertragen werden,

welches die Möglichkeit zur Vermehrung im Körper der befallenen Person hat."
- „Diese krankheitserregende Substanz muss in die Nahrungskette gelangen."
- „Die Wasseraufnahme scheint in der Lage zu sein, die krankheitserregende Substanz von Kranken zu Gesunden zu übertragen."

Waren, vom heutigen Wissen ausgehend, Dr. Snows Schlussfolgerung gerechtfertigt?

Datenerhebung und -analyse: Die Choleraepidemie von 1853/54 in London

London war von 1849 bis 1853 cholerafrei. In dieser Zeit verlegte die „Lambeth Water Company" ihre Pumpstelle weiter flussaufwärts, währenddessen die „Southwark and Vauxhall Company" weiterhin ihr Wasser direkt aus dem Fluss in London bezog. Dr. John Snow beobachtete diese Veränderungen und erkannte, dass es sich hierdurch quasi um ein „natürlichen Experiment" handelte.

Im Juli 1853 kehrte die Cholera nach London zurück. Dr. Snow bat die Behörden um die Erlaubnis, alle Adressen von Personen, die an der Cholera verstorben waren, zu erhalten. Er besuchte die Häuser der registrierten Choleratoten und gewann Informationen über die Wasserquelle dieser Haushalte. Hier die Ergebnisse der ersten 334 Toten:

Tabelle 1.1: Choleratote und Informationen über die Wasserquelle der betroffenen Haushalte, London 1853. Eigene Darstellung; Quelle: Snow J (1855).

Wasserversorgung über:	Todesfälle an Cholera
Southwark and Vauxhall Company	286
Lambeth Company	14
Direkt vom Fluss	22
Pumpbrunnen	4
Gräben	4
Unbekannt	4

Die hier dargestellten Zahlen von Verstorbenen nach der Quelle des von Ihnen konsumierten Wassers ist zwar beeindruckend und man könnte sehr schnell zu der Schlussfolgerung kommen, dass die Southwark and Vauxhall Company ursächlich für die Cholera sein könnten. Jedoch sollten Sie sich neben den Zählerdaten auch immer die Nennerdaten anschauen. Wie viele Personen erhielten zu dieser Zeit aus welcher Quelle ihr Wasser. Wenn zu über 95% aller Bewohner der Region ihr Wasser von der Southwark and Vauxhall Company erhalten hätten, wären die hohen Zahlen an verstorbenen Personen nicht sonderlich auffällig gewesen.

Dr. Snow erhielt weiterhin Informationen zur Anzahl der Häuser in London, deren Wasserversorgung von der „Southwark and Vauxhall" oder der „Lambeth

Company" kam. Als die Choleraepidemie in London 1854 erneut ausbrach, besorgte er sich Informationen zur Herkunft des Wassers für alle Häuser, in denen zwischen dem 8. Juli und dem 26. August Menschen an Cholera starben. Er fand die folgenden Ergebnisse:

Tabelle 1.2: Herkunft des Wassers aller Häuser, in denen zwischen dem 8. Juli und dem 26. August Menschen an Cholera starben und Zahl der versorgten Häuser, London 1854. Quelle: Eigene Darstellung nach Snow J (1855).

Wasserversorgung über:	Anzahl Häuser insgesamt	Anzahl Choleratodesfälle
Southwark and Vauxhall Company	40.046	1.263
Lambeth Company	26.107	98
Andere (übriges London)	256.423	1.422

Welche Schlussfolgerung, denken Sie, zog Dr. Snow aus diesen Daten? Sind diese Daten besser als die in Tabelle 1.1? Wenn ja, warum?

Die Inzidenz ist ein Maß für das Risiko

Wenn man nun die Zahl der Choleratoten ins Verhältnis zur Zahl der von den einzelnen Wasserfirmen versorgten Häusern setzt, lässt sich die Inzidenz an Choleratoten für die unterschiedlichen Firmen gut miteinander vergleichen. Das Maß, das wir hier berechnen ist wie oben beschrieben die Inzidenz. In diesem Fall beschreibt die Inzidenz das Risiko als Kunde einer dieser Firmen an Cholera verstorben zu sein. Wir sprechen in diesem Fall vom *absoluten Risiko* an Cholera zu versterben.

Tabelle 1.3: Herkunft des Wassers aller Häuser, in denen zwischen dem 8. Juli und dem 26. August Menschen an Cholera starben und Zahl der versorgten Häuser, London 1854.

Wasserversorgung über:	Anzahl Häuser insgesamt	Anzahl Choleratodesfälle	Absolutes Risiko pro 1.000 Häuser
Southwark & Vauxhall Company	40.046	1.263	31,5
Lambeth Company	26.107	98	3,8

Für Kunden der Southwark & Vauxhall Company berechnet sich die Inzidenz bzw. das absolute Risiko an Cholera zu versterben wie folgt:

1.263 Todesfälle / 40.046 Häuser = 0,0315 Tote pro Haus bzw. 31,5 pro 1.000 Häuser.

Für Kunden die von der Lambeth Company versorgt wurden ergibt sich ein Wert von 3,8 pro 1.000 Häuser. Offensichtlich ist die Inzidenz bzw. das absolute Risiko für die erste Gruppe deutlich höher als für die zweite. Ein direkter Vergleich der absoluten Risiken zeigt:

31,5 pro 1.000 Häuser / 3,8 pro 1.000 Häuser = **8,3**

Das bedeutet, dass das absolute Risiko der ersten Gruppe 8,3mal so hoch ist wie das der zweiten Gruppe. Wir sprechen hier also von einem **relativen Risiko** von 8,3. (zum Thema relative Risiken siehe auch Kapitel 4). Somit war das Risiko an Cholera zu versterben für Kunden der Wasserwerke Southwark and Vauxhall mehr als achtmal so hoch wie das der Kunden von Lambeth. Anhand dieser Ergebnisse hätten Sie sicherlich eine informierte Entscheidung treffen können von welcher Firma Sie lieber Ihr Wasser hätten beziehen wollen.

Cholera in der Nähe des Golden Square

Dr. Snow wurde während seiner Untersuchungen auf der Südseite des Flusses durch einen Choleraausbruch im Stadtteil Soho, nahe seiner eigenen Wohnung, unterbrochen. Er untersuchte 616 tödliche Fälle, die zwischen dem 19. August und dem 30. September 1854 auftraten. Der zeitliche Verlauf wird in der epidemischen Kurve in Abbildung 1.3 dargestellt. In einer epidemischen Kurve wird die Anzahl der neu-aufgetretenen Fälle eine Erkrankung im Verlauf der Zeit dargestellt. Im Kapitel zu Ausbruchsuntersuchungen (siehe Kapitel 8) werden die verschiedenen Formen von epidemischen Kurven ausführlich erläutert.

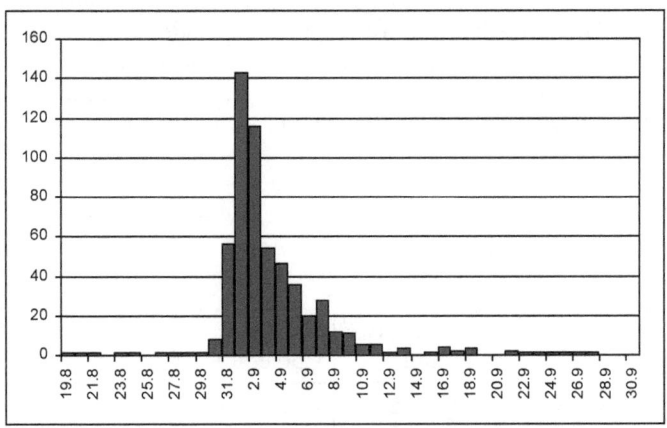

Abbildung 1.3: Epidemische Kurve tödlich verlaufender Cholerafälle in der Nähe des Golden Square, London, 19. August bis 30. September 1854.

Wie würden Sie den zeitlichen Verlauf dieses Ausbruchs beschreiben und wie würden Sie diesen erklären?

Die epidemische Kurve zeigt, dass bereits ab Mitte August vereinzelte Cholera Fälle beobachtet wurden. Ende August zeigt sich ein sprunghafter Anstieg der tödlich verlaufenden Cholerafälle in dieser Region. Der höchste Wert wird am 1. September erreicht. Danach fallen die Zahlen neuer Todesfälle bis zum 10. September wieder ab, wonach nur noch vereinzelte Fälle beobachtet werden. Dieser Verlauf spricht für eine für einen definierten Zeitraum bestehende Infektionsquelle auf die vermutlich viele der Fälle zurückzuführen sind. Eine ausführlichere Beschreibung von epidemischen Kurven und deren möglichen Ursachen wird im Kapitel Ausbruchsuntersuchung vorgestellt (siehe Kapitel 8).

Dr. Snow fertigte eine Karte dieses Stadtteils an, auf der sowohl die Adressen der tödlichen Cholerafälle (ein Strich pro Haushalt mit Choleratoten) als auch die Lage der öffentlichen Wasserpumpen eingetragen wurden. Die Abbildung 1.4 zeigt den zentralen Bereich dieser Karte.

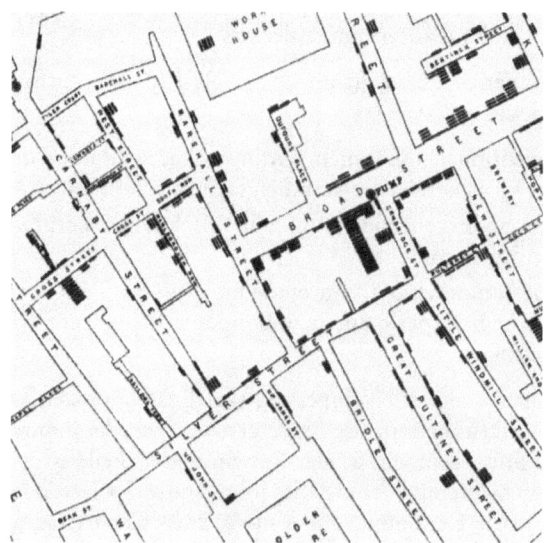

Abbildung 1.4: Geographische Verteilung tödlicher Cholerafälle in der Nähe des Golden Square, London, 19. August bis 30. September 1854. Quelle: Snow J (1855).

Angesichts der geographische Verteilung dieser Fälle im Umkreis der zentral gelegenen Wasserpumpe, lässt sich auf eine Quelle für diesen Ausbruch schließen. Im direkten Umfeld der Pumpe traten sehr viele Fälle auf. Je grösser der Abstand ist, umso weniger Fälle wurden beobachtet.

Dr. Snow schlussfolgerte hieraus, dass diese Beobachtungen im Einklang mit den von ihm zuvor aufgestellten Hypothesen stehen. Weitere Beobachtungen wiesen auf die Pumpe in der Broad Street hin. Keiner der 70 Arbeiter in der Brauerei in der Broad Street erkrankten an Cholera. Für sie gab es keinen Grund, von der Straßenpumpe zu trinken.

Eine ältere Dame und ihre Nichte aus West-Hampstead, einer von der Cholera nicht betroffenen Region Londons, die den Geschmack des Broad-Street-Wassers mochten und täglich eine Flasche dieses Wassers von dieser Pumpe holten, starben an Cholera. Dr. Snow selbst betrachtete diesen Umstand als „wahrscheinlich den sichersten Hinweis auf einen Zusammenhang zwischen der Broad-Street-Pumpe und der Choleraepidemie".

Intervention

Da Dr. Snow davon überzeugt war, dass die Broad-Street-Pumpe für diesen Ausbruch verantwortlich war, empfahl er den dortigen Behörden den Pumpenschwengel zu entfernen und somit die Pumpe stillzulegen. Dies geschah am 8. September. Ohne dass die Ursache der Cholera, nämlich Infektionen mit Cholerabakterien geklärt war, gelang es Dr. Snow eine effektive Präventionsmaßnahme zu initiieren. Erst Jahre später sollte die naturwissenschaftliche Erklärung folgen nachdem 1884 Robert Koch das Cholerabakterium entdeckte.

Aus paradigmatischer Sicht beleuchtet dieser Bericht eines Erfolgs in der Epidemiologie drei Aspekte.
1.) konkrete Präventionsmaßnahmen sind möglich, auch ohne dass die naturwissenschaftliche Basis bereits vollständig geschaffen worden ist,
2.) Epidemiologische Erkenntnis kann zur Effektivität naturwissenschaftlicher Forschung beitragen und
3.) kann das Zusammenwirken von epidemiologischer Beobachtung und naturwissenschaftlichem Experiment in besonderer Weise zum wissenschaftlichen Fortschritt beitragen.

Dr. John Snow ist bis heute in Erinnerung von Epidemiologen weltweit. In London wurde ihn ein Denkmal an der Stelle errichtet wo die Pumpe, die die Quelle des Ausbruchs in Soho war, stand. Der Pub an dieser Stelle ist nach ihm benannt und jedes Jahr im September feiert die John Snow Society das Leben und die Errungenschaften von Dr. Snow. Zu seinem 200. Geburtstag wurde mit einer passenden Torte mit der Karte zum Ausbruch am Golden Square gefeiert (siehe Abb. 1.5).

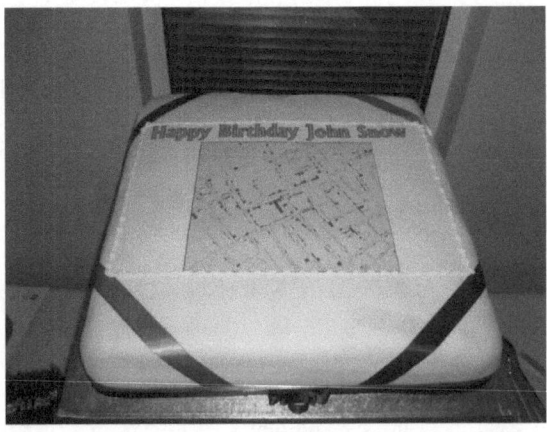

Abbildung 1.5: Geburtstagstorte zum 200. Geburtstag von Dr. John Snow, London 2013.

Aus persönlicher Erfahrung kann ich berichten, dass die Torte sehr gut geschmeckt hat. Es war sicherlich einer der süßesten Aspekte der Geschichte der Epidemiologie.

Literatur:

Snow J. (1855) On the Mode of Communication of Cholera, Wiederauflage 1965, Hafner Publishing Company

Kapitel 2: Gesundheit und Krankheit messen

„Nicht alles, was zählt, kann gezählt werden, und nicht alles, was gezählt werden kann, zählt."

Albert Einstein (1879–1955)

> **Zusammenfassung**
>
> In diesem Kapitel erfahren Sie wie man Gesundheit und Krankheit in Bevölkerungen quantitativ messen kann. Um die Verteilung von Gesundheits-, bzw. Krankheitsereignissen in Bevölkerungen zu verstehen, muss man die Häufigkeit mit der diese auftreten quantitativ beschreiben. In diesem Kapitel werden sie eine Anzahl von wichtigen beschreibenden epidemiologischen Maßen kennen lernen. Diese werden in der Regel dafür genutzt um die Verteilung verschiedener Gesundheitsereignisse in Bevölkerungsgruppen zu beschreiben und geographische sowie zeitliche Unterschiede aufzuzeigen. Häufig werden diese Maßzahlen auch zur Beratung bei gesundheitspolitischen Entscheidungsprozessen genutzt. Es ist hierbei jedoch auch wichtig zu bedenken nur vergleichbare Zahlen miteinander zu vergleichen. Dafür muss man diese oft erst vergleichbar machen, also adjustieren.

Wie der Name schon sagt, beschäftigen wir uns in den Gesundheitswissenschaften vor allem mit Faktoren die die Gesundheit beeinflussen. Um diese Faktoren systematisch einschätzen zu können müssen wir Gesundheit messen. Aber was ist Gesundheit? Die Weltgesundheitsorganisation (WHO) definierte es bereits 1948 als *„einen Zustand des vollständigen geistigen, sozialen und körperlichen Wohlbefindens, nicht nur das Fehlen von Krankheit oder Gebrechen. (WHO 1948)"* Diese Definition kommt einem Idealbild zwar sehr nahe, ist aber in der Praxis schwer umzusetzen. In der Realität arbeiten wir in der Epidemiologie somit oft mit dem Gegenteil von Gesundheit, nämlich dem messen der Häufigkeit von Krankheiten. Krankheiten kann man anhand von Diagnosen und speziellen Falldefinitionen recht gut quantifizieren. Die Genauigkeit und Aussagekraft von Testergebnissen die für die Diagnosestellung oft wichtig sind, wird in Kapitel 5.1 vertiefend erläutert.

Beschreibende Epidemiologie

Erkrankungen sind nicht zufällig und gleichmäßig in Bevölkerungen verteilt. Neben Umweltfaktoren und unterschiedlichen Verhaltensweisen (Risikoverhalten wie z.B. rauchen oder präventiver Lebensstil mit gesunder Ernährung und ausreichend Bewegung) spielen sicherlich auch genetische Faktoren eine Rolle dafür, dass es oft große Unterschiede gibt. Eine gute beschreibende Darstellung dieser Unterschiede kann sehr hilfreich sein. Daher nutzen wir in der Epidemiologie die Möglichkeiten durch verschiedenste Darstellungsformen Daten so anzuordnen, dass die Darstellung Informationen liefert. Das geschieht z.B. in Form einfacher Tabellen, Graphiken und Karten. Die folgenden Beispiele geben Ihnen einen ersten Eindruck.

Kapitel 2: Gesundheit und Krankheit messen

In Tabelle 2.1 werden die absoluten Zahlen an gemeldeten SARS-Fällen während der SARS-Pandemie 2002/3 nach Ländern geordnet wiedergegeben.

Tabelle 2.1: Länder mit lokaler Übertragung von SARS in 2002/03. Quelle: Ahmad A et al. 2009

Countries with local SARS transmission	Number of SARS cases reported
China mainland	5327
Hong Kong, special administrative region (SAR) – China	1755
Taiwan, Republic of China (RoC)	346
Canada	251
Singapore	238
Vietnam	63

Die Zahlen in Tabelle 2.1 geben ausschließlich die absoluten Häufigkeiten der SARS-Epidemie 2002/03 wieder. Das schwere akute respiratorische Syndrom (SARS) wird verursacht durch das SARS-Coronavirus (SARS-CoV) und verbreitete sich 2002/03 sehr schnell über viele Länder. Da die Bevölkerungen der hier dargestellten Länder sich in der Größe jedoch sehr stark unterscheiden ist ein Vergleich sehr schwierig. Wie man bei Vergleichen besser vorgeht wird im nächsten Abschnitt (Absolute und relative Häufigkeiten) erläutert.

Häufig werden verschiedene Formen der Abbildungen verwand um Daten aufzuarbeiten. In Abbildung 2.1 werden die Häufigkeiten von Schlangenbissen in verschiedenen Regionen der Welt anhand der Ergebnisse unterschiedlicher Untersuchungen in einem Säulendiagramm dargestellt.

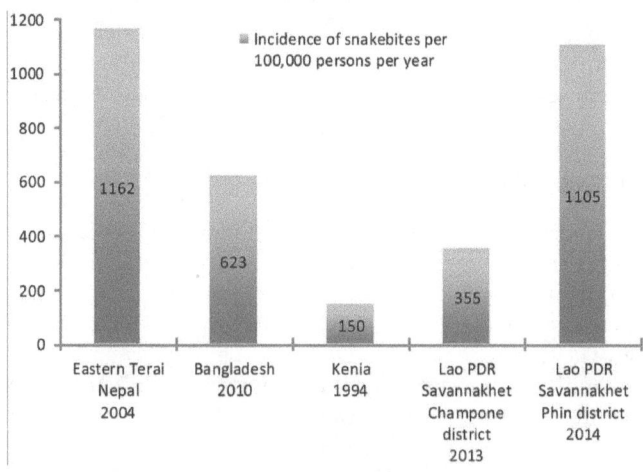

Abbildung 2.1: Inzidenz von Schlangenbissen in verschiedenen Regionen der Welt. Quelle: Vongphoumy I et al. 2015

Zeitverläufe werden häufiger in einem Liniendiagramm bzw. Kurvendiagramm veranschaulicht. Abbildung 2.2 stellt die Häufigkeit neu auftretender Denguefieber-Fälle in einer Region in Brasilien dar. Hierfür ist die Häufigkeit pro 100.000 Einwohner im Verlauf von 11 Jahren wiedergegeben.

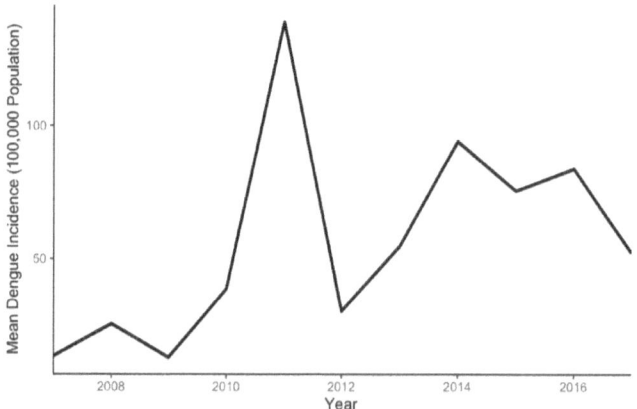

Abbildung 2.2: Denguefieber-Inzidenz pro 100.000 Einwohner in der Amazonasregion von Brasilien 2007–2017. Quelle: Kalbus A et al. 2021

Für die Darstellung von räumlichen Verteilungen werden häufig Karten verwendet. In der Abbildung 2.3 werden die Ergebnisse einer Studie zusammengefasst welche verschiedene Maßnahmen zur Vorbereitung auf eine mögliche Grippe-Pandemie zusammenfasst und zeigt wie stark die Sterblichkeit in den untersuchten Ländern und deren Regionen (Kambodscha, Laos, Thailand, Vietnam, Taiwan und Indonesien) reduziert werden kann.

Typische Fragen die in der Praxis auftreten, können wie folgt lauten:

Wie häufig sind bestimmte Krankheiten in ihrer Stadt? Wie viele Masernfälle traten im letzten Monat neu auf? Wie viele Patienten mit Diabetes mellitus Typ 2 gab es am 31. Dezember letzten Jahres in Ihrem Land? Diese oder ähnliche Fragen beschäftigen nicht nur Gesundheitswissenschaftler und Ärzte. Sie sind auch für uns alle als Mitglieder dieser Gesellschaft relevant. Somit sollten wir einige von den Maßzahlen die zum Messen von Krankheiten genutzt werden kennen und sie sinnvoll nutzen. Daher folgen nun einige Definitionen und Beispiele.

Kapitel 2: Gesundheit und Krankheit messen

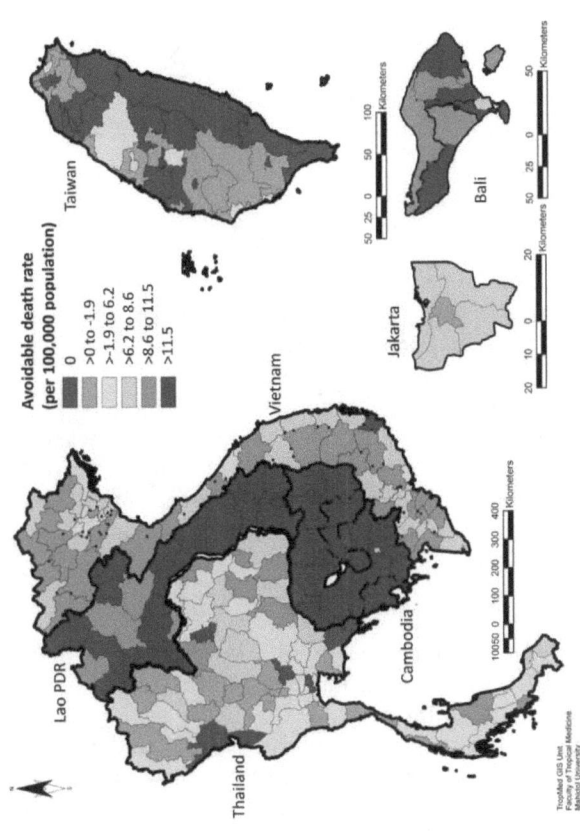

Abbildung 2.3: Räumliche Verteilung der geschätzten vermeidbaren Sterblichkeitsraten aufgrund von Ressourcenlücken für ein modelliertes pandemisches Influenza-Szenario. Die Werte werden auf Provinzebene für Kambodscha, Laos, Thailand und Vietnam, auf Bezirksebene für Taiwan, Jakarta und Bali in Indonesien abgebildet. Quelle: Rudge JW et al. 2012

Absolute und relative Häufigkeiten

Eine **absolute Häufigkeit** ist eine Anzahl von Erkrankungsfällen. Damit wird gezählt wie oft ein Ereignis vorkommt. Eine **relative Häufigkeit** ist der Anteil an einer Gesamtzahl. Sie hängt von anderen Häufigkeiten oder Zahlen ab und man schreibt sie als Bruch oder Dezimalbruch.

Die **absolute Häufigkeit** von Fällen erfüllt allgemeine administrative Anforderungen wie die Anzahl der gemeldeten Fälle einer Erkrankung oder die Anzahl der Todesfälle. Wir kennen sie z.B. aus der Berichterstattung während der Corona-Pandemie. Um eine klarere Vorstellung von einem Gesundheitsphänomen zu haben und dieses z.B. in verschiedenen Regionen zu vergleichen, sollte die Zahl der Fälle durch die Grundgesamtheit geteilt werden, also die **relative Häufigkeit** verwandt werden. Das Beispiel in Tabelle 2.2 bezieht sich auf gemeldete COVID-19-Fälle in drei Ländern mit unterschiedlich großen Bevölkerungen.

Tabelle 2.2: Gemeldete COVID-19-Fälle in Deutschland, Österreich und Luxemburg bis zum 15.8.2022. Quelle: ECDC 2022

Land	Absolute Zahl gemeldeter Fälle	Bevölkerung (in Millionen)	Zahl gemeldeter Fälle pro 100.000 Einwohner
Deutschland	31.665.817	83,7	37.830
Österreich	4.885.051	9	54.280
Luxemburg	285.145	0,6	47.500

Die bei weitem meisten Fälle wurden in Deutschland gemeldet. Angesichts der deutlich größten Bevölkerung dieser drei Länder ist das auch nicht verwunderlich. Bei der relativen Häufigkeit ist Deutschland jedoch das Land mit den geringsten Meldezahlen pro 100.000 Einwohner.

Beschreibende Krankheitsmaße

Drei Komponenten sollten immer berücksichtigt werden, wenn man das Auftreten von Erkrankungen in einer Population oder in einer Gruppe in der Population messen möchte: 1. Die Anzahl der Fälle der Erkrankung. 2. Die Größe der untersuchten Gruppe und 3. eine Angabe zur Zeit.

Um beispielsweise Vergleiche zwischen Bevölkerungen oder Bevölkerungsgruppen durchführen zu können benötigt man neben den absoluten Fallzahlen auch den jeweiligen Anteil an einer Bevölkerung. Wir sprechen also von der Prävalenz, also der Häufigkeit der Erkrankungen in einer Bevölkerung zu einem Zeitpunkt. Da sich die Messung der Prävalenz hierbei auf einen Zeitpunkt bezieht (nicht auf einen Zeitraum) spricht man auch oft von dem Begriff Punktprävalenz.

Das Ergebnis, dass in ihrer Stadt 7.500 Frauen mit Brustkrebs diagnostiziert wurden, hat eine deutlich andere Bedeutung, wenn ihre Stadt 100.000 oder 500.000

Einwohner hat. Um diesen Zusammenhang deutlich zu machen hilft die Berechnung der Prävalenz.

Prävalenz: Häufigkeit der Erkrankungen zu einem Zeitpunkt

$$\text{Prävalenz} = \frac{\text{Anzahl erkrankter Personen}}{\text{Anzahl der Personen in dieser Bevölkerung}}$$

Wenn es sich bei dieser Stadt um eine Großstadt mit 500.000 Einwohnern handelt, 260.000 von Ihnen Frauen wären, so ergibt die Prävalenzberechnung einen Wert von 7.500 / 260.000 = 0,029 bzw. 2,9%. Also etwa 2,9% der Frauen würden zu diesem Zeitpunkt an Brustkrebs erkrankt sein. Diese Information ist für die gesundheitspolitische Planung äußerst hilfreich. Jedoch darf bei der Interpretation der Daten nicht vergessen werden, dass das Ausmaß der Prävalenz einerseits stark dadurch beeinflusst wie viele neue Erkrankungen stattfinden (siehe Inzidenz) und andererseits von der Anzahl derer die zur selben Zeit von dieser Erkrankung geheilt werden oder an ihr versterben.

Neben der **Punktprävalenz**, die die Zahl der Fälle in einer definierten Population zu einem bestimmten Zeitpunkt geteilt durch die Anzahl der Personen dieser Population zu diesem Zeitpunkt berechnet, findet oft auch die **Periodenprävalenz** Anwendung. Hierbei handelt es sich um die Zahl der Fälle einer definierten Population in einem bestimmten Zeitraum, wie z.B. während eines Kalenderjahres, geteilt durch die Anzahl der Personen dieser Population in diesem Zeitraum. Die Perioden Prävalenz berücksichtigt alle Personen die in diesem Zeitraum an dieser Erkrankung erkrankt waren. Das sind sowohl Personen die während dieser Zeitspanne neu erkranken sowie andere die diese Erkrankung bereits zuvor erworben hatten und während dieser Periode auch noch krank waren.

Um diese unterschiedlichen Formen der Präferenz zu erfragen, würden wir in einer Studie unterschiedliche Fragentypen verwenden. Lassen Sie es uns am Beispiel einer Befragung zu Asthma erläutern. Um die Punktprävalenz zu erfragen würde die Frage lauten: *„Haben Sie gegenwärtig Asthma?"*. Um die Periodenprävalenz für das letzte Jahr zu bestimmen würden wir die Frage *„hatten Sie im Laufe der letzten zwölf Monate Asthma?"* verwenden.

Raten

Die **Rate** führt die Variable „Zeit" ein. Eine Rate ist *ein Maß für die Häufigkeit des Auftretens eines Phänomens in einer definierten Population in einem bestimmten Zeitraum. Eine Rate setzt sich zusammen aus einem Zähler (d.h. die Anzahl der Fälle), einem Nenner (der die definierte Population – eventuell an einem bestimmten Ort, einer Region oder einem Land – und den angegebenen Zeitraum, in dem die Ereignisse aufgetreten sind, beinhaltet) und normalerweise einem Multiplikator (beispielsweise 100, 1.000, 100.000 etc.).*

$$\frac{\text{Anzahl von Ereignissen in einer definierten Zeiteinheit}}{\text{Durchschnittliche Bevölkerungszahl während der Zeiteinheit}} \times 100$$

Bei der Frage nach neu aufgetretenen Masernfällen suchen wir nach Informationen die das Neuauftreten einer Erkrankung beschreiben, also wir sind an der **Inzidenz** interessiert. Dies ist ein Maß für die aktuelle Dynamik beim Auftreten dieser Erkrankung. Die **Prävalenz** unterscheidet sich von der Inzidenz dadurch, dass die Prävalenz alle neuen und bereits bestehenden Fälle in der Bevölkerung zum angegebenen Zeitpunkt (*Punktprävalenz*) oder in einem Zeitraum (*Periodenprävalenz*) umfasst, während die Inzidenz nur auf neu auftretende Fälle beschränkt ist.

Normalerweise ist es sinnvoller, die Punktprävalenz (zu einem bestimmten Zeitpunkt) zu berechnen, beispielsweise die Anzahl der von einer Krankheit betroffenen Personen (z.B. wurde bei mehr als 7% der Bevölkerung in Deutschland ein Diabetes mellitus diagnostiziert). Im Falle einer Epidemie einer neu auftretenden Krankheit wie COVID-19 ist es möglicherweise sinnvoller, die Periodenprävalenz zu berechnen (wie viele Menschen wurden seit Beginn der Epidemie diagnostiziert).

Inzidenz

Bei der Häufigkeit von Neuerkrankungen einer Bevölkerung in einem Zeitraum handelt es sich um die Inzidenz. Während der Corona-Pandemie wurde häufig über die so genannte sieben Tage Inzidenz berichtet. Dabei handelte es sich um die Anzahl der in sieben Tagen gemeldeten, neu aufgetretenen Infektionen pro 100.000 Einwohner. Die Bezugsbevölkerung sind in diesem Fall die Personen, die zu Beginn des Zeitraums ein Erkrankungsrisiko haben, also z.B. nicht bereits akut erkrankt waren.

$$\text{Inzidenz} = \frac{\text{Zahl der Neuerkrankungen innerhalb eines festgelegten Zeitraums}}{\text{Personen unter Risiko zu Beginn des Zeitraums}} \quad (\times 100.000)$$

Normalerweise wird die Inzidenz pro Jahr pro 1.000 oder 100.000 Einwohner berechnet, abhängig von der Häufigkeit der Krankheit.

Ein weiterer wichtiger Faktor für eine korrekte Berechnung des Nenners ist der Faktor Zeit. Damit die Inzidenz als Maß für das (Erkrankungs-)Risiko genutzt werden kann muss der korrespondierende Zeitraum spezifiziert werden und alle Individuen der Beobachtungsgruppe für den gesamten Zeitraum beobachtet werden. Das sich ergebende Maß für ein individuelles Risiko ist die **kumulative Inzidenz**. Sie drückt die Wahrscheinlichkeit aus, dass eine Person in einem Zeitraum erkrankt oder von dem betrachteten Problem betroffen wird. Die kumulative Inzidenz zeigt also den Anteil der Bevölkerung unter Risiko (d.h. alle bei denen ein Erkrankungsrisiko besteht) der die Krankheit in einem bestimmten Zeitraum entwickelt. Hierfür werden die Fälle über einen Zeitraum aufsummiert.

In der Abbildung 2.4 sind zeitliche Verläufe von Krankheitsereignissen in einer Beobachtungsgruppe von 20 Personen in einem Kalenderjahr exemplarisch dargestellt. Bei neun Personen tritt die Erkrankung neu auf. Das entspricht einer kumulativen Inzidenz von neun von 20, oder 45%. Die Perioden Prävalenz für das beobachtete Jahr liegt bei elf von 20 bzw. 55% wohingegen die Prävalenz zum Jahresbeginn bei zwei von 20, also 10% liegt.

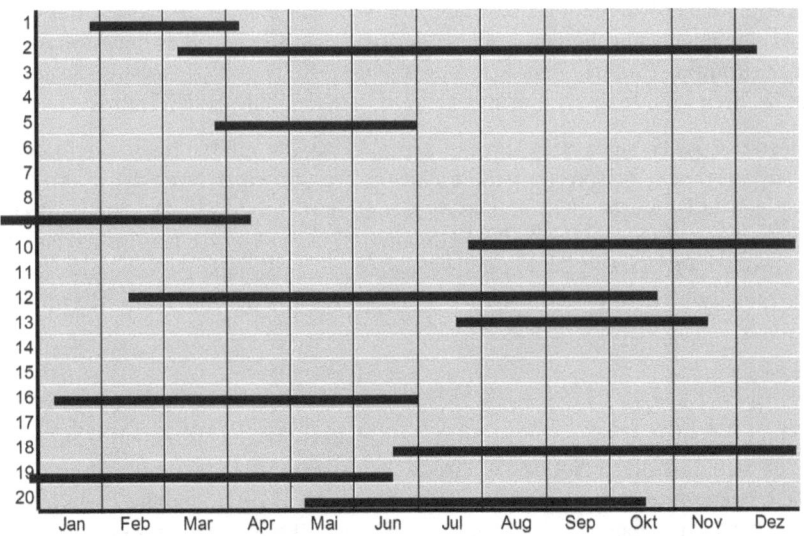

Abbildung 2.4: *Schematische Darstellung von zeitlichen Verläufen von Krankheitsereignissen in einer Beobachtungsgruppe von 20 Personen innerhalb von 12 Monaten. Eigene Darstellung.*

Damit die berechnete Inzidenz aussagekräftig ist, muss die den Nenner bildende Bevölkerung unter Risiko sich ausschließlich auf die Person beziehen, die ein Risiko für die beobachtete Erkrankung haben. Wenn wir die Inzidenz von Prostatakarzinom berechnen, sollte sich der Zähler ausschließlich auf Männer beziehen.

Ebenfalls wichtig ist, dass alle einbezogenen Personen für den gesamten Beobachtungszeitraum berücksichtigt werden. Oft jedoch werden nicht alle im Nenner betrachteten Individuen für den gesamten Zeitraum verfolgt. Hierfür gibt es verschiedene Gründe. Beispielsweise scheiden Personen aus der Studie aus, weil sie durch einen Umzug räumlich nicht mehr in der Studie teilnehmen können oder einfach sich nicht mehr zurückmelden. Nicht immer werden die Ursachen hierfür bekannt. Man spricht hierbei von *„loss to follow-up"*. Daher werden häufig unterschiedliche Individuen für unterschiedlich lange Zeiträume beobachtet. In diesem Fall berechnet man die **Inzidenzrate** bzw. **Inzidenzdichte**. Der Zähler zeigt die Zahl der neuen Ereignisse die in einer definierten Zeiteinheit auftreten. Der Nenner ist die Bevölkerungsgruppe bei der das Ereignis in dieser Zeiteinheit auftreten kann, angegeben als Personenzeit (person-time). Häufig wird die folgende Formel zur Berechnung genutzt.

$$\frac{\text{Anzahl neuaufgetretener Ereignisse in einer definierten Zeiteinheit}}{\text{Personenzeit der exponierten Personen in der definierten Zeiteinheit}} \times 100.000$$

Zwei spezielle Inzidenzmaße, die Mortalität und die Letalität, beziehen sich auf die Sterbehäufigkeit. Sie werden leider häufig verwendet als Maße für die Schwere von Erkrankungen.

Mortalität

Die Mortalität beschreibt die Häufigkeit der Sterbefälle in einem Zeitraum, bezogen auf Gesamtbevölkerung. Sie wird häufig in der Todesursachenstatistik verwandt. Der Zähler ist die Zahl der Personen, die während eines bestimmten Zeitraums verstorben sind. Im Nenner steht die Zahl der Bevölkerung, in welcher die Todesfälle aufgetreten sind (normalerweise geschätzt als die Bevölkerung zur Jahresmitte da die Bevölkerungsgröße sich im Laufe der Zeit ständig verändert). Es kann eine rohe Sterblichkeitsrate (Gesamtzahl aller Todesfälle in einem bestimmten Zeitintervall geteilt durch die Bevölkerung zur Mitte des Intervalls, multipliziert mit 1.000 oder 100.000) oder auch eine ursachenspezifische Sterblichkeitsrate (Anzahl der Todesfälle an einer bestimmten Erkrankung in einem bestimmten Zeitintervall) angegeben werden.

$$\text{Mortalität} = \frac{\text{Gestorbene in einem Zeitraum}}{\text{Bevölkerung unter Risiko}} \times 100.000$$

Tabelle 2.3 zeigt den Vergleich der kumulativen Sterblichkeitsrate von drei Ländern, d.h. des Anteils einer Bevölkerung, die innerhalb eines bestimmten Zeitraums (hier vom Beginn der Epidemie bis Mitte August 2022) als verstorben registriert worden ist.

Tabelle 2.3: Kumulative COVID-19 Mortalität in ausgewählten Ländern (Stand 15.8.2022). Datenquelle: ECDC 2022

Land	Bestätigte COVID-19 Todesfälle	Bevölkerung (in Millionen)	COVID-19 Mortalitätsrate (Todesfälle pro Million)
Deutschland	145.997	83,7	1.744
Österreich	20.512	9	2.279
Luxemburg	1.121	0,6	1.868

Gerade im Zusammenhang mit der Covid-19-Pandemie wurde häufig der Begriff **Übersterblichkeit** verwandt. Dabei handelt es sich um die Mortalität, die über dem liegt, was aufgrund der „normalen" Mortalität, in der sich keine Krise wie z.B. eine Pandemie auswirkt, in der beobachteten Bevölkerung zu erwarten wäre. Für die Berechnung der normalen Mortalität werden oft Mittelwerte mehrerer Jahre als Vergleich herangezogen. Übersterblichkeit ist somit zusätzliche Sterblichkeit, die vermutlich auf die Krisenbedingungen zurückzuführen ist.

Übersterblichkeit = beobachtete Sterblichkeit während einer Krise − erwartete Mortalität in Nicht- Krisen-Zeiten

Letalität

Will man wissen wie gefährlich eine Erkrankung ist und wie hoch der Anteil derer ist, die an ihr Versterben, nutzt man die Letalität. Sie entspricht der Häufigkeit von Sterbefällen an einer Erkrankung in einem Zeitraum, bezogen auf die an dieser Krankheit erkrankten Personen. Auf Englisch spricht man von der „case fatality rate".

$$\text{Letalität} = \frac{\text{Verstorbene an einer Erkrankung in einem Zeitraum}}{\text{alle von der Krankheit betroffene Patienten}} \times 100$$

Die **5-Jahres-Überlebensrate** ist ein in der Epidemiologie verwendetes Maß, dass zur Einschätzung der Prognose einer Krankheit, vor allem bei Krebserkrankungen, berechnet wird. Üblicherweise wird er vom Zeitpunkt der Diagnose aus berechnet. Sie wird in Prozent angegeben und informiert darüber, welcher Anteil einer Patientengruppe fünf Jahren nach der Diagnose noch lebt. So leben laut Angaben des Robert Koch-Instituts (Stand 2022) fünf Jahre nach Diagnose der Krankheit noch ca. 89% der an Prostatakrebs erkrankten Männer in Deutschland. Nach dieser Zeit ist die Wahrscheinlichkeit groß, dass ein beschwerdeloser Krebspatient geheilt ist. Die 5-Jahres-Überlebensrate kann am besten mit Kohortenstudien ermittelt werden (siehe Kapitel 3) und wird oft in Form von Kaplan-Meier-Kurven dargestellt (siehe Abb. 2.5).

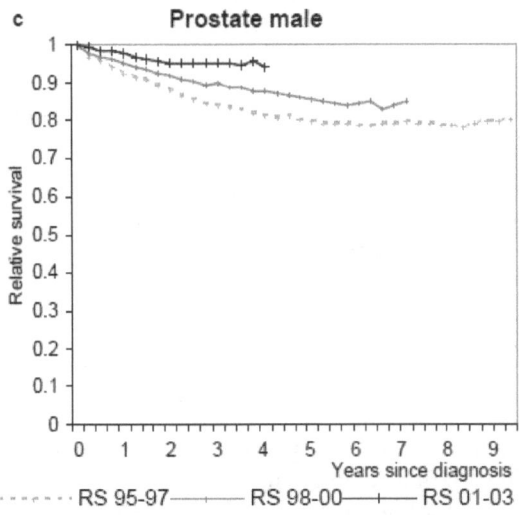

Abbildung 2.5: Kaplan-Meier Überlebenskurven von drei zeitversetzten Patientenkohorten mit Prostatakrebs in Hamburg. Quelle: Nennecke A et al. 2009

Nach den letzten, sehr traurigen Maßzahlen da sie sich mit Todesfällen beschäftigen, soll abschließend noch ein positives Maß, die **Remissionsrate**, vorgestellt werden. Sie beschreibt die Häufigkeit der Heilungen in einem Zeitraum, bezogen auf alle an dieser Krankheit erkrankten Patienten.

Der Zusammenhang zwischen Inzidenz, Prävalenz, Remission, und Sterberate lässt sich am einfachsten verständlich anhand eines epidemiologischen Brunnens darstellen. Der Zufluss von neuem Wasser in den Brunnen entspricht der Inzidenz. Je höher die Inzidenz desto mehr Wasser fließt in den Brunnen. Die Prävalenz, also der Wasserspiegel im Brunnen, ist offensichtlich nicht nur vom Zufluss von neuem Wasser beeinflusst, sondern vor allem auch durch dessen Abflüsse. Je mehr Personen von dieser Krankheit geheilt werden, an dieser Krankheit Versterben oder durch andere Ursachen Versterben, desto geringer ist der Wasserspiegel in unserem Brunnen, also die Prävalenz.

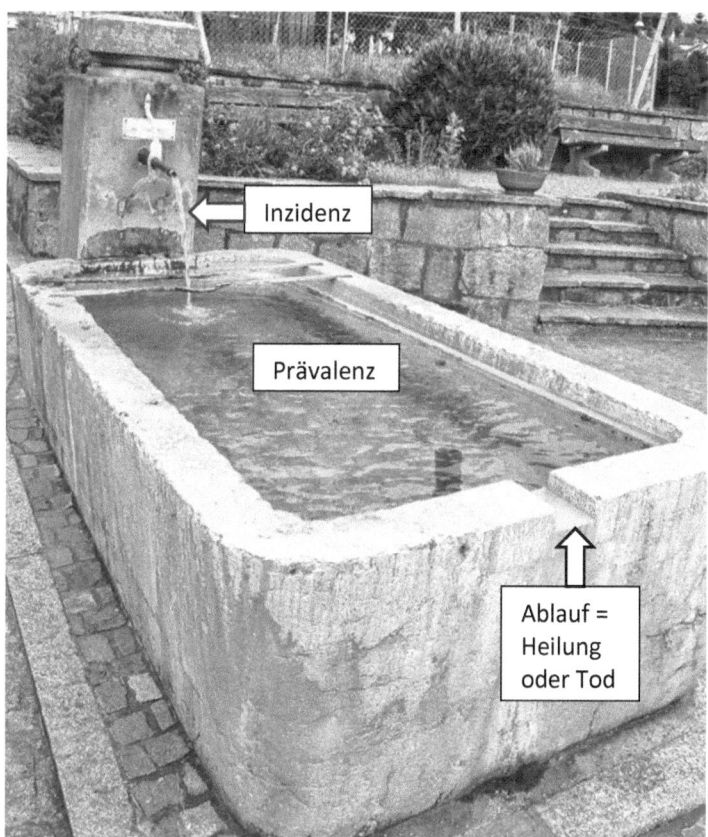

Abbildung 2.6: Illustration eines „epidemiologischen Brunnens" (der Brunnen an der Rathausstraße in Wittlingen. Foto: Schütz. Weiler Zeitung 21.6.2021)

Rohe und adjustierte epidemiologische Maßzahlen

Häufig und gerne vergleichen wir Krankheitsmaße verschiedener Bevölkerungen oder Bevölkerungsgruppen. Hierbei ist jedoch Vorsicht geboten. Nicht immer sind die unterschiedlichen Gruppen einfach so vergleichbar. Daher müssen wir zwischen rohen und assistierten epidemiologischen Maßzahlen unterscheiden. Häufig werden Sterblichkeitsrate verschiedener Länder miteinander verglichen (siehe auch Tabelle 2.3)

Die **rohe Sterblichkeitsrate** ist das Verhältnis der Zahl aller Todesfälle während des Jahres zur Durchschnittsbevölkerung in diesem Jahr. Es liegt nahe, dass die Sterblichkeitsrate in älteren Bevölkerungen höher ist als in jüngeren Bevölkerungen. In solchen Fällen kann ein Vergleich roher Sterberaten ein verzerrtes Bild wiedergeben. Das entspricht oft nicht der Wirklichkeit.

Im Gegensatz dazu können alters**adjustierte** Maßzahlen (im Beispiel die Sterblichkeitsrate) Unterschiede in der Altersverteilung der Bevölkerung berücksichtigen. Im Beispiel in Abbildung 2.7 ist der Unterschied zwischen den rohen Letalitätsraten Israels und Spaniens bei COVID-19 nach Adjustierung für das Alter geringer, da die Bevölkerung in Spanien älter ist als in Israel.

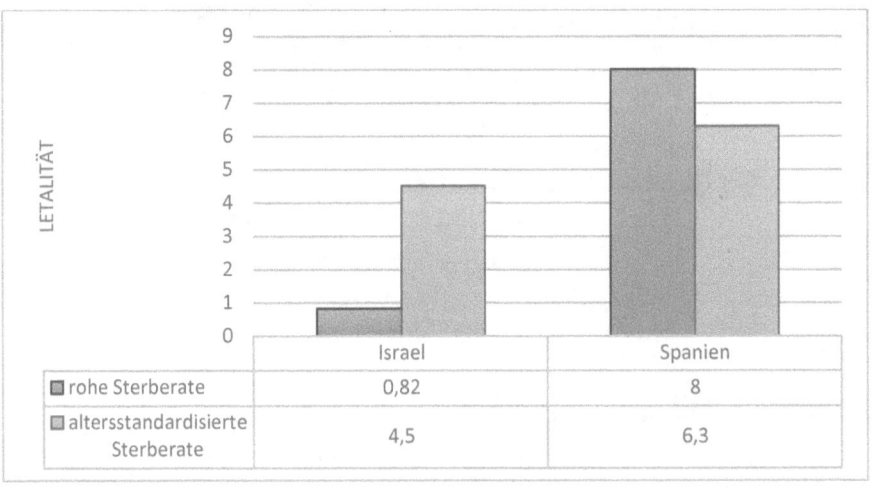

Abbildung 2.7: Rohe und altersadjustierte COVID-19–Letalität in Israel und Spanien. Quelle: Eigene Darstellung, modifiziert nach: Green MS et al. 2020

Rohe Maßzahlen: Eine rohe Maßzahl besteht aus den „rohen" Daten (d.h. aus der Zahl der Fälle geteilt durch die Bevölkerung). Sie sind nicht an Faktoren angepasst, die die endgültige Interpretation beeinflussen könnten (siehe auch Kapitel 4.2 und 4.3).

Adjustierte Maßzahlen: Die angepasste Maßzahl ist standardisiert, um Faktoren zu berücksichtigen, die das Ergebnis beeinflussen und unsere direkte Interpretation verzerren könnten. Möglicherweise sollte die Maßzahl an Alter, Geschlecht oder andere wichtige Störfaktoren angepasst werden um ein realistisches Bild zu erhalten, vor allem bei Vergleichen (siehe Abb. 2.7).

Mit diesen Maßzahlen können Sie Häufigkeiten und Verteilungen von Erkrankungen in Bevölkerungen gut beschreiben. Sie sind gute Hilfsmittel in der beschreibenden Epidemiologie. Um Zusammenhänge zwischen möglichen Risikofaktoren und Erkrankungsereignissen untersuchen zu können benötigen Sie geeignete Vergleiche die bei der Verwendung von hierfür passenden Studiendesigns erhoben werden können. Die klassischen Studiendesigns, die in der Epidemiologie Anwendung finden, werden Ihnen in den folgenden Kapiteln vorgestellt.

Übung: Umgang mit Erkrankungsmaßen

Das waren jetzt viele Definitionen und viel Theorie lassen Sie uns das mal versuchen in einer Übung in die Praxis umzusetzen. Hierfür schlage ich vor, dass Sie sich die Fragen zunächst durchlesen und versuchen sie zu beantworten, bevor Sie im Text fortfahren und meine Antworten sowie weitere Informationen erhalten.

Das folgende Beispiel erläutert den Nutzen der Erkrankungsmaße am Beispiel von Effekten des Rauchens auf die Gesundheit. Dafür gehen wir einige Jahrzehnte zurück in eine Zeit, in der das Zigarettenrauchen noch sehr weit verbreitet war. Tabelle 2.4 gibt die Anzahl von Todesfällen an Lungenkrebs in 10-Jahresaltersgruppen für den Zeitraum von 1980 bis 1984 in England und Wales wieder.

Tabelle 2.4: Anzahl von Todesfällen an Lungenkrebs nach Geschlecht und Alter, England und Wales, 1980–1984. Datenquelle: National Office of Statistics UK

Alter in Jahren	15– *	25–	35–	45–	55–	65–	75–84
Männer	9	149	1.197	7.723	31.285	53.265	33.616
Frauen	9	82	617	3.163	11.297	16.186	10.729

* Es gab keine Lungenkrebsfälle unter 15 Jahren.

Frage 1: Zunächst sollten wir die Alters- und Geschlechterverteilung uns genau anschauen und kommentieren.

Es fällt auf, dass sowohl bei Männern als auch bei Frauen sowie in allen Altersgruppen Todesfälle an Lungenkrebs zu verzeichnen waren. Mit zunehmendem Alter nimmt die Anzahl der Todesfälle, bis in die Altersgruppe der 65- bis 74-Jährigen, zu. Bei den älteren ist wieder eine leichte Abnahme der absoluten Zahlen zu beobachten. Eine ähnliche Altersverteilung ist bei beiden Geschlechtern zu beobachten. Die Zahlen bei den Frauen sind jedoch niedriger als bei den Männern.

Frage 2: Welche zusätzlichen Informationen benötigen wir für einen sinnvollen Vergleich der Alters- und Geschlechtergruppen?

Da wir bisher nur über absolute Zähler Daten verfügen, benötigen wir Angaben zur Bevölkerung in den verschiedenen Kategorien. Tabelle 2.5 zeigt die berechneten Bevölkerungszahlen (in Tausenden) nach Alter und Geschlecht in England und Wales für 1982.

Tabelle 2.5: Berechnete Bevölkerungszahlen per Tausend für England und Wales, 1982. Datenquelle: National Office of Statistics UK

Alter in Jahren	15–	25–	35–	45–	55–	65–	75–84
Männer	4.065,1	3.465,6	3.152,2	2.752,0	2.660,4	1.989,0	853,3
Frauen	3.913,9	3.425,5	3.106,9	2.751,5	2.873,8	2.555,4	1.592,8

Frage 3: Berechnen Sie, unter Verwendung der Daten aus Tabelle 2.4 und 2.5 die durchschnittliche jährliche Sterberate an Lungenkrebs für Frauen und Männer zwischen 55 und 64 Jahren.

Unter Verwendung der Anzahl an Todesfällen an Lungenkrebs und der Bevölkerungszahlen in den entsprechenden Altersgruppen für Frauen und Männer können Sie die Mortalität berechnen. Wie beschrieben nutzen wir hierfür die Gesamtzahl aller Todesfälle in einem bestimmten Zeitintervall geteilt durch die Bevölkerung zur Mitte des Intervalls. Da die Angaben in Tabelle 2.4 die Zahlen für einen 5-Jahreszeitraum darstellt müssen wir diese Zahl zunächst durch 5 teilen. Das Ergebnis teilen wir dann durch die Bezugsbevölkerung aus Tabelle 2.5 und erhalten die folgenden Ergebnisse:

Jährliche Lungenkrebsmortalität bei Frauen = 78,62 pro 100.000;

Jährliche Lungenkrebsmortalität bei Männern = 235,19 pro 100.000

Die Sterberate Lungenkrebs in England und Wales während dieses Zeitraumes war für Männer etwa dreimal so hoch wie für Frauen. Vergleichbare Berechnungen wurden für die anderen Altersgruppen durchgeführt. Die Ergebnisse wurden in Abbildung 2.8 dargestellt.

Frage 4: Was zeigt die Abbildung zur altersspezifischen Mortalität von Lungenkrebs?

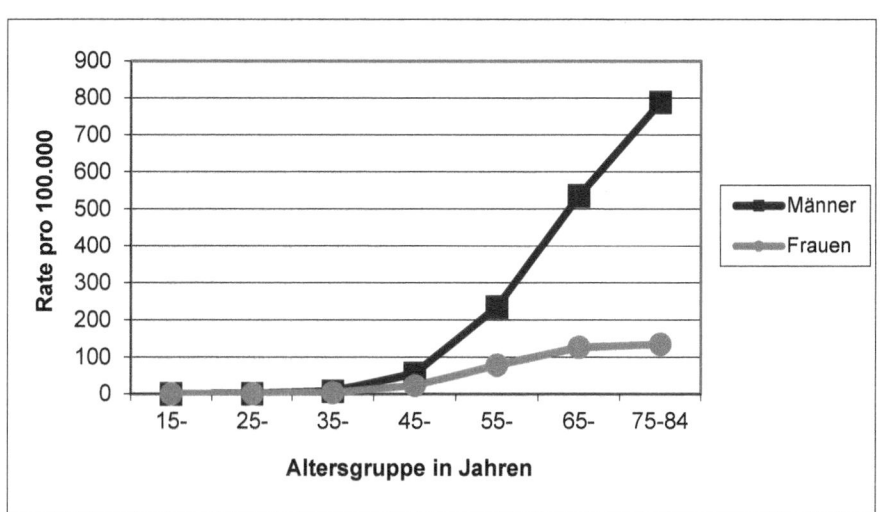

Abbildung 2.8: Durchschnittliche, jährliche alters- und geschlechtsspezifische Sterberate an Lungenkrebs, England und Wales, 1980–84. Datenquelle: National Office of Statistics UK

Bei beiden Geschlechtern zeigt sich nach einer relativ geringen Mortalität bis zum Alter von 44 Jahren ein deutlicher Anstieg der bei Männern deutlich ausgeprägter ist als bei Frauen. Mit zunehmendem Alter weichen die Mortalitätskurven immer weiter auseinander.

Bei Therapieverlaufsstudien wurden 1970 in England und Wales 13.265 Lungenkrebsfälle bei Männern und 2.543 Fälle bei Frauen diagnostiziert und diese Fälle für 5 Jahre verfolgt. Nach dieser Zeit lebten leider nur noch 472 der Männer und 95 der Frauen.

Frage 5: Welcher Anteil der Lungenkrebsfälle lebte nach Ablauf der 5 Jahre noch und welches Maß haben Sie hierfür berechnet?

Hierfür würde ich die 5-Jahres-Überlebensrate berechnen. Wie sie oben bereits gelernt haben, handelt es sich hierbei um den prozentualen Anteil der Patienten die auch fünf Jahre nach der Diagnose noch leben. Für Frauen berechnet sich die Rate als 95 / 2.543 × 100 = 3,7%. Für Männer ergibt sich folgende Berechnung: 472 / 13.265 × 100 = 3,6%.

Kapitel 2: Gesundheit und Krankheit messen

Frage 6: Denken Sie, dass der Geschlechterunterschied in der Mortalität an Lungenkrebs in Abbildung 2.8 auf einer unterschiedlichen Überlebensrate bei Männern und Frauen beruht?

Angesichts der nahezu identischen 5-Jahres-Überlebensraten erscheint diese Erklärung aus meiner Sicht eher unwahrscheinlich. Was denken Sie?

Literatur:

Ahmad A/Krumkamp R/Reintjes R. (2009) Controlling SARS: a review on China's response compared with other SARS-affected countries Trop Med Int Health. 14 (Suppl 1): 36–45.

Doll R/Peto R. (1976) Mortality in relation to smoking: 20 years' observations on male British doctors. Br Med J; 2: 1525–36

Doll R/Gray R/Hafner B/Peto R. (1980) Mortality in relation to smoking: 22 years' observations on female British doctors. Br Med J; 1: 967–71

ECDC 2022 (https://www.ecdc.europa.eu/en/cases-2019-ncov-eueea)

Green MS/Peer V/Schwartz N/Nitzan D. (2020). The confounded crude case-fatality rates (CFR) for COVID-19 hide more than they reveal – a comparison of age-specific and age-adjusted CFRs between seven countries PLoS ONE 15(10): e0241031

Kalbus A/de Souza Sampaio V/Boenecke J/Reintjes R. (2021) Exploring the influence of deforestation on dengue fever incidence in the Brazilian Amazonas state. PLoS ONE 16(1): e0242685

Nennecke A/Hentschel S/Reintjes R. (2009) Cancer survival analysis in Hamburg 1995–2003: Assessing the data quality within a population-based registry. Acta Oncol. 48(1): 34–43

Rudge JW/Hanvoravongchai P/Krumkamp R/Chavez I/Adisasmito W/Chau PN/Phommasak B/Putthasri W/Shih CS/Stein M/Timen A/Touch S/Reintjes R/Coker R/AsiaFluCap Project Consortium. (2012) Health System Resource Gaps and Associated Mortality from Pandemic Influenza across Six Asian Territories. PLoS ONE 7(2): e31800.

Vongphoumy I/Phongmany P/Sydala S/Prasith N/Reintjes R/Blessmann J. (2015) Snakebites in Two Rural Districts in Lao PDR: Community-Based Surveys Disclose High Incidence of an Invisible Public Health Problem. PLoS Negl Trop Dis 9(6): e0003887.

WHO (1948) Constitution. World Health Organization, Geneva

Kapitel 3: Studiendesigns

„Wenn wir erfahren, dass etwas geschieht, so setzen wir dabei jederzeit voraus, dass etwas vorhergehe, worauf es nach einer Regel folgt [...]"

Immanuel Kant,
1781 Kritik der reinen Vernunft/Analytik der Grundsätze; 2. Hauptstück

> **Zusammenfassung**
>
> Wie wird Forschung im Allgemeinen und epidemiologische Forschung im Speziellen durchgeführt? Welche Schritte werden verfolgt um mögliche Zusammenhänge zwischen Expositionen und Erkrankungen zu identifizieren und welche Werkzeuge stehen uns hierfür zur Verfügung? Diesen großen Fragen Komplex versuchen wir gemeinsam in diesem Kapitel zu erarbeiten. Nach einem Überblick über die Forschungsschritte werden in den Unterkapiteln die klassischen Studiendesigns von der ökologischen Studie über die Querschnittsstudie, Fall-Kontroll-Studie und Kohortenstudie bis hin zur randomisierten klinischen kontrollierten Studie die verschiedenen Designs, ihre Komponenten sowie ihre Stärken und Schwächen vorgestellt.

Eines der Hauptziele der Verwendung epidemiologischer Methoden ist es mögliche Zusammenhänge zwischen Faktoren, die sich auf die Entstehung von Erkrankungen oder deren Prognose auswirken, zu untersuchen. Als Menschen gehen wir häufig davon aus, dass das Auftreten einer Erkrankung eine nachvollziehbare Ursache hat. Das ist eine ur-menschliche Denkweise, die Immanuel Kant bereits im 18. Jahrhundert treffend beschrieben hat (siehe Zitat oben). Intuitiv bringen wir Ereignisse mit möglichen Ursachen in Verbindung. Z.B. wenn wir an einer plötzlich auftretenden Erkrankung leiden denken wir häufig darüber nach, was die Ursache hierfür sein kann. Vereinfacht dargestellt fragen wir uns, Wie in Abbildung 3.1 dargestellt, welche Exposition für die Erkrankung verantwortlich ist. Entsprechende Überlegungen sind kulturübergreifend weit verbreitet und sind Ihnen bestimmt vertraut.

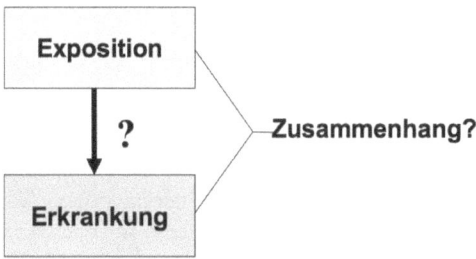

Abbildung 3.1: Besteht ein Zusammenhang zwischen Exposition und Erkrankung?

Leider muss ich Ihnen an dieser Stelle bereits sagen dass die Wirklichkeit oft etwas komplexer ist und wir nur sehr selten mit monokausalen Zusammenhängen

Kapitel 3: Studiendesigns

zu tun haben. Häufig gibt es mehrere Einflussfaktoren (Exopsitionen) die einen Einfluss auf die Entstehung einer Erkrankung haben und sich gegenseitig in ihrer Wirkung beeinflussen können, aber dazu kommen wir später im Kapitel 6 noch genauer.

Wie Ihnen bereits Doktor Snow in Kapitel 1 gezeigt hat, ist das klassische Vorgehen in der Wissenschaft so, dass wir zunächst uns Ereignisse in der Welt anschauen, also mit offenen Augen durch die Welt gehen, und dann aus einer Beobachtung eine Hypothese entwickeln die wir im Folgenden mit einem Experiment oder einer epidemiologischen Studie testen. Die Abbildung 3.2 soll Ihnen das weitere Vorgehen bei epidemiologischen Untersuchungen stark vereinfacht bildlich erläutern.

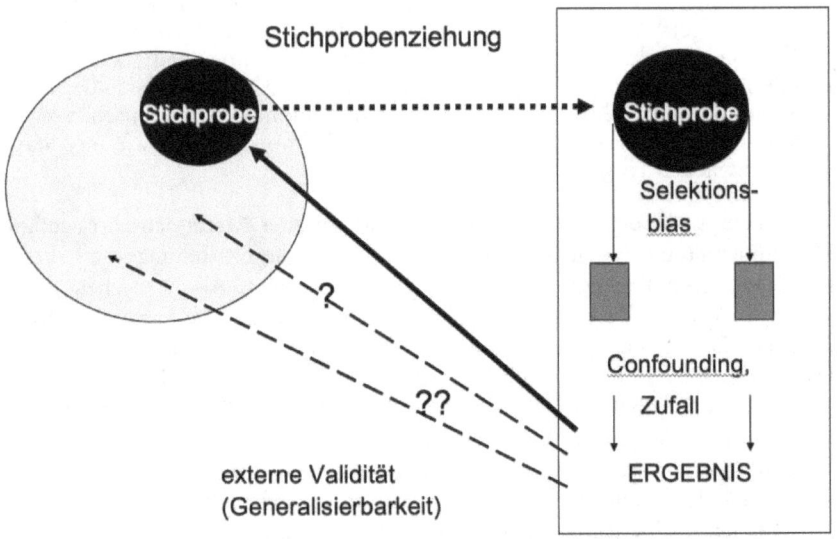

Abbildung 3.2: Schematische Darstellung des Vorgehens bei einer epidemiologischen Studie. Quelle: Eigene Darstellung, modifiziert nach Gordis L (1996).

Um eine Hypothese zu testen, z.B. um die Frage zu untersuchen ob Rauchen wirklich die Ursache für Lungenkrebs in der Bevölkerung Deutschlands ist, müssen nicht alle 83 Millionen Einwohner befragt und untersucht werden. Das wäre praktisch auch gar nicht möglich und ist methodisch auch nicht nötig Bei einer epidemiologischen Studie ziehen wir aus der beobachteten Grundgesamtheit eine Stichprobe. Wenn unser Ziel ist unsere Hypothese für die gesamte Bevölkerung zu beantworten müssen wir sicherstellen, dass uns die Stichprobe repräsentativ für die gesamte Bevölkerung ist.

Bereits bei der Auswahl der Stichprobe, dann aber auch Werte Durchführung der epidemiologischen Studien sollten wir auf mögliche störende Einflussfaktoren achten. Wir wägen mit unterschiedlichen Methoden den Einfluss von systematischen

Fehlern (Bias), Verzerrungen (Confounding) und des Zufalls ab (siehe Kapitel 4) und interpretieren die gefundenen Ergebnisse.

Falls die Ergebnisse, nach gründlichen Abwägungen möglicher Einflussfaktoren, Schlussfolgerungen über die Zusammenhänge in der Stichprobe zulassen sollten wir zunächst ausschließlich Rückschlüsse auf die untersuchte Stichprobe ziehen. Denn nur diese wurde ja in der Tat auch untersucht. Wenn z.B. eine Studie in Hamburg einen Zusammenhang zwischen einer Exposition und einer Erkrankung gefunden hat, kann das Ergebnis auch für Leute in Hannover, Köln oder München von Interesse sein. Aber können wir das Ergebnis auch übertragen? Sehr häufig wird von Studienergebnissen generalisiert. Ihnen sollte jedoch bewusst sein, dass je weiter wir uns bei einer Generalisierung von der untersuchten Stichprobe entfernen, die Ergebnisse immer schlechter auf andere Bevölkerungsgruppen übertragbar werden. Dieses trifft zu einem noch größeren Maße zu bei der Generalisierung von Studienergebnissen aus anderen Ländern, beziehungsweise von anderen Kontinenten. Ergebnisse einer Studie aus den Vereinigten Staaten von Amerika sind somit nur zum Teil aussagekräftig für uns in Europa. Die externe Validität, also die Güte der Studienergebnisse, nimmt ab wie weiter die betrachtete Bevölkerungsgruppe von der ursprünglichen Stichprobe abweicht.

Aber wie kommen wir zu unseren Studienergebnissen? Hierfür ist ein systematisches Vorgehen essenziell. Insgesamt setzt sich epidemiologisches Vorgehen aus deskriptiven, analytischen und experimentellen Komponenten zusammen.

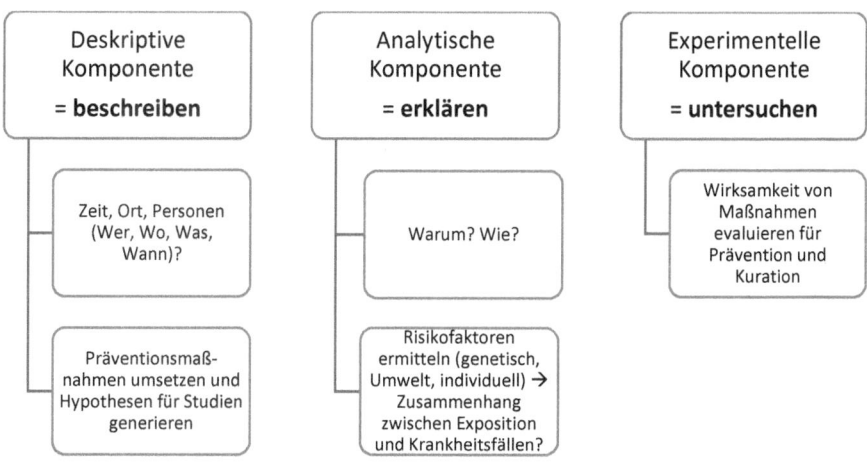

Abbildung 3.3: Komponenten epidemiologischen Arbeiten. Quelle: Eigene Darstellung.

Jede epidemiologische Studie beginnt mit einer systematischen Beschreibung der zu untersuchenden Situation. Auftretende Fälle werden Nach Zeit, Ort und Person sortiert. Das primäre Ziel ist, Fragen nach wer, wo, was und wann zu beantworten. Aus denen sich hieraus ergebenden Ergebnissen lassen sich in der Regel Hypothesen generieren die dann im zweiten Schritt analysiert werden. Hier stehen die Fragen warum und wie im Vordergrund. Ein möglicher Zusammenhang zwischen Exposition und Erkrankung wird untersucht mit dem Ziel mögliche Risikofaktoren zu ermitteln. Vor allem im klinischen Setting werden experimentelle Komponenten eingesetzt um die Wirksamkeit von präventiven und kurativen Maßnahmen zu überprüfen.

Um systematisch zu ergründen, ob eine Exposition in einem Zusammenhang mit dem Auftreten einer Erkrankung steht und ob dieser mögliche Zusammenhang auch ursächlich ist, benötigen wir das geeignete Werkzeug. Da wir in der Epidemiologie Bevölkerungsgruppen miteinander vergleichen, verwenden wir so genannte Studiendesigns. Bei den Studiendesigns unterscheidet man beobachtende Studien von experimentellen, bzw. analytischen Studiendesigns.

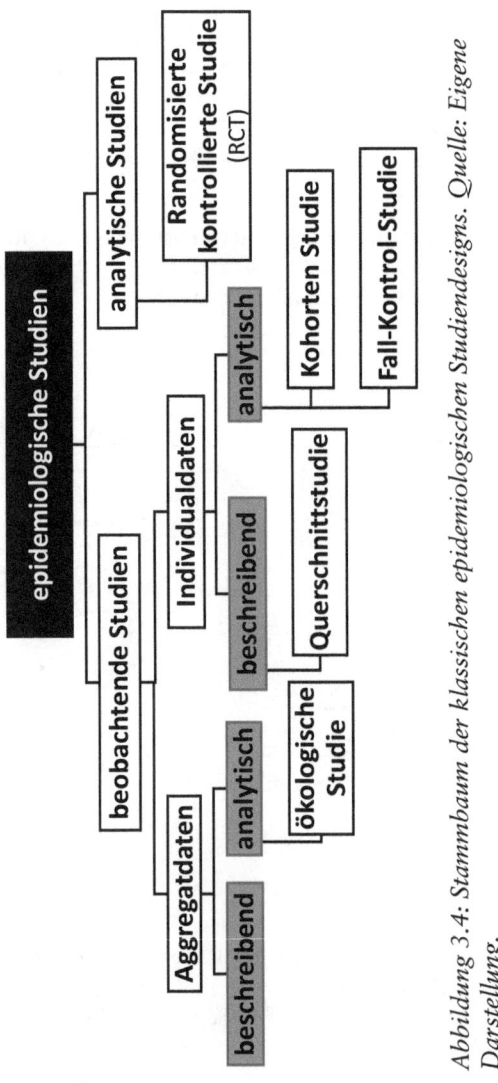

Abbildung 3.4: Stammbaum der klassischen epidemiologischen Studiendesigns. Quelle: Eigene Darstellung.

Die beobachtenden Studiendesigns, die besonders in gesundheitswissenschaftlichen Untersuchungen eingesetzt werden, können grob in zwei große Gruppen unterteilt werden. Die eine Gruppe dieser Studiendesigns verwendet Aggregatdaten. Dabei handelt es sich um Daten von Bevölkerungsgruppen, die zusammengefasst sind und auch als zusammengefasste, aggregierte Daten ausgewertet werden. Das typische Studiendesign hierfür ist eine **ökologische bzw. Korrelationsstudie**. Diese wird in Kapitel 3.1 anhand von Beispielen erläutert.

Beobachtende epidemiologische Studien in der Individualdaten verwendet werden ist die größte Gruppe der klassischen Studiendesigns. In **Querschnittsstudien** werden zu einem Zeitpunkt sowohl Daten bezüglich der Exposition wie auch der Erkrankung erhoben. Daher ist bei einer Querschnittsstudie ein zeitlicher Zusammenhang zwischen Exposition und Erkrankung nicht einwandfrei zu untersuchen (Kapitel 3.2).

Die zwei klassischen analytischen epidemiologischen Beobachtungsstudien bei denen Individualdaten Verwendung finden sind die **Fall-Kontroll-Studie** und die **Kohortenstudie**. Beispiele hierzu folgen in den Kapiteln 3.3 und 3.4.

Experimentelle bzw. analytische Studiendesigns wie die aus der klinischen Forschung bekannte **randomisierte kontrollierte Studie**, werden, wie der Name schon sagt, oft in klinischen Settings eingesetzt. Mehr hierzu finden Sie im Kapitel 3.5.

Der Stammbaum der klassischen epidemiologischen Studiendesigns wird in Abbildung 3.4 systematisch dargestellt. Neben diesen klassischen Studiendesigns gibt es natürlich auch immer neue Weiterentwicklungen. Für einen Überblick beziehungsweise ersten Einblick in die Epidemiologie werden wir uns jedoch auf die klassischen epidemiologische Studiendesigns konzentrieren.

All diese Studiendesigns haben ihre Vor- und Nachteile. Die Aussagekraft bzw. Evidenzniveaus unterscheiden sich recht deutlich. Daher gibt es bei unterschiedlichen Fragestellungen und mit unterschiedlichen Zielsetzungen Einsatzmöglichkeiten der verschiedenen Studiendesigns. Aber lassen Sie uns die einzelnen Studien erst einmal genauer kennen lernen.

3.1 „Einfach aber ungenau": ökologische bzw. Korrelationsstudien

„Der König der Fehlschlüsse ist der, dass Korrelation Kausalität bedeutet."

Eine epidemiologische Weisheit in meinen Worten

Eine Korrelations- bzw. ökologische Studie ist eines der einfachsten und am schnellsten zu realisierende epidemiologische Studiendesign. In der Regel wird hierbei auf bereits erhobene zur Verfügung stehende Daten zurückgegriffen. Somit kann eine entsprechende Studie mit überschaubarem Arbeitsaufwand realisiert werden. Das mag auch u.a. einer der Gründe dafür sein, dass man Ergebnisse von Studien mit diesem Design sehr häufig in der Anwendung findet. Nicht selten werden sie in den Nachrichten von neuesten Studienergebnissen hören, hinter denen sich entsprechende Studiendesigns befinden.

Das Prinzip dieser Studien ist ganz einfach. Um eine Hypothese, in der ein Zusammenhang zwischen einer möglichen Exposition und einer Erkrankung zu testen werden hierbei oft bereits erhobene Daten großer Bevölkerungsgruppen miteinander in Bezug gesetzt und untersucht ob ein linearer Zusammenhang besteht. Somit handelt es sich um eine Untersuchung von Gruppenmerkmalen vordefinierter Personen Gruppen.

Die typische Darstellungsform für eine entsprechende Studie ist ein klassisches Streudiagramm, im Englischen „Scatter plot" bezeichnet. Anhand dieser Darstellung kann man oft bereits erkennen ob ein linearer Zusammenhang besteht und wenn ja, ob es sich hierbei um einen positiven oder einen negativen Zusammenhang handelt. Bei einem positiven Zusammenhang beobachte man, dass bei einer Steigerung der Werte für die eine Variable, ebenfalls eine Steigerung der Werte für die andere Variable zu sehen ist. Bei einem negativen Zusammenhang bedeutet eine Steigerung der einen Variablen, eine Reduktion der Werte für die andere Variable. Bei einer diffusen Verteilung der Werte spricht es gegen einen linearen Zusammenhang, siehe Abbildung 3.5.

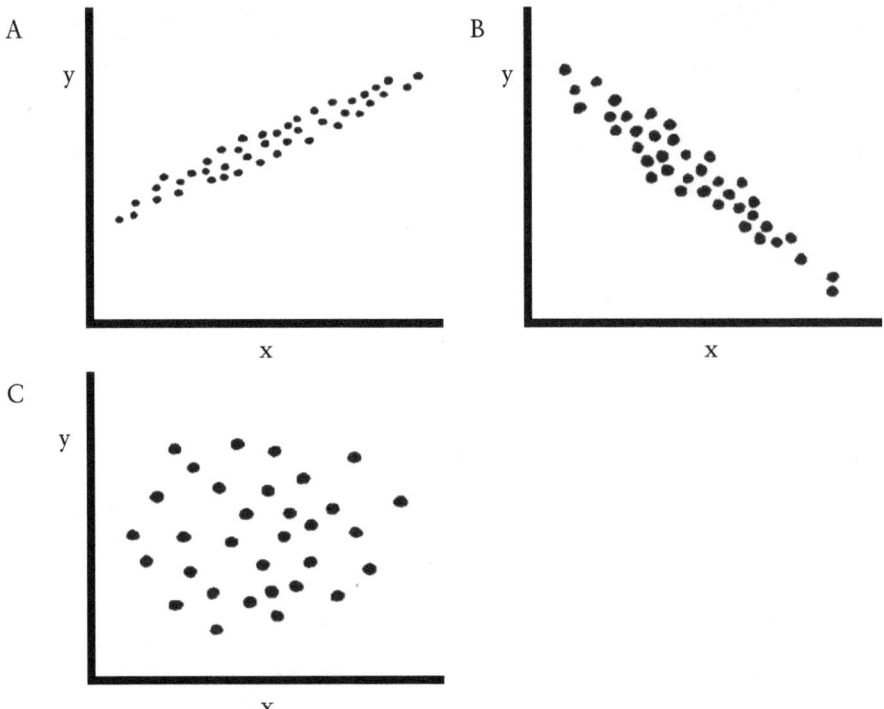

Abbildung 3.5: Beispiele für Streudiagramme bei ökologischen bzw. Korrelationsstudien. A = positiver Zusammenhang, B = negativer Zusammenhang, C = kein linearer Zusammenhang. Quelle: Eigene Darstellung.

Beispielsweise haben Prentice und Kollegen in einer klassischen Studie einen möglichen Zusammenhang zwischen Fettverzehr und Brustkrebs in verschiedenen Ländern untersucht indem sie das pro Kopf-Angebot an Fettkalorien und die Brustkrebsinzidenz in diesen Ländern miteinander verglichen haben (siehe Abb. 3.5). Hierbei zeigte sich ein positiver linearer Zusammenhang. Je höher das pro Kopf-Angebot an Fettkalorien in den Ländern war, desto höher war auch oft die Brustkrebs-Inzidenz bei Frauen. Besonders niedrig waren beide Faktoren in Japan und besonders hoch in den Vereinigten Staaten von Amerika.

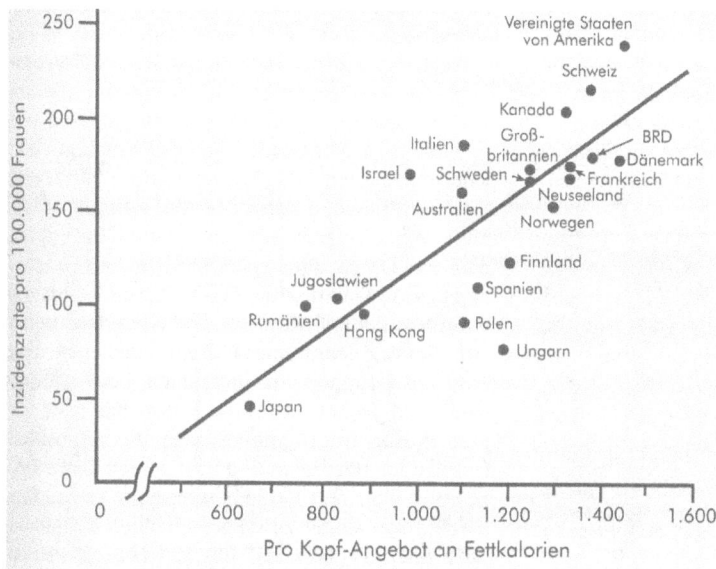

Abbildung 3.6: Eine klassische ökologische Studie zum Zusammenhang von pro Kopf-Angebot an Fettkalorien und Brustkrebsinzidenz bei Frauen in 21 Ländern. Quelle: Prentice RL et al. (1988).

Im Rahmen einer größeren Studie zur Vorbereitung auf mögliche Grippe-Pandemien in Ostasien haben wir dieses Studiendesign eingesetzt um Zusammenhänge zwischen vermeidbaren Sterblichkeitsraten im Falle einer Pandemie mit dem Bruttoinlandsprodukt (A) und der Spenderfinanzierung (B) in sechs asiatischen Ländern zu untersuchen. Die Daten hierfür haben wir aus offiziellen Datenbanken, u.a. vom Internationalen Währungsfonds (IMF), genutzt.

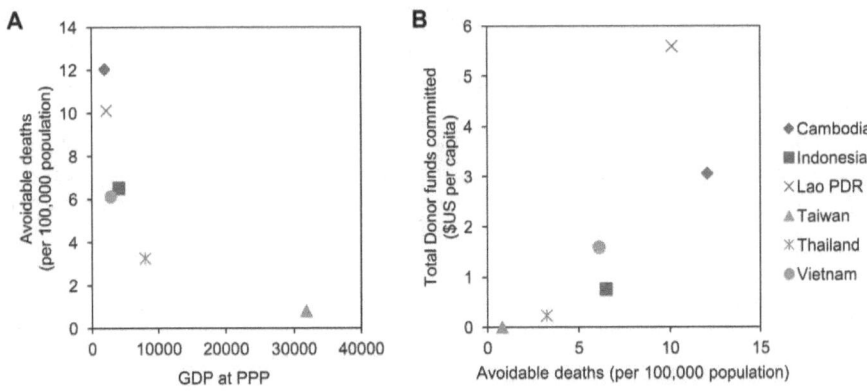

Abbildung 3.7: Assoziation der prognostizierten vermeidbaren Sterblichkeitsraten mit dem Bruttoinlandsprodukt (A) und der Spenderfinanzierung (B) in 6 asiatischen Ländern. Quelle: Rudge JW et al. (2012).

Anhand der Streudiagramme lässt sich erkennen, dass wie in Abbildung A dargestellt die vermeidbare Sterberate mit zunehmendem Bruttoinlandsprodukt abnimmt. Abbildung B deutet auf einen Zusammenhang zwischen internationalen Spendergeldern und der Rate an vermeidbaren Todesfällen infolge einer Grippe-Pandemie.

Optisch kann man die angedeuteten linearen Zusammenhänge einfach verständlich darstellen. Um diese jedoch miteinander vergleichen zu können ist es hilfreich sie genau zu quantifizieren. Um eine mögliche Korrelation quantifizieren zu können, kann der Korrelationskoeffizient (r) als numerisches Maß berechnet werden (siehe folgende Formel).

$$r_{xy} = \frac{cov_{xy}}{s_x s_y} = \frac{\sum_{i=1}^{n}(x_i - \bar{x})(y_i - \bar{y})}{(N-1)s_x s_y}$$

cov_{xy}: Kovarianz zweier Variablen

$s_x s_y$: Standardabweichungen

$\bar{x}$; $\bar{y}$: Mittelwerte

Der Korrelationskoeffizient gibt Hinweise darauf ob ein linearer Zusammenhang besteht. Er kann einen Wert von -1 bis +1 annehmen. r = 1 steht für einem perfekten positiven Zusammenhang. D.h., eine Steigerung der einen Variable um eine Einheit führt zu einer Steigerung der anderen Variablen von ebenfalls eine Einheit. r = 0 deutet kein Zusammenhang an wohingegen r = -1 einen perfekten negativen Zusammenhang andeutet. Der in diesem Zusammenhang zu berechnende p-Wert ist ein Maß für die Einschätzung einer möglichen statistische Signifikanz. Anhand dieser einfachen Berechnungen lässt sich das Ergebnis einer Korrelationsstudie beziehungsweise ökologischen Studie relativ einfach und schnell beurteilen.

Die *Vorteile dieses Studiendesigns* liegen vor allem in ihrer leichten Durchführbarkeit. Da man sich bei der Datenerhebung häufig auf bereits vorhandene Aggregatdaten konzentrieren kann ist dieses Vorgehen oft sehr zeitsparend und kostengünstig. Das ist sicherlich auch einer der Gründe warum es auf der Makroebene oft verwendet wird. Besonders bei gesundheitspolitischen Fragestellungen findet dieses Studiendesign häufig Anwendung. In epidemiologischen Fragestellungen wird es als hilfreich zur Hypothesengenerierung, bzw. zum ersten Testen von neuen Hypothesen eingesetzt.

Jedoch ist dieses Design auch *mit vielen Nachteilen verbunden*. Auf der Analyseebene sollte uns bewusst sein, dass dieses Studien Design ein sehr niedriges Evidenzniveau hat. Das bedeutet, dass Es immer schwierig ist Rückschlüsse auf eine mögliche Kausalität zu schließen. Hierfür sollten die Ergebnisse mit anderen Studien Designs, die ein höheres Evidenzniveau haben, überprüft werden.

Das wohl größte methodische Problem dieses Studiendesigns ist der so genannte *ökologische Trugschluss* (engl. ecologic fallacy). Da für diese Art von Studien nur Aggregatdaten für gesamte Bevölkerungsgruppen verwendet werden sind keine Rückschlüsse auf Individuen möglich. Mitgliedern einer Population werden Merkmale zugeschrieben, die sie als Einzelpersonen nicht besitzen. Ausschließlich Durchschnittswerte für eine Populationen finden Anwendung. Rückschlüsse auf Individuen sind somit problematisch da die Variabilität zwischen Individuen nicht berücksichtigt wird. In unserem oben aufgeführten Beispiel zu Fettkonsum und Brustkrebs wird deutlich, dass die wenigsten Personen eines Landes einen durchschnittlichen Fettkonsum haben. Es gibt Leute die sehr viel Fett konsumieren und andere die deutlich weniger Fett konsumieren. Somit sind mit den nationalen Durchschnittswerten nicht unbedingt realistische Expositionswerte für Betroffene erhoben.

Ein weiterer häufig erwähnter Kritikpunkt ist der, dass willkürlich gesetzte Grenzen der geographischen Einheiten (z.B. Staaten) Ergebnisse beeinflussen können. Hierbei spricht man vom **Modifiable Areal Unit Problem (MAUP)**. Dieses kann sich natürlich auf die Datenqualität auswirken.

Unabhängig hiervon, sehe ich jedoch bei der ausschließlichen Betrachtung zweier Variablen, einer Exposition und einer Zielvariable, das große Problem einer zu simplifizierten Betrachtungsweise. Nur sehr selten sind Zusammenhänge monokausal. Oft spielen verschiedene Faktoren eine Rolle.

> **Merke:**
>
> Vorsicht! Die Welt ist nicht monokausal – es gibt (fast) immer mehrere Faktoren die eine Rolle bei der Krankheitsentstehung spielen.

Zusammenfassend kann man sagen, dass es sich bei ökologischen bzw. Korrelationsstudien um beobachtende Studiendesigns handelt bei denen aggregierte Daten genutzt werden. Diese werden häufig in einem Streudiagramm dargestellt und ein Korrelationskoeffizient wird als Maß für einen möglichen linearen Zusammenhang berechnet. Dieses Studiendesign lässt sich einfach, kostengünstig und schnell durchführen hat jedoch deutliche methodische Einschränkungen. Es ist zur Hypothesengenerierung und zur ersten Testung gut geeignet und kann helfen Hinweise auf mögliche Risikofaktoren zu identifizieren. Die Zuverlässigkeit der Studienergebnisse, das Evidenzniveau, ist jedoch gering.

Übung: Cholera in Hamburg, 1892

Da dieses Studiendesign, wie oben von mir behauptet, relativ einfach umzusetzen ist, lade ich Sie ein es einmal auszuprobieren und erste eigene Erfahrungen zu sammeln. Eine der letzten großen Cholera-Epidemien in Europa spielte sich Ende des 19. Jahrhunderts in Hamburg ab. Da Sie ja mittlerweile Expertinnen und Experten für entsprechende Epidemien sind (siehe Kapitel 1), können Sie in diesem Fall untersuchen, ob es einen Zusammenhang zwischen Wohlstand bzw. Armut und Cholera im Hamburg des ausgehenden 19. Jahrhunderts gab. Hierfür stehen Ihnen Daten zum Prozentsatz von Haushalten mit Dienstboten und die Anzahl an Cholerafällen pro 1.000 Einwohner für die damaligen Stadtteile Hamburgs zur Verfügung.

Tabelle 3.1: Cholerafälle pro 1.000 Einwohner und Prozentsätze an Haushalten mit Dienstboten für die Stadtteile Hamburgs um 1890. Quelle: Evans RJ. (1991).

Stadtteil	Cholerafälle (pro 1.000 Einwohner)	Haushalte mit Dienstboten (%)
Eimsbüttel	2,3	16,7
St. Pauli	3,3	13,7
Eppendorf	0,0	16,7
Harvestehude	0,9	58,7
Rotherbaum	1,3	51,9
Neustadt Nord	3,7	17,7

Schauen Sie sich zunächst die Daten aus Tab. 3.1 genau an. Diejenigen von Ihnen die mit Hamburg etwas vertraut sind werden den ein oder anderen Stadtteil wiedererkennen. Reiche Stadtteile, die auch heute noch sehr teure Wohngegenden sind, wie Rotherbaum hatten einen sehr großen Anteil an Haushalten mit Dienstboten. In anderen Stadtteilen wie beispielsweise Hamburg-Horn oder Billwerder Ausschlag war das nicht der Fall. Auch der Anteil von Cholerafällen pro 1.000 Einwohner variiert zwischen den unterschiedlichen Stadtteilen.

Welche Hypothesen können Sie aus einer genauen Betrachtung der Daten ableiten?

Ein häufig beobachteter und diskutierter Zusammenhang zwischen Armut und Krankheit könnte auch bei der Choleraepidemie 1890 in Hamburg eine Rolle gespielt haben. Wenn wir den Anteil von Haushalten mit Dienstboten als einen Indikator für Reichtum werten, könnten wir die Hypothese, dass reiche Stadtteile weniger von der Cholera betroffen waren als arme Stadtteile, überprüfen.

Hierfür eignet sich die Anwendung einer ökologischen bzw. Korrelationsstudie sehr gut. Wir haben in diesem Kapitel gelernt, dass man die Daten hierfür in einem Streudiagramm darstellt, welches uns dann ermöglicht einen möglichen Zusammenhang abzuschätzen. Bitte erstellen Sie aus den vorliegenden Daten ein entsprechendes Streudiagramm. Ein Lineal und ein Bleistift können hierfür hilfreich sein.

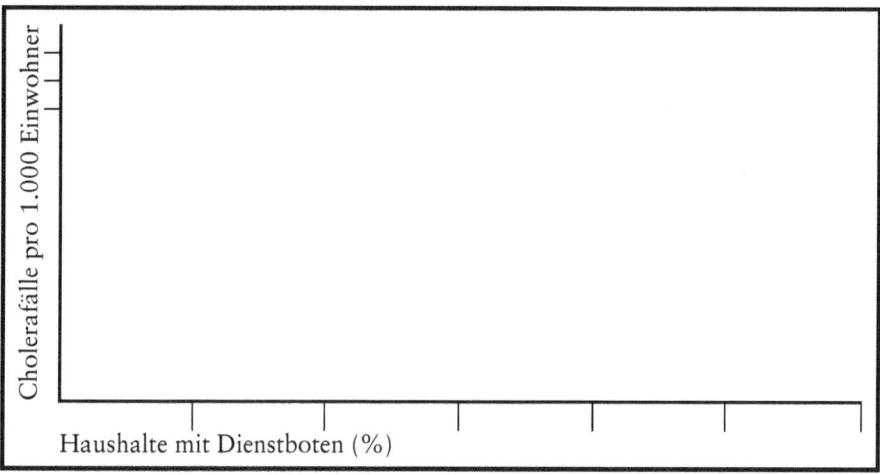

Bitte beschreiben Sie das Ergebnis und diskutieren Sie es in Bezug auf unsere Hypothese?

Mit etwas Geschick sollten Sie in ihrer Grafik einen negativen Zusammenhang erkennen. D.h., in Stadtteilen in denen viele Haushalte über Dienstboten verfügen sollten Sie in der Regel weniger Cholera-Fälle beobachtet haben als in Stadtteilen mit wenigen Haushalten mit Dienstboten. Dieses Ergebnis scheint unsere Hypothese zu unterstützen.

Als numerisches Maß des Zusammenhangs kann man den Korrelationskoeffizienten r verwenden. Wenn Sie diesen mit einer Statistiksoftware (hier SPSS) berechnen, erhalten Sie das folgende Ergebnis:

Korrelationen

		Choleraf älle	Haushalte mit Dienstboten
Cholerafälle	Korrelation nach Pearson	1,000	-,459*
	Signifikanz (2-seitig)		,042
	N	20	20
Haushalte mit Dienstboten	Korrelation nach Pearson	-,459*	1,000
	Signifikanz (2-seitig)	,042	
	N	20	20

*. Die Korrelation ist auf dem Niveau von 0,05 (2-seitig) signifikant.

Aus der Ergebnistabelle lässt sich ablesen, dass der Korrelationskoeffizient mit r = -0,459 auf einen mittelstarken negativen linearen Zusammenhang hindeutet. Dieses entspricht dem was wir in unserem Streudiagramm bereits gesehen haben. Der Signifikanztest, ein Maß dafür ob ein Zusammenhang statistisch signifikant oder vermutlich durch Zufall zu erklären ist, zeigt uns einen p-Wert von 0,042. Da wir in der Regel bei einem p-Wert von <0,05 davon ausgehen, dass es sich um ein signifikantes Ergebnis handelt wird bestätigt unser Studienergebnis unsere Hypothese. Die Nullhypothese wird abgelehnt. Falls Ihnen der Umgang mit statistischen Maßzahlen nicht mehr so geläufig ist, empfiehlt es sich dies anhand eines einfachen Statistikbuches aufzufrischen.

Welche Schlüsse können Sie anhand der Informationen ziehen?

Unsere Hypothese, dass auch während der Cholera Epidemie in Hamburg Armut ein Risikofaktor für die Gesundheit war, wird scheinbar auch von der soeben von Ihnen durchgeführten ökologischen Studie unterstützt. Aber heißt das nun, dass Dienstboten für ein geringeres Cholerarisiko sorgen? Und würden sie zum Schutz vor Cholera zur Einstellung von Dienstboten raten? Das wird vermutlich nicht der Fall sein. Um die Zusammenhänge besser zu verstehen, können Ergebnisse von weiteren Untersuchungen mit anderen Studiendesigns gegebenenfalls mehr Aufschluss geben.

Zusammenfassung

Studiendesign	Ökologische/Korrelationsstudie
Wie durchgeführt?	Beobachtendes Studiendesign mit Aggregatdaten (Durchschnittswerten)
Maß für Zusammenhänge	Korrelationskoeffizient r (von -1 bis +1)
Stärken	Schnell, einfach, günstig. Gut geeignet als erste Studie bei neuen Ideen.
Schwächen	Nur Durchschnittswerte. Gefahr des ökologischen Trugschlusses (Menschen werden Eigenschaften zugeschrieben die sie evtl. nicht besitzen), willkürlich gesetzte Einteilungen können Daten beeinflussen (MAUP).
Evidenzniveau	Niedrig

3.2 „Jetzt und nur jetzt" – die Querschnittstudie

„Das Polaroidfoto der Epidemiologie"

verbreitete Bezeichnung unter Epidemiologen

Wenn man die Einschränkungen von Studien mit Aggregatdaten vermeiden möchte bietet es sich an Studien Teilnehmer direkt zu befragen und somit Individualdaten nutzt. Eine in der Umsetzung recht einfaches Studiendesign ist die **Querschnittstudie** die auch **Prävalenzstudie** (im Englischen als *„cross-sectional study"*) genannt wird. Es handelt sich hierbei um ein einfaches beobachtendes epidemiologisches Studiendesign bei der für die einzelnen Studienteilnehmer zu einem Zeitpunkt Angaben zu möglichen Expositionen und Erkrankungen erhoben werden.

Mal angenommen, wir untersuchen den Zusammenhang zwischen sitzenden, beruflichen Tätigkeiten und Rückenschmerzen. Hierbei würden wir Studienteilnehmer befragen welchen beruflichen Tätigkeiten sie nachgehen und ob sie unter Rückenschmerzen leiden. Die Datenerhebung zu Exposition und Erkrankung findet also zur selben Zeit statt. Das ist in der Umsetzung sehr praktisch. Man kann sich dieses Studiendesign vorstellen wie ein Foto der Studienpopulation zu einem festgelegten Zeitpunkt. Eine Verlaufsuntersuchung findet bei diesem Studiendesign in der Regel nicht statt.

Kapitel 3: Studiendesigns

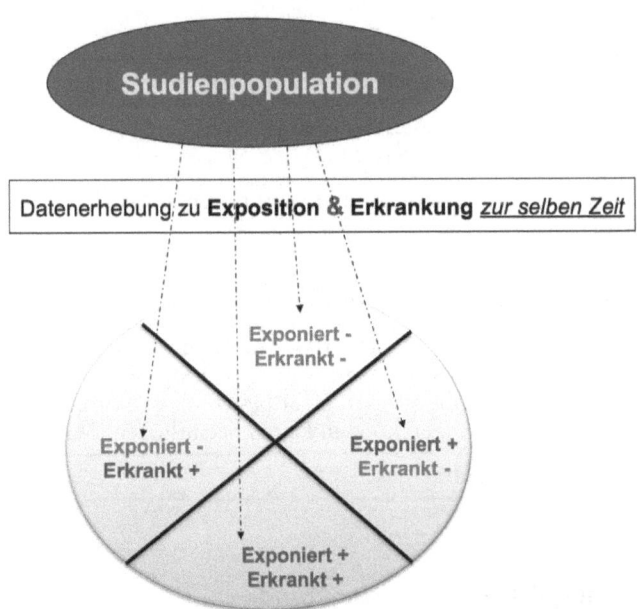

Abbildung 3.8: Durchführung einer Querschnittstudie mit der Erhebung von Expositions- und Erkrankungsdaten zu einem Zeitpunkt. Quelle: Eigene Darstellung.

Querschnittstudien ermöglichen so einfache und vielfältige Erhebung von Einflussfaktoren, welche in einer Momentaufnahme abgebildet werden. Eine zeitliche Einordnung von Exposition und Erkrankung fehlt angesichts der gleichzeitigen Erhebung. Dadurch lässt sich die Frage ob die Exposition vor der Erkrankung stattfand, und somit ggf. ursächlich sein kann, nicht eindeutig klären. Abbildung 3.8 gibt den Verlauf einer Querschnittsstudie schematisch wieder.

Das wichtigste Maß, welches mit diesem Studiendesign erhoben werden kann, die Prävalenz. Daher wird die Querschnittsstudie auch oft als Prävalenzstudie bezeichnet. Inzidenzen können nicht erhoben werden. Die erhobenen Daten lassen sich in vier Kategorien unterteilen und in der Auswertung die verschiedensten Formen von Prävalenzen berechnen anhand des Expositionsstatus und Erkrankungsstatus jeder einzelnen Person. Einzelne Person kann dann in eine der vier möglichen Untergruppen (a = exponiert und krank; b = exponiert und nicht krank; c = nicht exponiert und krank; d = nicht exponiert und nicht krank) eingeteilt werden. Die Ergebnisse können in einer zweimal zwei Tabelle dargestellt und ausgewertet werden (siehe Abb. 3.9).

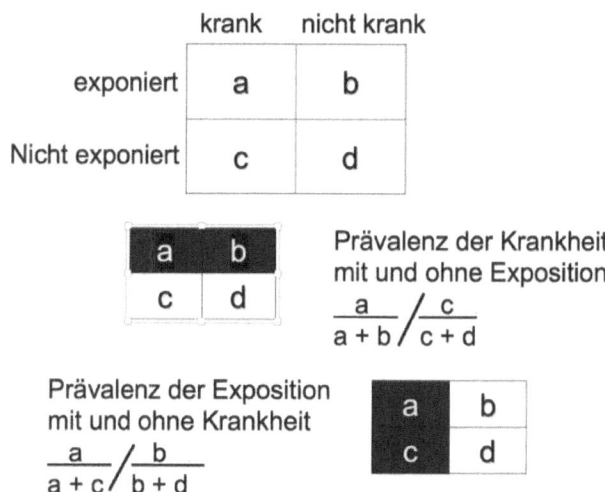

Abbildung 3.9: Auswertung einer Querschnittstudie anhand einer 2 x 2-Tabelle. Quelle: Eigene Darstellung.

Eine Querschnittsstudie kann viele hilfreiche Informationen liefern. Anhand der Daten können wir die Prävalenz der Erkrankung in der gesamten Studienpopulation berechnen.

Prävalenz der Krankheit: $\frac{a+c}{a+b+c+d}$

Wir können z.B. die Prävalenz der Exposition unter erkrankten Personen $\frac{a}{a+c}$ und unter den Gesunden $\frac{b}{b+d}$ berechnen.

Wir können auch individuell die Prävalenz der Krankheit unter Exponierten berechnen $\frac{a}{a+b}$ und diese dann mit der Prävalenz der Krankheit bei Nicht-Exponierten $\frac{c}{c+d}$ vergleichen.

Vergleicht man die Prävalenz der Krankheit unter exponierten mit der Prävalenz der Krankheit unter nicht exponierten so erhält man mit der **Prävalenzratio** ein Maß für die Assoziation zwischen der Exposition und der Erkrankung.

Prävalenzratio: $\frac{a}{a+b} / \frac{c}{c+d}$

Die **Prävalenzratio (PR)** ist ein, dem relativen Risiko (RR) sehr ähnliches Maß und wird vergleichbar interpretiert. Ein Wert größer 1 spricht für ein erhöhtes Risiko, es kann sich um einen Risikofaktor handeln. Ein Wert kleiner als 1 deutet auf einen möglichen Schutzfaktor hin (PR >1 = erhöhtes Risiko, PR <1 = reduziertes Risiko). Für mehr Details siehe Kapitel 4.

Das folgende Beispiel illustriert das praktische Vorgehen bei einer Querschnittsstudie. Um einen möglichen Zusammenhang zwischen sitzender Tätigkeit und

Kapitel 3: Studiendesigns

Rückenschmerzen zu untersuchen wurde eine zufällige Stichprobe der Hamburger Bevölkerung untersucht. 2.159 Personen konnten zur Teilnahme an dieser Studie gewonnen werden. 365 Personen gaben an unter Rückenschmerzen zu leiden. 240 der Personen mit und 946 der Personen ohne Rückenschmerzen führten eine sitzende Tätigkeit aus. Um diese Studien Ergebnisse anschaulicher darzustellen übertragen wir diese in eine 2 × 2 Tabelle.

Tabelle 3.2: 2 x 2 zur Auswertung einer Querschnittstudie (Daten fiktiv). Quelle: Eigene Darstellung.

		Rückenschmerzen		
		ja	nein	Summe
Sitzende Tätigkeit	ja	240	946	1.186
	nein	125	848	973
		365	1794	2.159

Die Prävalenz von Rückenschmerzen in der Untersuchungsgruppe beträgt somit 365 / 2.159 = 0,169. Das entspricht 16,9%. Unter sitzend tätigen Personen liegt die Prävalenz von Rückenschmerzen bei 240 / 1.186 = 0,2 oder 20% und bei den Personen ohne sitzende Tätigkeit liegt der Wert bei 125 / 973 = 0,13 oder 13%.

Die **Prävalenzratio** lässt sich einfach dadurch berechnen, dass man die Prävalenz der exponierten Personen durch die Prävalenz der nicht exponierten Personen teilt. PR = 20% / 13% = 1,53.

Das Ergebnis zeigt somit, dass Personen mit einer sitzenden Tätigkeit 1,53-mal häufiger angaben, unter Rückenschmerzen zu leiden als Personen mit nicht-sitzenden Tätigkeiten. Das bedeutet, dass Personen mit sitzenden Tätigkeiten im Schnitt 53% häufiger unter Rückenschmerzen leiden als Personen mit nicht-sitzenden Tätigkeiten.

Natürlich kann man diesen Zusammenhang auch andersherum betrachten. PR = 13% / 20% = 0,65. Personen mit nicht-sitzender Tätigkeit gaben an nur 0,65-mal so häufig an Rückenschmerzen zu leiden als Personen mit sitzender Tätigkeit. Die nicht sitzende Tätigkeit ist somit ein Schutzfaktor für das Auftreten von Rückenschmerzen und zeigt eine um 35% reduzierte Prävalenz.

Probleme einer möglichen Assoziation

Jedoch sind Ergebnisse einer Querschnittstudie immer vor dem Hintergrund der Einschränkungen dieses Studiendesigns zu betrachten und zu interpretieren. Mit diesem Studiendesign können Raten neu-auftretender Erkrankungen, also Inzidenzen, nicht bestimmt werden.

Es wird ja zu einem Zeitpunkt nur die Anzahl der vorhandenen, prävalenten Erkrankungsfälle ermittelt. In unserem Beispiel waren es die Personen mit Rückenschmerzen. Lang andauernder Rückenschmerzen werden dadurch vermutlich leichter und häufiger erhoben. Es besteht also bei entsprechenden Studien die *Tendenz vor allem lang andauernden Erkrankungsverläufe zu identifizieren* die dadurch in den Studienergebnissen ggf. überrepräsentativ auftauchen. Das Studiendesign ist also für kurzverlaufende Erkrankungen nicht gut geeignet und klassischerweise sind bei schweren Erkrankungen prävalente Fälle Überlebende. Die anderen können leicht übersehen werden.

Eine entscheidende Einschränkung der Aussagekraft von Studienergebnissen aus Querschnittstudien ist die Undeutlichkeit bezüglich des zeitlichen Bezugs. Was war zuerst da, die abhängige Variable, also die Erkrankung, oder die unabhängige Variable, die Exposition? Es stellt sich hier die klassische Frage, was war zuerst da, das Huhn oder das Ei? Und diese Frage lässt sich mit diesem Studiendesign nicht einwandfrei beantworten. Somit ist die Beurteilung möglicher kausaler Zusammenhänge eher schwierig (siehe Kapitel 6).

Die Querschnittstudie ist ein eher schwaches, beobachtendes Studiendesign mit dem vor allem Prävalenzen gemessen werden können. Es bestehen potentiell Probleme bei seltenen Ereignissen (sowohl Erkrankungen als auch Expositionen) und die zeitliche Reihenfolge von Exposition und möglicher Erkrankung ist fraglich. Daher benötigen wir andere Studiendesigns (z.B. Fall-Kontroll-Studien und Kohortenstudien) um mögliche beobachtete Zusammenhänge zwischen Expositionen und Erkrankungen abschließend beurteilen zu können.

Zusammenfassung

Studiendesign	Querschnittstudie
Wie durchgeführt?	Beobachtendes Studiendesign mit Individualdaten. Expositions- und Erkrankungsdaten werden zu einem Zeitpunkt erhoben
Liefert folgende Maße	Prävalenz, Prävalenzratios (PR)
Stärken	Schnell durchführbar, relativ günstig
Schwächen	Zeitlicher Zusammenhang kann nicht bestimmt werden! („Huhn oder Ei?"), ungeeignet für kurz verlaufende Erkrankungen
Evidenzniveau	Mittelmäßig

3.3 „der Blick nach vorn": die Kohortenstudie

Asterix: „Also, wer bist du?"
Obelix: „Ich bin Legionär Obelus, zweite Kohorte, drittes Manipel."

Aus: Asterix & Obelix gegen Caesar

Ursprünglich stammt der Begriff „**Kohorte**" aus dem römischen Militär und beschreibt den zehnten Teil einer Legion des altrömischen Heeres. Asterix-Lesern ist eine „Kohorte" also bekannt. Wissenschaftlich spricht man von Kohorten als Gruppen von Personen, die gemeinsam über einen längeren Zeitraum beobachtet werden. Die Einteilung in Kohorten kann zur Beschreibung von Bevölkerungsgruppen dienen. In diesem Sinne wird der Begriff auch in der Epidemiologie vor allem im Rahmen von Kohortenstudien verwandt.

Bei einer *Kohortenstudie* (englisch: Cohort study), auch Longitudinalstudie oder Längsschnittstudie genannt, wird immer von einer Gruppe von Personen ausgegangen, die am Beginn der Studie, in Bezug auf den bzw. die interessierenden Endpunkt(e), also meistens Erkrankungen, gesund sind. Ein Teil dieser Bevölkerungsgruppe ist mit einem möglichen Risikofaktor (der unter Verdacht steht zu einem oder mehreren Endpunkten zu führen) exponiert. Der andere Teil der beobachteten Gruppe ist in der Regel nicht exponiert. Diese gesamte Kohorte wird für eine Zeit beobachtet und es wird untersucht, wer die untersuchte Erkrankung entwickelt und wer nicht. Anschließend werden die Inzidenz (die hier auch das absolute Risiko oder die Attack Rate genannt werden kann) der exponierten Personengruppe, mit der Inzidenz der nicht exponierten Personengruppe verglichen. Der daraus gebildete Quotient zeigt das Relative Risiko (auch Risk ratio genannt und als RR abgekürzt). Sie können es auch Inzidenzratio nennen – und wie Sie sehen werden, ist der Rechenweg identisch mit dem des Prävalenzratios in Querschnittstudien (siehe Kapitel 3.2). In beiden Fällen vergleichen wir die Anteile der Exponierten unter den Erkrankten mit den Anteilen der Nicht-Exponierten unter den Erkrankten. In Kohortenstudien sind diese Anteile auf Grund des Studiendesigns jedoch Neuerkrankungen, also Inzidenzen.

In Abbildung 3.10 werden alle Aspekte bei der Durchführung einer Kohortenstudie schematisch zusammengefasst. Aus der zu untersuchenden Zielpopulation wird eine möglichst repräsentative Stichprobe gezogen. Diese Studienpopulation bildet die zu beobachtende Kohorte. Die Kohorte besteht aus Personen die die zu untersuchende Erkrankung zu diesem Zeitpunkt nicht haben. Ein Teil von ihnen ist gegenüber dem zu untersuchenden Risikofaktor exponiert. Der andere Teil der Kohorte ist nicht exponiert. Die gesamte Kohorte wird für den Beobachtungszeitraum nach beobachtet. Nach Ablauf der Studienzeit wird sowohl bei den exponierten als auch beide nicht exponierten gemessen wie groß der Anteil derer ist, bei denen der Endpunkt, also meist die zu untersuchende Erkrankung, aufgetreten ist. Die Inzidenzen der exponierten werden mit den der nicht exponierten Personen verglichen. Wenn in der exponierten Gruppe der Anteil der erkranken deutlich höher ist als in der Gruppe der nicht exponierten spricht das dafür, dass die Exposition ein Risikofaktor für die Entstehung der Erkrankung ist.

Der Ablauf bei einer Kohortenstudie ist immer prospektiv, also nach vorne in die Zukunft schauend da zu Beginn der Untersuchung alle Mitglieder der Kohorte noch nicht an der zu untersuchenden Erkrankung erkrankt waren. Die zeitliche Abfolge, also der Gegenstand, dass die Exposition der Erkrankung vorangeht ist ein grundlegendes Prinzip das mit einer Kohortenstudie untersucht werden kann.

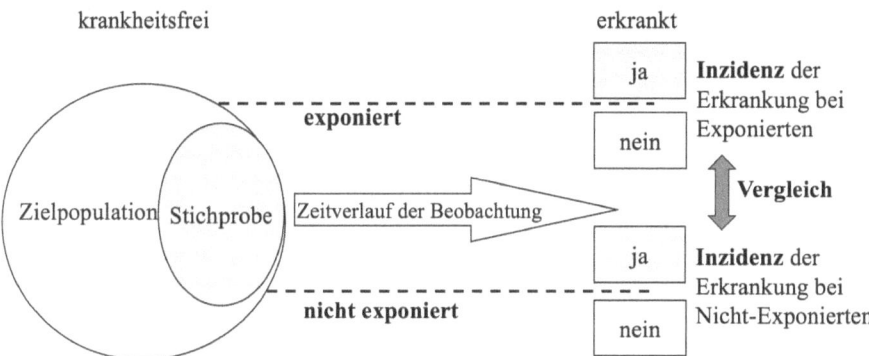

Abbildung 3.10: Schematische Darstellung des Vorgehens bei einer epidemiologischen Kohortenstudie. Quelle: Eigene Darstellung.

Ein großer Vorteil einer Kohortenstudie ist, dass bei diesem Studiendesign viele verschiedene hilfreiche Maße berechnet werden können. Besonders hilfreich für ein Verständnis zu möglichen Risikofaktoren ist es, dass neben den Inzidenzen sowohl bei den exponierten als auch bei den nicht exponierten Gruppen, hieraus leicht das Risikoverhältnis (englisch Risk Ratio) welches wir in der Regel relatives Risiko (RR) nennen, berechnet werden kann. Da wir hier für die Daten unserer 2 × 2 Tabelle vor allem horizontal lesen, habe ich zur Erinnerung und Veranschaulichung in Tabelle 3.3 einen horizontalen Pfeil eingezeichnet.

Das RR gibt an, ob es sich bei der Exposition um einen Risikofaktor (RR > 1) oder einen Schutzfaktor (RR <1) für den Endpunkt handelt. Bei einem RR = 1 besteht kein Zusammenhang. Darüber hinaus gibt das RR (wie auch das PR bei Querschnittstudien) auch die Stärke des Zusammenhangs an (siehe auch Kapitel 4 und 5).

Tabelle 3.3: 2 x 2-Tabelle und Formeln für Rechenschritte bei Kohortenstudien. Quelle: Eigene Darstellung.

Kohortenstudie		dann nachbeobachten um zu sehen ob		
		Endpunkt auftritt	Endpunkt nicht auftritt	Inzidenz vergleichen
erst auswählen	exponiert	a	B	a / (a+b)
	nicht exponiert	c	D	c / (c+d)

Absolutes Risiko Exponierte = Inzidenz Exponierte: IE = a / (a+b)

Absolutes Risiko Nicht-Exponierte = Inzidenz Exponierte: INE = c / (c+d)

Risikoverhältnis / Relatives Risiko: RR = IE / INE = $\dfrac{a+b}{c}$

Risikodifferenz: RD = IE − INE = (a / (a+b)) − (c / (c+d)) $\dfrac{}{d}$

Die Risikodifferenz (RD), die oft auch mit dem attributablen Risiko gleichgesetzt wird, kann ebenfalls aus den Daten einer Kohortenstudie berechnet werden (siehe auch Kapitel 4.1). Sie beschreibt welcher Anteil der Erkrankungsfälle auf die untersuchte Exposition zurückgeführt werden kann.

In Kohortenstudien kann auch das Chancenverhältnis, also die Odds Ratio (OR) berechnet werden. Üblicherweise wird bei Kohortenstudien jedoch das RR angegeben da die Odds Ratio zwar ein gutes Maß für das Relative Risiko ist, wenn das untersuchte Ereignis selten ist, jedoch die Tendenz hat den Zusammenhang eher etwas zu überschätzen. Darüber hinaus sind verschiedene absolute und relative Risikodifferenzen und attributable Risiken berechenbar. Die für die Rechenschritte hilfreiche 2 x 2-Tabelle und die entsprechenden Formeln werden in Tabelle 3.3 wiedergegeben. Näheres zu Berechnungen und Maßen finden Sie in Kapitel 4.1.

> **Rechenbeispiel**
>
> In eine Kohortenstudie werden 2.500 Versuchspersonen eingeschlossen. 1.200 Personen rauchen. Die Kohorte wird über 10 Jahre nachbeobachtet. Nach 10 Jahren haben 195 Raucher und 5 Nichtraucher Lungenkrebs entwickelt.

Tabelle 3.4: 2 x 2-Tabelle für ein theoretisches Beispiel zu Rauchen und Lungenkrebs. Quelle: Eigene Darstellung.

	Erkrankt	Nicht erkrankt	
Exponiert	195	1.005	1.200
Nicht-Exponiert	5	1.295	1.300
	200	2.300	2.500

Die Inzidenz bzw. das absolute Risiko der Exponierten (IE) die Krankheit zu entwickeln (IE = a / a+b = 195 / 1.200 = 0,1625) ist 16,25%. D.h. 16,25% der Exponierten haben die Krankheit bekommen. Die Inzidenz bzw. das absolute Risiko der Nicht-Exponierten (INE) die Krankheit zu entwickeln (INE = 5 / 1300 = 0,0039) liegt bei 0,39%. Nur 0,39% der Nicht-Exponierten haben die Krankheit bekommen.

Um das Relative Risiko (Risk Ratio, RR) zu berechnen setzt man die absoluten Risiken ins Verhältnis beziehungsweise teilt den Wert für das absolute Risiko der Exponierten durch den Wert für das absolute Risiko der Nicht-Exponierten. In unserem Beispiel bedeutet das 16,25% geteilt durch 0,39% = 42,25. Das Risiko der Exponierten die Krankheit zu entwickeln ist 42,25-mal höher, als das Risiko der Nicht-Exponierten. Das bedeutet in unserem Beispiel, dass das Risiko der Raucher ein Lungenkarzinom zu entwickeln ist 42,25-mal höher war als das Risiko der Nichtraucher ein Lungenkarzinom zu entwickeln.

Vorteile

- Eine der entscheidenden Vorteile des Kohortenstudiendesigns ist, dass die Erhebung von Expositionen vor Kenntnis des Krankheitsstatus erfolgt. Zu Beginn der Studie sollten ja alle Studienteilnehmer frei von der zu untersuchenden Zielvariable (meistens Erkrankung) sein. Diese tritt bei einigen Studienteilnehmern dann im Laufe der Nachverfolgungszeit auf. Daher ist die zeitliche Abfolge, erst Exposition und dann Erkrankung deutlich.
- Bei der Datenerhebung muss man sich nicht auf Erinnerungswerte verlassen. Expositionen können genau und umfassend erfasst werden.
- Es können viele hilfreiche Messwerte berechnet werden wie absolute Risiken wie Inzidenzen und Raten, Relative Risiken, Risikodifferenz und attributable Risiken wie auch Odds Ratios.
- Die Untersuchung der Auswirkung der Exposition kann verschiedene Ereignisse bzw. Erkrankungen ermöglichen (siehe Abb. 3.11). So konnte beispielsweise in unterschiedlichen Kohortenstudien gezeigt werden, dass Rauchen ein Risikofaktor für viele verschiedene Erkrankungen ist.
- Kann gut und effizient bei der Untersuchung seltener Expositionen eingesetzt werden da eine Kohorte gewählt werden kann bei der die spezielle Exposition relativ häufig vorkommt.

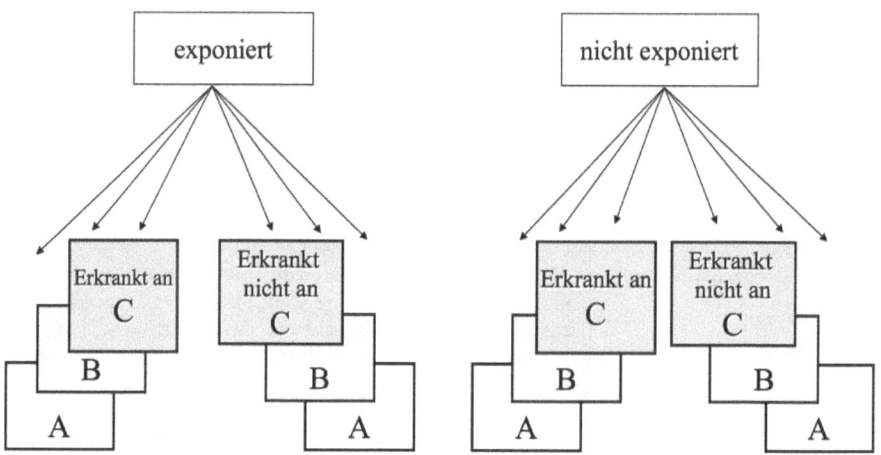

Abbildung 3.11: Kohortenstudien können untersuchen wie sich Expositionen auf mehrere Erkrankungen auswirken. Quelle: Eigene Darstellung, modifiziert nach Gordis L (1996).

Nachteile

- Schwierig sind Zusammenhänge zwischen Exposition und Erkrankung mit Kohortenstudien zu finden, wenn lange Latenzzeiten vorhanden sind also dann, wenn die Zeit zwischen Exposition und Erkrankungsbeginn sehr lang ist.

Kapitel 3: Studiendesigns

- Bei seltenen Erkrankungen bedarf es großer Beobachtungszahlen um in der Studie eine ausreichend große Zahl an Erkrankungsfällen zu beobachten.
- Aus den beiden zuvor genannten Ursachen ergibt sich, dass die Umsetzung einer Kohortenstudie mitunter recht zeit- und kostenintensiv sein kann.
- Oft kann nur eine Exposition untersucht werden. Bei der Untersuchung multiple Expositionen wird die Durchführung einer Kohortenstudie schwierig.
- Im Laufe der Zeit kann sich der Expositionsstatus verändern oder Studienteilnehmer können ihre Teilnahme vorzeitig beenden. Man spricht hier von „loss to follow up", was die Datenqualität der Studie negativ beeinflussen kann.
- Auch kann im Laufe der Zeit die Ausgangshypothese an Relevanz verlieren, was den Nutzen der Studie reduzieren kann.
- Besonders zu bedenken sind ethische Problematiken. Wenn sich z.B. frühzeitig zeigt, dass eine Exposition zu einem hohen Risiko führt kann es ethische Bedenken geben diese Studie noch über einen längeren Zeitraum fortzuführen.

Zusammenfassung

Studiendesign	Kohortenstudie
Wie durchgeführt?	Beobachtendes Studiendesign mit Individualdaten. Prospektiv. Alle Mitglieder der Stichprobe sind in Bezug auf das Outcome gesund und einige (von sich aus) exponiert, andere nicht. Die Kohorte wird über den Zeitverlauf beobachtet.
Liefert folgende Maße	Inzidenz, Relatives Risiko, Risikodifferenz, Odds Ratio
Wichtigste Stärken	Zeitliche Abfolge kann beurteilt werden, auch für seltene Expositionen geeignet.
Wichtigste Schwächen	Oft großer zeitlicher Aufwand, daher kostenintensiv, nicht geeignet für seltene Outcomes, der Expositionsstatus kann sich im Laufe der Zeit verändern, Loss to follow-up, ethische Schwierigkeiten können bestehen.
Evidenzniveau	Hoch

Übung: Rauchen, Lungenkrebs und Herzkreislauferkrankungen

Ein klassisches und beeindruckendes Beispiel für eine Kohortenstudie ist die „British Doktors Study". Sie wurde 1951 durch die Epidemiologen Richard Doll und Austin Bradford Hill initiiert. Sie verfolgten das Ziel das Verhältnis zwischen Rauchgewohnheiten und Mortalität zu untersuchen.

Über das Ärzteverzeichnis wurden alle seinerzeit in Großbritannien tätigen Ärztinnen und Ärzte angeschrieben und gebeten an der Studie teilzunehmen. 59.600 Ärzte und Ärztinnen wurden gebeten einen Fragebogen zu Rauchgewohnheiten auszufüllen. Verwertbare Antworten wurden von 34.440 Ärzten und 6.194 Ärztinnen (Antwortrate: 69% bzw. 60%) erhalten. Auch wenn die Studie zunächst nur für ein paar Jahre geplant war wurde insgesamt letztendlich eine Nachverfolgung für 50 Jahre realisiert. Die abschließende Veröffentlichung der Studienergebnisse erfolgte im Jahr 2004.

BRITISH MEDICAL JOURNAL

LONDON SATURDAY JUNE 26 1954

THE MORTALITY OF DOCTORS IN RELATION TO THEIR SMOKING HABITS

A PRELIMINARY REPORT

BY

RICHARD DOLL, M.D., M.R.C.P.
Member of the Statistical Research Unit of the Medical Research Council

AND

A. BRADFORD HILL, C.B.E., F.R.S.
Professor of Medical Statistics, London School of Hygiene and Tropical Medicine; Honorary Director of the Statistical Research Unit of the Medical Research Council

Cite this article as: BMJ, doi:10.1136/bmj.38142.554479.AE (published 22 June 2004)

Papers

Mortality in relation to smoking: 50 years' observations on male British doctors

Richard Doll, Richard Peto, Jillian Boreham, Isabelle Sutherland

Abbildung 3.12: Titel des ersten Artikels zur British Doctor's Study 1954 und des abschließenden Artikels von 2004. Quellen: Doll R/Bradford Hill R 1954 und Doll R/Peto R/Boreham J/Sutherland I 2004.

Lassen Sie uns die Studie mal etwas genauer betrachten und ein paar der Zwischenergebnisse auswerten. Von den ursprünglichen Studienteilnehmern im Jahre 1951 wurden 17% der Männer und 50% der Frauen als Nichtraucher klassifiziert („...*eine Person, die nie mehr als eine Zigarette am Tag (oder eine Viertelunze (7g) Tabak pro Woche) über einen Zeitraum von einem Jahr geraucht hat"*).

Während der ersten 20 Jahre des Verlaufs der Studie (1951–71) wurden insgesamt 10.072 Todesfälle bei Männern beobachtet. 441 Todesfälle hatten Lungenkrebs als Todesursache. Während einer vergleichbaren Periode (1951–73) starben 1.094 der Frauen. Lungenkrebs wurde in 27 Fällen als Ursache diagnostiziert. Tabelle 3.5 zeigt die durchschnittliche jährliche Sterberate an Lungenkrebs für Frauen und

Männer in der „British Doctor's Study" klassifiziert nach den Rauchgewohnheiten der Ärzte aus dem Jahre 1951.

Tabelle 3.5: Durch Lungenkrebs bedingte Sterberaten verteilt nach Geschlecht und Tabakkonsum, „British Doctor's Study".

Jährliche Sterberate pro 100.000 Personen*				
	Nichtraucher	Raucher (Zigaretten/Tag)		
		1–14	15–24	≥25
Männer	10	78	127	251
Frauen	7	9	45	208

*nach Alter adjustiert

Diese Mortalitätsraten entsprechen der Inzidenz bzw. den absoluten Risiken an Lungenkrebs zu versterben unter Teilnehmern an der British Doktors Studie. Hieraus lässt sich in einfacher Weise das Relative Risiko für die unterschiedlichen Expositionsgruppen berechnen. Bei Männern die 1–14 Zigaretten pro Tag rauchten war das Risiko an Lungenkrebs zu versterben 7,8-mal so hoch wie das der Nichtraucher (RR = 78 pro 100.000 : 10 pro 100.000 = 7,8). Entsprechend können Sie auch die relativen Risiken für die anderen Expositionsgruppen bei Männern und bei Frauen berechnen.

Es zeigt sich hierbei, dass mit zunehmender höherer Exposition (mehr Zigaretten pro Tag) das Risiko an Lungenkrebs zu Versterben sowohl bei Männern als auch bei Frauen steigt. Bei Frauen liegt das absolute Sterberisiko jedoch niedriger als bei den Männern.

Die Studie zeigt, dass auch koronare Herzkrankheiten (KHK) mit Rauchen assoziiert ist. Tabelle 3.6 gibt die Daten der Sterberaten an Lungenkrebs und KHK wieder.

Tabelle 3.6: Sterberaten an Lungenkrebs und KHK für Männer in der „British Doctor's Study". Quelle: Doll R/Peto R (1976).

Jährliche Sterberate pro 100.000 Personen				
	Nichtraucher	Raucher (Zigaretten/Tag)		
		1–14	15–24	≥25
Lungenkrebs	10	78	127	251
KHK	413	608	652	792

Anhand dieser Angaben kann man das Relative Risiko und das attributable Risiko für die Daten aus Tabelle 3.6 berechnen. Dabei sollte man Nichtraucher als nicht exponierte Gruppe betrachten. Versuchen Sie es doch einmal selbst und beantworten Sie bitte die folgenden zwei Fragen, bevor Sie nach den kommenden zwei Fragen weiterlesen.

Welche Erkrankung ist am stärksten mit Zigarettenrauchen assoziiert?

Welcher Erkrankung sind die meisten durch Zigarettenrauchen verursachten Todesfälle zuzuschreiben?

Das Relative Risiko an Lungenkrebs zu versterben lag für leichte Raucher (1-14 Zigaretten pro Tag) bei RR = 7,8; für mittelstarke Raucher (15-24 Zigaretten pro Tag) bei RR = 12,8 und für starke Raucher (25 oder mehr Zigaretten pro Tag) lag es bei RR = 25,1.

Das Relative Risiko an Herzkreislauferkrankungen zu versterben lag für leichte Raucher (1-14 Zigaretten pro Tag) bei RR = 1,5; für mittelstarke Raucher (15-24 Zigaretten pro Tag) bei RR = 1,6 und für starke Raucher (25 oder mehr Zigaretten pro Tag) lag es bei RR = 1,9.

Es zeigt sich, dass Rauchen deutlich mit Todesfällen an Lungenkrebs assoziiert ist als mit Todesfällen und Herzkreislauferkrankungen.

Die Berechnungen der Risikodifferenz für den Effekt des Rauchens auf Lungenkrebs zeigt für leichte Raucher (1-14 Zigaretten pro Tag) eine RD von 68 pro 100.000 Personen; für mittelstarke Raucher (15-24 Zigaretten pro Tag) eine RD von 117 pro 100.000 Personen und für starke Raucher (25 oder mehr Zigaretten pro Tag) von 241 pro 100.000 Personen. Die Risikodifferenz für den Effekt des Rauchens auf Herzkreislauferkrankungen ist jedoch mit 195, 239 und 379 pro 100.000 Personen, deutlich höher.

Dem Zigarettenrauchen sind somit deutlich mehr Todesfälle durch Herzkreislauferkrankung zu zuschreiben als durch Lungenkrebs.

Die wichtigsten Ergebnisse der British Doctor's Studie zeigten, dass

- ungefähr die Hälfte der Raucher, die nicht aufhören zu rauchen, starben wegen dieser Angewohnheit. Ein Viertel von ihnen verstarb im mittleren Lebensalter (35-69 Jahre).
- Im Mittel verstarben Raucher 10 Jahre jünger als Nichtraucher.
- Wer mit 50 Jahren das Rauchen aufgibt, halbiert das Risiko, durch Rauchen zu versterben; wer es mit 30 aufgibt, erreicht annähernd die normale Lebenserwartung.
- Wer das Rauchen mit 60, 50, 40, 30 Jahren aufgibt, erhöht seine Lebenserwartung um ca. 3, 6, 9, 10 Jahre.

Dieses Wissen führte zu einigen wichtigen Veränderungen im Gesundheitsverhalten weltweit. Rauchten 1954 noch etwa 80% der britischen Erwachsenen so war ein halbes Jahrhundert später die Zahl bereits auf 26% zurückgegangen. Dieses ist zu einem großen Teil auf das Wissen über den Zusammenhang von Krebserkrankungen und anderen mit Rauchen verbundenen Krankheiten zurückzuführen.

Kapitel 3: Studiendesigns

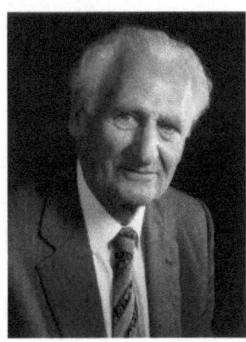

Abbildung 3.13: Sir Richard Doll 1912–2005. Quelle: Biogr. Mems Fell. R. Soc. 56, 63–83 (2010).

Richard Doll selbst hatte im Alter von 37 Jahren mit dem Rauchen aufgehört, als sich erste Ergebnisse seiner Studien zu den Folgen des Rauchens abzeichneten. Möglicherweise hat er damit seinen eigenen vorzeitigen Tod verhindert, und seine Arbeit hat dazu beigetragen, Millionen andere vorzeitiger Todesfälle zu verhindern.

3.4 „Der Blick zurück": die Fall-Kontroll-Studie

„Wer die Vergangenheit nicht kennt, kann die Gegenwart nicht verstehen und die Zukunft nicht gestalten."

Bundeskanzler Helmut Kohl,
Bundestagsrede vom 1. Juni 1995

Wie im letzten Teil-Kapitel beschrieben, geht das klassische Vorgehen bei der Durchführung einer Kohortenstudie immer von gesunden Personen aus die über einen längeren Zeitraum verfolgt werden. Die Realität ist jedoch häufig so, dass man auf ein Problem dadurch aufmerksam wird da bereits auffällig viele erkrankte Personen identifiziert wurden und somit ein Ausbruch bzw. eine Epidemie erkannt wurde. In solch einer Situation muss möglichst schnell die Ursache für diese Erkrankungen eruieren werden um möglichst weitere Erkrankungen zu vermeiden (siehe auch Kapitel 8). Hierfür kann ein anderes Studiendesign, die **Fall-Kontroll-Studie**, effektiv eingesetzt werden. In einer Fall-Kontroll-Studie vergleicht man den Expositionsstatus von Personen die an der zu untersuchenden Erkrankung erkrankt sind, also Fälle, mit dem Expositionsstatus von nicht betroffenen Personen, den Kontrollen. Die zugrunde liegende Hypothese ist die, dass wenn eine Exposition ursächlich für eine Erkrankung ist, diese dann auch bei Fällen häufiger anzutreffen ist als bei Kontrollpersonen. Die Kontrollgruppe liefert somit das normale, zugrundeliegende Expositionsniveau in der Bevölkerung, welches mit dem Expositionsniveau bei den betroffenen Fällen verglichen werden kann und einen Hinweis auf mögliche Risikofaktoren liefert. Intuitiv gehen wir davon aus, dass wenn Fälle häufiger exponiert waren als Kontrollen dieses im Umkehrschluss auch bedeutet, dass exponierte Personen häufiger die Krankheit entwickeln als nicht exponierte Personen.

Eine epidemiologische Fall-Kontroll-Studie ist eine Art von Studie, die verwendet wird, um den Zusammenhang zwischen einem bestimmten Gesundheitszustand (z.B. Krankheit) und einer möglichen Ursache zu untersuchen. Diese Art von Studie wird häufig verwendet, wenn es schwierig ist, eine Kohortenstudie durchzuführen. In einer Fall-Kontroll-Studie werden Fälle (Personen mit der Krankheit) und Kontrollen (Personen ohne die Krankheit) ausgewählt und dann hinsichtlich ihrer Exposition gegenüber einer möglichen Ursache verglichen. Hierbei werden Fragen zu verschiedenen Lebensstilfaktoren, Verhaltensweisen und medizinischen Geschichten gestellt. Ein wichtiger Aspekt der epidemiologischen Fall-Kontroll-Studie ist die Auswahl der Kontrollen, die repräsentativ für die Bevölkerung sein sollten, aus der die Fälle ausgewählt wurden. Es müssen auch mögliche Bias-Quellen kontrolliert werden, um sicherzustellen, dass die Ergebnisse valide und zuverlässig sind.

Eine Fall-Kontroll-Studie soll bei der Bestimmung helfen, ob ein Ergebnis (z.B. das Auftreten einer Krankheit) mit einer oder mehreren vorhergegangener Expositionen im Zusammenhang steht. Es werden zunächst die Fälle identifiziert, also eine Anzahl von Personen, von denen bekannt ist, dass sie an der zu untersuchenden Erkrankung leiden. Als Vergleichsgruppe werden hierzu Personen gesucht, die als Kontrollgruppe dienen können. Die Kontrollpersonen sollten aus derselben Grundgesamtheit stammen wie die Fälle, dürfen jedoch nicht an der zu untersuchenden Erkrankung erkrankt sein. Individuen beider Studiengruppen werden nach ihrer vorhergegangenen Exposition zu möglichen Risikofaktoren befragt. Somit wird in der Zeit zurückgeschaut um zu erfahren, welche Person in der jeweiligen Gruppe der Exposition(en) ausgesetzt war. Dieses Studiendesign ist somit *immer retrospektiv.* Um einen möglichen Zusammenhang zwischen Expositionen und Krankheitsstatus bewerten zu können wird die Prävalenz der Exposition in der Fallgruppe mit der in der Kontrollgruppe verglichen. Die Abbildung 3.14 stellt das Vorgehen bei einer Fall-Kontroll-Studie schematisch dar.

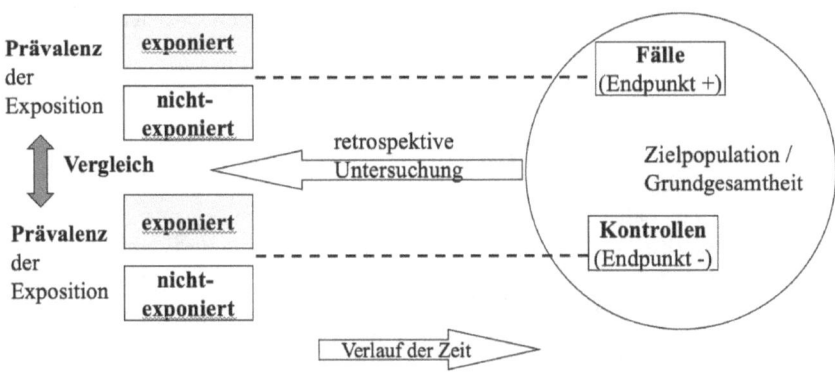

Abbildung 3.14: Vorgehen bei einer Fall-Kontroll-Studie. Quelle: Eigene Darstellung.

Besonders wichtig bei der Entwicklung einer Fall-Kontroll-Studie ist die **Auswahl einer** zum Vergleich mit der Fallgruppe **geeigneten Kontrollgruppe**. Abgesehen davon, dass die Kontrollpersonen nicht an der zu untersuchenden Erkrankung erkrankt sein dürfen, sollten Sie jedoch aus einer vergleichbaren Grundgesamtheit bzw. Zielpopulation hervorgehen. Kontrollpersonen sollten also die Möglichkeit gehabt haben ähnlichen Expositionen ausgesetzt zu sein wie es die Fallpersonen gewesen sind. Beispielsweise sollten, wenn ein möglicher Risikofaktor für die Erkrankung das Baden in einem Badesee untersucht wird, auch die Kontrollpersonen die Gelegenheit gehabt haben sich dort aufzuhalten. In einer Fall-Kontroll-Studie können verschiedene Quellen zur Rekrutierung von Kontrollperson verwandt werden (z.B. Krankenhauspatienten, Familienmitglieder der Fälle oder eine Zufallsstichprobe der Bevölkerung aus der die Fälle stammen).

Die Entscheidung für eine Kontrollgruppe sollte gut überlegt getroffen werden da diese aus verschiedenen Gründen die späteren Ergebnisse der Studie stark beeinflussen können. Wenn beispielsweise in einer Fall-Kontroll-Studie sowohl Fälle als auch Kontrollpersonen Patienten einer Lungenklinik sind und der Zusammenhang zwischen Rauchen und Lungenkrebs untersucht werden soll, wird man vermutlich nur einen sehr schwachen Zusammenhang finden. Viele Erkrankungen der Lunge haben einen Bezug zum Rauchen für Zigaretten. Daher wären die Kontrollpersonen in diesem Beispiel bezogen auf die zu untersuchende Exposition den Fällen zu ähnlich. Es kann also zu einem systematischen Fehler (Selektions-Bias, siehe Kapitel 4) kommen. In diesem Fall wäre die Wahl einer anderen Kontrollgruppe zu überlegen. Beispielsweise könnte eine Zufallsstichprobe der Bevölkerung aus der die Fälle stammen eine gute Alternative sein.

Eine weitere Befürchtung bei der Durchführung einer Fall-Kontroll-Studie ist, dass die Fälle und die Kontrollen sich in vielen wichtigen anderen Faktoren, unabhängig von der untersuchten Exposition, grundlegend unterscheiden. Diese anderen Faktoren können dann natürlich das Ergebnis der Studie beeinflussen. Wenn wir z.B. einen potentiellen Risikofaktor identifizieren, dann aber feststellen, dass die

Mehrzahl der Fallpersonen männlich und die Mehrzahl der Kontrollpersonen weiblich ist, könnte der beobachtete Zusammenhang eventuell auch Folge des Geschlechterunterschiedes und evtl. nicht die Folge der Exposition sein. Um dieses zu vermeiden würden wir gerne versuchen, dass kein Geschlechterunterschied zwischen Fällen und Kontrollen besteht. Eine Möglichkeit dieses zu erreichen ist dafür zu sorgen, dass die Kontrollpersonen, bezogen auf diesen Faktor (hier Geschlecht) so ausgewählt werden, dass sie den entsprechenden Fallpersonen ähneln. Dabei spricht man von **Matching**. Es werden zwei Formen von Matching unterschieden: 1.) individuelles Matching und 2.) Gruppenmatching. Beim individuellen Matching wird zu jeder Fallperson, anhand des zu kontrollierenden Merkmals, eine passende Kontrollperson gesucht. Wenn also eine Fall Person eine 25-jährige Frau ist wird auch eine 25-jährige Frau als Kontrollperson für die Studie rekrutiert. Beim Gruppenmatching wird sichergestellt, dass das zu kontrollierenden Merkmal in beiden Gruppen gleich häufig vertreten ist. Wenn also 30% der Fälle Raucher sind, wird durch das Gruppenmatching sichergestellt, dass auch 30% der Kontrollpersonen Raucher sind. In der Praxis lässt sich Matching jedoch oft nur schwer umsetzen und birgt selbst die Gefahr für praktische und konzeptionelle Probleme.

Auswertung:

Da alle Fallpersonen erkrankt sind und alle Kontrollpersonen nicht erkrankt sind müssen wir bei der Analyse anders vorgehen als bei einer Kohortenstudie. Wir berechnen hier die **Prävalenz der Exposition** unter den Erkrankten und Nichterkrankten und vergleichen diese. In einer Fall-Kontroll-Studie lesen wir die 2 × 2 Tabelle senkrecht und werten die Daten systematisch anders aus als bei einer Kohortenstudie. Zur Veranschaulichung und Vereinfachung habe ich hier den Pfeil senkrecht in unsere Tabelle eingebaut. Unser Ziel ist es die Prävalenzen der Exposition für die Fälle und für die Kontrollen zu berechnen und diese dann miteinander zu vergleichen.

Die Prävalenz der Exposition unter den Erkrankten berechnet sich mit a / (a+c). Die Prävalenz der Exposition unter den Nichterkrankten wird mit b / (b+d) berechnet. Und setzt man diese ins Verhältnis erhält man das Prävalenzratio: $\dfrac{\frac{a}{a+c}}{\frac{b}{b+d}}$

Tabelle 3.7: Vierfeldertafel zur Berechnung der Prävalenz der Exposition bei Fall-Kontroll-Studien. Quelle: Eigene Darstellung.

Fall-Kontroll-Studie		*Erst auswählen*	
		Fälle (Endpunkt aufgetreten)	**Kontrollen** (Endpunkt nicht aufgetreten)
Dann bestimmen ob in der Vergangenheit ...	exponiert	A	b
	nicht-exponiert	C	d
Vergleich der Prävalenz der Exposition		a / (a+c)	b / (b+d)

Das häufig verwendete Maß bei der Berechnung von möglichen Zusammenhängen in Fall-Kontroll-Studien ist die Odds-Ratio, also das Chancenverhältnis. Die OR wird berechnet indem man die Chance der Erkrankten exponiert gewesen zu sein (a / c) durch die Chance der Kontrollen exponiert gewesen zu sein (b / d) teilt.

Also $\frac{a/c}{b/d}$ oder $\frac{a*d}{b*c}$. Beide Formeln können verwendet werden. Die Odds-Ratio (OR) ist für jedes Studiendesign anwendbar, jedoch muss entsprechend des jeweiligen Studiendesigns auf die Formulierung im Antwortsatz geachtet werden. Zusätzlich ist es ein guter Schätzer für das Relative Risiko (siehe auch Kapitel 4 und 5).

> **Rechenbeispiel**
>
> In einer Fall-Kontroll-Studie bei einem Ausbruch von Meningitisfällen bei Kindern wurden 61 Fälle und 109 Kontrollpersonen zu Kontakten zu infizierten Personen als Risikofaktor befragt. 42 Fälle und 20 Kontrollen gaben an exponiert gewesen zu sein.

Tabelle 3.8: 2 x 2-Tabelle einer Fall-Kontroll-Studie bei einem Ausbruch von Meningitisfällen bei Kindern. Quelle: Reintjes et al. (1999).

	Fälle	Kontrollen
Exponiert	42	20
Nicht-Exponiert	19	89
	61	109

Chancenverhältnis (Odds Ratio) = $\frac{a*d}{b*c}$ = 3.738 / 380 = 9,8

Die Chance der Fälle exponiert gewesen zu sein ist 9,8-mal höher, als die Chance der Kontrollen exponiert gewesen zu sein.

Vor- und Nachteile von Fall-Kontroll-Studien

Dieses Studiendesign ist besonders gut geeignet bei seltenen Erkrankungen und bei Erkrankungen mit einer langen Latenzzeit. Da man bei diesem Studiendesign ja bereits mit den Fällen anfängt und nicht erst auf Erkrankungsfälle warten muss, entfällt die bei Kohortenstudien oft lange Verlaufsbeobachtung und man kann mit einer kleineren Anzahl an Studienteilnehmern auskommen um eindeutige Ergebnisse zu erhalten. Dieses Studiendesign ist somit relativ gesehen wenig aufwändig. Vor allem findet dieses Studiendesign Anwendung bei Untersuchungen von Ereignissen bei denen die Grundgesamtheit derer die möglicherweise dem Expositionsrisiko ausgesetzt waren nicht eindeutig definiert sind. Bei einer Fall-Kontroll-Studie können viele Risikofaktoren gleichzeitig untersucht werden.

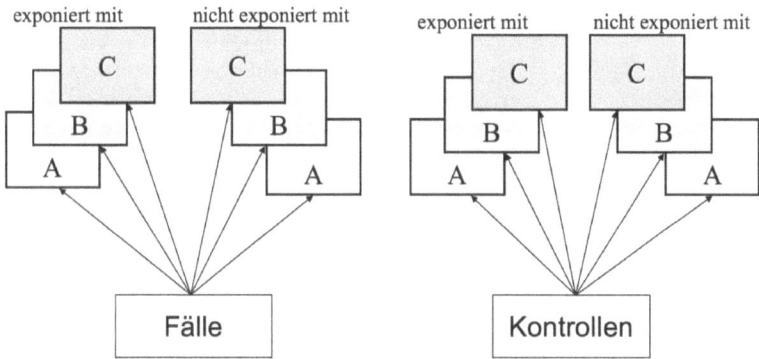

Abbildung 3.15: In Fall-Kontroll-Studien können mehrere Expositionen gleichzeitig untersucht werden. Quelle: Eigene Darstellung, modifiziert nach Gordis L (1996).

Im Gegensatz hierzu kann natürlich nur nach Risikofaktoren für eine Erkrankung gesucht werden, nämlich der an der die Fälle erkrankt sind. Eine Fall-Kontroll-Studie ist nicht gut geeignet um seltene Expositionen zu identifizieren und Inzidenzdaten können nicht erhoben werden. Potentielle methodische Schwierigkeiten Bestehen bei der Wahl einer geeigneten Kontrollgruppe. Je besser die Kontrollgruppe vergleichbar mit der Fallgruppe ist, desto weniger wirkt sich ein Selektionsfehler (Selektionsbias) aus. Da dieses Studiendesign retrospektiv ist, man sich also oft auf Erinnerungen der Studienteilnehmer verlassen muss, besteht die Gefahr eines Erinnerungsfehlers in Bezug auf die Exposition, welches die Ergebnisse möglicherweise verfälschen kann (Recall-Bias, siehe Kapitel 4).

Fall-Kontroll-Studien werden oft bei epidemiologischen Studien zu seltenen Erkrankungen und bei epidemiologischen Ausbruchsuntersuchungen eingesetzt (siehe Kapitel 6.1).

Kapitel 3: Studiendesigns

Zusammenfassung

Studiendesign	Fall-Kontroll-Studien
Wie durchgeführt?	Beobachtendes Studiendesign mit Individualdaten. Retrospektiv. Die Expositionsprävalenz von Fällen und Kontrollen wird verglichen.
Liefert folgende Maße	Odds Ratio
Wichtigste Stärken	Effizient bei seltenen Erkrankungen und langen Latenzzeiten. Weniger Aufwendig (Zeit, Geld) als bei Kohortenstudien. Untersuchung multipler Risikofaktoren möglich
Wichtigste Schwächen	Untersuchung nur einer Erkrankung möglich; Keine Erhebung von Inzidenzdaten möglich; Verzerrung der Ergebnisse durch Fehler retrospektiver Angaben möglich; Ungeeignet für seltene Exposition; Wahl einer geeigneten Kontrollgruppe u.U. schwierig
Evidenzniveau	Mittel bis Hoch

Historische Kohortenstudie

Bei einer historischen Kohortenstudie, die in der englischen und amerikanischen Fachliteratur oft als „*restrospective cohort study*" bezeichnet wird, handelt es sich nicht um ein retrospektives Studiendesign, sondern so wie alle Kohortenstudien findet auch hier eine prospektive Ausrichtung des Studiendesigns statt. Dieses sollte nicht mit der Fall-Kontroll-Studie verwechselt werden.

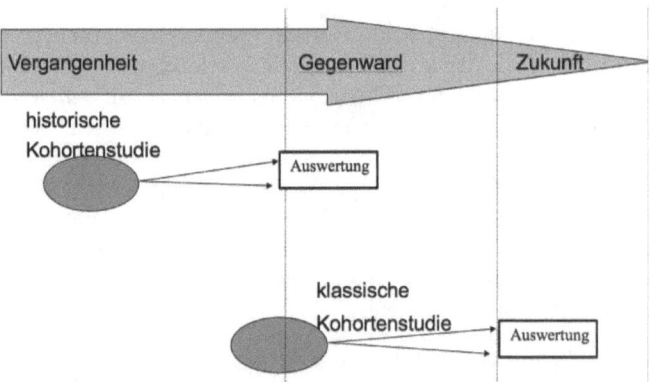

Abbildung 3.16: Zeitliche Einordnung des Ablaufs einer historischen Kohortenstudie. Quelle: Eigene Darstellung.

Beispielsweise könnten Sie über das Auftreten eines Erkrankungsausbruchs nach einer Hochzeitsfeier informiert werden. Von den 100 Teilnehmern an der Feier erkrankten 40 Personen mit typischen Symptomen einer Lebensmittelvergiftung. Selbstverständlich könnten Sie in dieser Situation eine klassische Fall-Kontroll-Studie durchführen. Sie könnten die 40 Fälle und eine geeignete Anzahl von Kontrollpersonen zu konsumierten Lebensmitteln bei der Feier befragen. Das Ereignis hatte ja vor einigen Tagen stattgefunden und die Fälle sind ja bereits erkrankt. Ein Großteil der Studie ist in der Vergangenheit bereits abgelaufen. In dieser Situation haben sie jedoch anhand der Gästeliste die Möglichkeit eine Kompletterhebung dieses Ausbruchs und aller Beteiligten durchzuführen. Die Gästeliste gibt Ihnen die Informationen über eine historisch bereits bestandene Kohorte.

Praktisch unterscheidet sich ihre Arbeit kaum von dem bei einer Fall-Kontroll-Studie. Methodisch gesehen werten sie jedoch eine Kohorte aus. Sie können anhand der Angaben zu verspeisten Lebensmitteln sowohl Inzidenzen als auch Risiken, u.a. auch das Relative Risiko, berechnen wie in jeder anderen Kohortenstudie (siehe Kapitel 3.3).

Eine retrospektive Kohortenstudie aus epidemiologischer Sicht ist eine Studie, bei der Daten aus der Vergangenheit genutzt werden, um den Zusammenhang zwischen einer bestimmten Exposition und einem bestimmten Outcome zu untersuchen. In diesem Design werden Personen mit einer bestimmten Exposition (z.B. einer bestimmten medizinischen Behandlung, einer bestimmten Art von Arbeit, etc.) identifiziert und verglichen mit Personen ohne diese Exposition. Ein Beispiel für eine retrospektive Kohortenstudie ist die Studie, die den Zusammenhang zwischen der Anwendung von DES (diethylstilbestrol, einem hormonellen Wachstumshormon) während der Schwangerschaft und dem Auftreten von Krebs bei den betroffenen Töchtern untersuchte. In dieser Studie wurden Frauen identifiziert, die während ihrer Schwangerschaft DES erhielten, und verglichen mit Frauen, die kein DES erhielten. Retrospektive Kohortenstudien sind nützlich, um frühere Expositionen zu untersuchen, die mit langfristigen Outcomes in Verbindung stehen können. Allerdings kann es in retrospektiven Studien schwierig sein, die Daten genau zu erfassen, und es besteht immer das Risiko, dass Verzerrungen auftreten, wenn Informationen aus der Vergangenheit rekonstruiert werden müssen (siehe auch Hatch EE et al. 1998).

3.5 Die randomisierte kontrollierte Studie (RCT); Das gewürfelte Experiment oder der Goldstandard für die evidenzbasierte Medizin

„Wer A sagt, der muss nicht B sagen. Er kann auch erkennen, dass A falsch war."

Bertolt Brecht

Die bis hierhin vorgestellten Studiendesigns sind reine Beobachtungsstudien. D.h., die Untersucher beobachten mögliche Zusammenhänge. Um jedoch Zusammenhänge praktisch zu testen und damit kausale Zusammenhänge zu beweisen, kann der Einsatz von Interventionsstudien hilfreich sein. Bei Interventionsstudien handelt es sich um eine Art epidemiologisches Experiment bei dem die Untersucher eine Exposition per Zufall zuteilen und messen welchen Effekt diese Exposition auf die Interventionsgruppe hat im Vergleich zur Kontrollgruppe die keine Exposition erhält. In diesem Kapitel stelle ich Ihnen die **randomisierte kontrollierte Studie (RCT)** vor. Eine fehlerfrei durchgeführte RCT kann den Einfluss von Störfaktoren (z.B. Bias und Confounding) reduzieren beziehungsweise eliminieren. Daher wird dieses Studiendesign auch als **Goldstandard für die evidenzbasierte Medizin** genutzt.

Häufig stellt sich die Frage, ob eine mögliche Intervention in Wirklichkeit auch effektiv ist. Eine der ersten beschriebenen experimentellen Studien stammt aus dem 18. Jahrhundert. Um eine mögliche Intervention zur Verhinderung von Skorbut auszuprobieren, verabreichte James Lind einem Teil einer Schiffsbesatzung Vitamin C in Form von Zitrusfrüchten. Der andere Teil der Besatzung erhielt diese nicht. Im Laufe der Zeit konnte Doktor Lind beobachten, dass die Personen die das Vitamin C erhielten gesund blieben, wohingegen viele andere Besatzungsmitglieder an Skorbut erkrankten.

Dieses einfache Beispiel zeigt wie eine Interventionsstudie in der Praxis aussehen kann. Schematisch betrachtet ähnelt diese Studie einer Kohortenstudie (vergleiche die Abb. 3.10 und 3.17). Damit beide Untersuchungsgruppen möglichst vergleichbar sind teilt man sie bei einer randomisierten klinisch kontrollierten Studie (RCT) durch *Randomisierung* in zwei sich sehr stark ähnelnde Gruppen ein. D.h., per Zufall werden die einzelnen Individuen der Interventions- und der Kontrollgruppe zugeteilt. Das kann z.B. durch die Verwendung eines Würfels oder das Werfen einer Münze passieren. Heutzutage verwendet man jedoch meistens eine Zufallseinteilung durch den Computer. Das Ergebnis der Randomisierung ist, dass die Zusammensetzung beider Beobachtungsgruppen im Durchschnitt sehr vergleichbar ist. Die Geschlechterverteilung, das Durchschnittsalter und auch andere Indikatoren lassen uns die Vergleichbarkeit beurteilen. In Abbildung 3.17 ist der Verlauf eine RCT schematisch dargestellt.

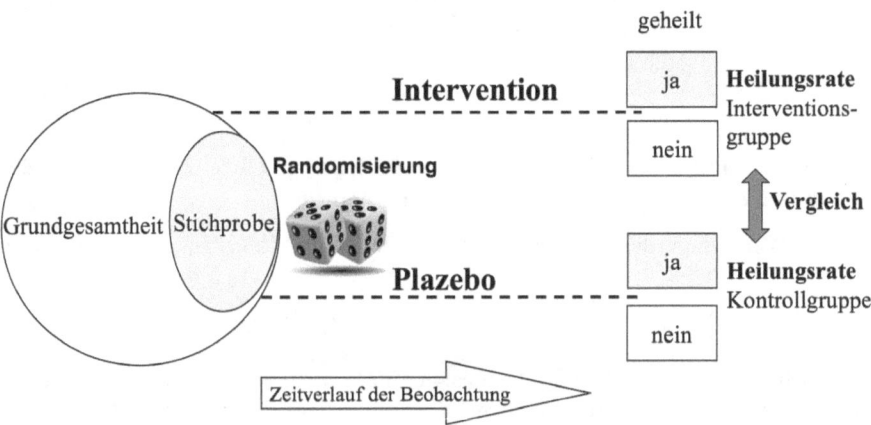

Abbildung 3.17: Schematische Darstellung einer randomisierten kontrollierten klinischen Studie (RCT). Quelle: Eigene Darstellung.

Aufbau

Die für die Studie gewonnene Stichprobe an Studienteilnehmern wird zunächst auf mögliche Ausschlusskriterien hin untersucht und die Personen die die Ausschlusskriterien erfüllen, werden von der Studie ausgeschlossen. Die übrigen Teilnehmer werden per Zufall auf die Interventionsgruppe und die Kontrollgruppe verteilt. Die Interventionsgruppe erhält die Therapie und die Kontrollgruppe in aller Regel ein **Placebo**. Hierunter versteht man eine Art von Therapie ohne jeglichen Wirkstoff. Der Ablauf der Behandlung und anschließende Beobachtungen sollen in beiden Gruppen identisch sein. Die Gruppen unterscheiden sich lediglich in der Exposition, also ob sie ein Wirkstoff erhalten oder nicht, darüber hinaus sind die Gruppen identisch. Abschließend werden die Ergebnisse der interventionsgruppe und der Kontrollgruppe miteinander verglichen und die Frage beantwortet, ob es in der Interventionsgruppe bessere Heilungsergebnisse gab.

Mal angenommen sie führen eine Studie mit 1.000 Studienteilnehmern durch. Die Hälfte der Teilnehmer ist weiblich und die andere Hälfte männlich. Nach dem Randomisieren sollte in beiden Gruppen der Anteil an Frauen gleich groß sein. Somit ist eine **Strukturgleichheit** in beiden Gruppen zu erwarten. Dieses kann man mit einer beschreibenden Analyse und Vergleich der beiden Gruppen überprüfen.

Das Ziel bei diesem Vorgehen ist, dass wir durch die zufällige Verteilung Verzerrungen vermeiden. Man unterscheidet verschiedene Arten der Randomisierung. Die bisherigen Beispiele deuten eine einfache Randomisierung auf Individualbasis an. Man kann jedoch auch andere Arten wählen in dem man Gruppen (Cluster-Randomisierung) per Zufall verteilt oder eine spezielle stratifizierte Aufteilung verwendet. Fehler bei Randomisierung, Bei denen es zu einer systematischen Aufteilung kommt (zeitlich, örtlich etc...) können zu einer Form des Selektionsbias führen (siehe Kapitel 4.2)

> **Zwei Beispiele:**
>
> Was halten Sie von folgendem Vorgehen? Zur Untersuchung ob ein neues Medikament die Heilungsrate einer Erkrankung erhöht führen Sie eine RCT durch. Zur Aufteilung der Studienteilnehmer gehen Sie wie folgt vor. Die ersten zehn Patienten die an jedem Montagmorgen in ihre Praxis kommen erhalten das neue Medikament. Die ersten zehn Patienten die am Mittwochmorgen in ihre Praxis kommen erhalten ein Placebo. Handelt es sich hierbei um eine geeignete Art der Randomisierung?
> Alle neuen Fälle von Juni bis September erhalten die neue Therapie und alle neuen Fälle von Oktober bis Januar erhalten die alte Therapie. Handelt es sich hierbei um eine geeignete Art der Randomisierung?

Wenn Sie an diesen beiden Aufteilungsmethoden zweifeln haben Sie Recht, es kann in diesen Fällen zu systematischen Unterschieden in der Zusammensetzung der Untersuchungsgruppen kommen. Dieses birgt die Gefahr einer systematischen Beeinträchtigung der Ergebnisse (**Selektions-Bias**). Eine Randomisierung ist deutlich besser geeignet.

Kapitel 3: Studiendesigns

Das Studiendesign der RCT findet oft in klinischen Studien beziehungsweise in der klinischen Prüfung von oft neuen Behandlungsmöglichkeiten seine Anwendung. Die hier bearbeitete Fragestellung dreht sich meistens um die Wirksamkeit einer Therapieform. Studienteilnehmer sind dabei in der Regel Individuen mit einem definierten klinischen Problem, einer speziellen Erkrankung. Wie der Name schon sagt, ist das Setting häufig die klinische Praxis. Beispiele hierfür sind Studien zur Wirksamkeit von Medikamenten oder beispielsweise von Impfstoffen wie sie im Rahmen der Covid-19-Pandemie in den letzten Jahren ausgiebig auch in der Öffentlichkeit diskutiert wurden.

Jedoch kann eine RCT auch gut in Feldstudien in der Prävention im gesundheitswissenschaftlichen Bereich Anwendung finden. Hier ist dann die Fragestellung oft die, ob eine präventive Maßnahme auch in der Praxis effektiv ist. Die dabei untersuchte Studienpopulation besteht in der Regel aus Personen die einem gewissen Risiko ausgesetzt sind.

Um mögliche weitere Verfälschung der Ergebnisse zu verhindern, eine neutrale Beurteilung der Ergebnisse sicherzustellen und einen möglichen Placebo-Effekt zu vermeiden, wird bei diesem Studiendesign das Mittel der *Verblindung* eingesetzt.

Ein *Placeboeffekt* liegt vor, wenn nach Verabreichung eines Medikaments oder einer anderen Therapie eine erwünschte psychische oder körperliche Reaktion erfolgt, die jedoch nicht auf im Medikament enthaltene Wirkstoffe oder ein spezifisches Wirkprinzip der Therapie zurückzuführen ist.

Es gibt mehrere Arten der Verblindung. Bei der einfachen Verblindung wissen nur die Patienten nicht, zu welcher Gruppe, Interventions- oder Kontrollgruppe, sie gehören. In doppelt verblindeten Studien wissen weder Patienten noch Therapeuten wer zu welcher Gruppe gehört. Und in einer dreifach verblindeten Studie wissen weder Patienten, Therapeuten noch die Personen die die Daten auswerten wer zu welcher Gruppe gehört.

Ein weiterer Faktor der zu einer zuverlässigen Aussagekraft der Studienergebnisse beiträgt ist der, dass möglichst viele der Teilnehmer der Studien bis zum Ende teilnehmen und nicht im Laufe der Zeit unvorhergesehen verloren gehen. Hier spricht man von *Therapietreue* beziehungsweise *Compliance*. Von „non-Compliance" spricht man, wenn der Proband die Behandlung nicht richtig durchführt oder, vielleicht durch einen sich andeutenden Misserfolg, früher abbricht als es für die Studie vorgesehen ist. Das kann die Ergebnisse verfälschen und sollte daher, z.B. durch Aufklärung, soweit wie möglich minimiert werden.

Auch in der Analyse der Studienergebnisse sollten Therapieabbrecher berücksichtigt werden. Daher ist eine *„Intention-to-treat"* Analyse durchzuführen. Das bedeutet, dass die Daten aller Patienten, die man zu Beginn der Studie beabsichtigt (intention) zu behandeln (to treat), nachher auch ausgewertet werden müssen. Dies geschieht unabhängig davon, ob die Behandlung auch tatsächlich in der geplanten Form durchgeführt wurde oder nicht. Somit soll eine Überschätzung des Behandlungserfolgs vermieden werden.

Berechnung

Da es sich hierbei um ein prospektiven Studiendesign handelt, kann es uns auch sehr viele Maße der Assoziation liefern. Aus der Inzidenz in der Interventionsgruppe (a / a+b) und in der Kontrollgruppe (c / c+d) lässt sich das Relative Risiko, die absolute Risikoreduktion, die relative Risikoreduktion und die so genannte „Number needed to treat" berechnen.

Tabelle 3.9: 2 x 2-Tabelle und Formeln für Rechenschritte bei RCTs. Quelle: Eigene Darstellung.

RCT		dann nachbeobachten um zu sehen ob		
		Endpunkt auftritt	Endpunkt nicht auftritt	Inzidenz vergleichen
Aufteilung durch Randomisierung	Interventionsgruppe mit Verum	a	b	a / (a+b)
	Kontrollgruppe mit Placebo	c	d	c / (c+d)

Relatives Risiko / Rate Ratio: $RR = \dfrac{a/(a+b)}{c/(c+d)}$

Absolute Risikoreduktion / Risikodifferenz: $ARR = \dfrac{a}{(a+b)} - \dfrac{c}{(c+d)}$

Relatives Risikoreduktion: $RRR = \dfrac{\frac{a}{a+b} - \frac{c}{c+d}}{\frac{c}{c+d}} = RR - 1$

Number needed to treat: $NNT = \dfrac{1}{ARR}$

Phasen einer Klinischen Studie

Klinische Studien umfassen verschiedene Phasen: Nach einer präklinischen Phase, in der anhand von Tierversuchen zur Dosierung, Wirksamkeit und Toxikologie durchgeführt worden sind erfolgen Studien am Menschen. In der ersten Phase wird zunächst die Sicherheit und Verträglichkeit an gesunden Freiwilligen erforscht. Erst dann wird die Wirksamkeit der neuen Behandlung auch an erkrankten Personen untersucht. Randomisierte kontrollierte Studien werden erst in Phase drei eingesetzt. Hierbei geht es um den Nachweis der Wirksamkeit im Vergleich zu Placebo oder anderen Therapieformen, um die Arzneimittelsicherheit und um eine Risiko-Nutzen-Abwägung. Die Ergebnisse der klinischen Studien sind entscheidend für den Entscheidungsprozess ob eine neue Behandlungsmethode von den Zulassungsbehörden zugelassen wird.

Kapitel 3: Studiendesigns

- **Präklinisch:** Tierversuche zur Dosierung, Wirksamkeit, Toxikologie
- **Phase 1:** Sicherheit &Verträglichkeit im Menschen, beobachtend, gesunde Probanden
- **Phase 2:** Sicherheit & Verträglichkeit in Zielpopulation, mit wenigen Patient*innen, Untersuchungen zur Wirksamkeit & Dosisfindung
- **Phase 3:** Nachweis der Wirksamkeit im Vergleich zum Placebo oder anderer Therapieform, Arzneimittelsicherheit, Risiko-Nutzen-Analyse
- **Zulassung:** durch das Bundesinstitut für Arzneimittel und Medizinprodukte (BfArM) bzw. die Europäische Arzneimittel-Agentur (EMA)
- **Phase 4:** Erfassung seltener Nebenwirkungen nach Zulassung, Untersuchung von Langzeiteffekten, breite Anwendung, beobachtend ohne Kontrollen

Ethische Aspekte

Da bei Interventionsstudien für teilnehmende Patienten immer ein Restrisiko besteht, sollten ethische Aspekte bei der Planung entsprechender Untersuchungen immer berücksichtigt werden. Der Punkt, an dem Sie sich nicht sicher sind, ob das Placebo besser oder die Behandlung besser ist besteht der Bedarf für eine eindeutige Evidenz. Dies ist der Punkt, an dem eine Studie am besten begonnen wird.

Es kann unethisch sein, der Kontrollgruppe eine neue Behandlung zu verweigern. Wenn direkte Zusammenhänge/Erfahrungen nicht geklärt sind, kann es unethisch sein eine Studie NICHT durchzuführen und auch in der präventiven Gesundheitsfürsorge muss geprüft werden, ob diese Intervention überhaupt wirksam ist. Wir sollten uns sicher sein, dass wir mit unseren Maßnahmen helfen und nicht schaden.

Eine klassische randomisierte kontrollierte Studie (RCT) aus epidemiologischer Sicht ist die Studie zur Wirksamkeit von Penicillin bei der Behandlung von Syphilis, die von Alexander Fleming, Ernst Chain und Howard Florey durchgeführt wurde. In dieser Studie wurden Patienten mit Syphilis in zwei Gruppen aufgeteilt: eine Gruppe erhielt Penicillin, während die andere Gruppe ein Placebo erhielt. Die Teilnehmer wurden danach beobachtet, um zu sehen, wie effektiv Penicillin bei der Behandlung der Krankheit war. Die Studie zeigte, dass Penicillin eine signifikante Wirkung auf die Heilung von Syphilis hatte. Diese Studie war ein Meilenstein in der medizinischen Forschung und hat die Verwendung von randomisierten kontrollierten Studien bei der Überprüfung der Wirksamkeit von medizinischen Behandlungen etabliert. Epidemiologisch gesehen, hat die Studie wichtige Einsichten geliefert in Bezug auf die Verwendung von Penicillin bei der Behandlung von Syphilis und hat gezeigt, wie wichtig es ist, einen randomisierten und kontrollierten Ansatz bei der Überprüfung von medizinischen Behandlungen zu verwenden. Es hat auch gezeigt, wie wichtig es ist, kontrollierte Studien mit einer großen Stichprobe durchzuführen, um die Wirksamkeit von Behandlungen zuverlässiger beurteilen zu können. Diese Studie hat die medizinische Forschung revolutioniert und ist ein Beispiel dafür, wie epidemiologische Forschung wertvolle Beiträge zur medizinischen Wissenschaft liefern kann (siehe auch Raju TN 1999).

Kapitel 3: Studiendesigns

Das Wichtigste zu epidemiologischen Studiendesigns kurz zusammengefasst

In den fünf Unterkapiteln 3.1 bis 3.5 haben Sie einen Überblick über die wichtigsten klassischen epidemiologischen Studiendesigns erhalten. Diese finden eine breite Anwendung in vielen gesundheitswissenschaftlichen und medizinischen Untersuchungen. Jedes der vorgestellten Studiendesigns hat Vor- und Nachteile. Diese sollten bei der Studienplanung jeweils abgewogen werden damit das geeignetste Studiendesign Anwendung findet um die zu untersuchende Studienfrage so gut und fehlerarm wie möglich zu untersuchen. Jedes Studiendesign hat seine Vor- und Nachteile und es sollte bei der Planung jeder Studie gut überlegt werden mit welchem Studiendesign die Forschungsfrage am besten beantwortet werden kann.

Zusätzlich können den Studiendesigns unterschiedlich ausgeprägte Evidenzniveaus zugeordnet werden. Das Evidenzniveau steigt von der Querschnittsstudie bis zur RCT kontinuierlich an. Der Faktor Zeit bei der Ausrichtung einer Studie ist für deren Aussagekraft mitentscheidend. Daher haben prospektive Studien, die in die Zukunft schauen, ein höheres Evidenzniveau als beispielsweise retrospektive Studien (z.B. Fall-Kontroll-Studie) oder die Querschnittsstudie.

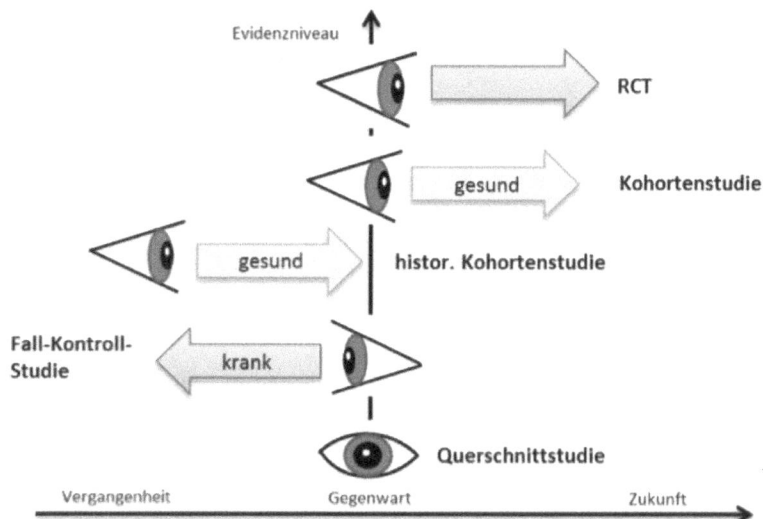

Abbildung 3.18: Darstellung der klassischen Studiendesigns in Zeit und Ausrichtung angeordnet nach steigendem Evidenzniveau. Quelle: Eigene Darstellung.

Literatur:

Doll R/Hill AB (2004) The mortality of doctors in relation to their smoking habits: a preliminary report. 1954. BMJ; 328(7455): 1529–33.

Doll R/Peto R/Boreham J/Sutherland I. (2004) Mortality in relation to smoking: 50 years' observations on male British doctors. BMJ; 328(7455): 1519.

Doll R/Peto R. (1976) Mortality in relation to smoking: 20 years' observations on male British doctors. *Br Med J* 2: 1525–36.

Doll R/Gray R/Hafner B/Peto R (1980) Mortality in relation to smoking: 20 years' observations on female British doctors. *Br Med J* 1980; 1: 967–71

Evans, RJ (1991) Tod in Hamburg: Stadt, Gesellschaft und Politik in den Cholera-Jahren 1830 - 1910. Deutschland: Rowohlt.

Gordis L (1996) Epidemiology, WB Sanders, Philadelphia, USA

Hatch EE/Palmer JR/Titus-Ernstoff L/Noller KL/Kaufman RH/Mittendorf R/Robboy SJ/Hyer M/Cowan CM/Adam E/Colton T/Hartge P/Hoover RN (1998) Cancer risk in women exposed to diethylstilbestrol in utero. JAMA; 280(7):630-4.

Prentice RL/Kakar F/Hursting S/Sheppard L/Klein R/Kushi LH (1988) Aspects of the rationale for the Women's Health Trial. J Natl Cancer Inst. 80(11):802-14.

Raju TN. (1999) The Nobel chronicles. 1945: Sir Alexander Fleming (1881-1955); Sir Ernst Boris Chain (1906-79); and Baron Howard Walter Florey (1898-1968). Lancet; 353(9156):936.

Reintjes R/Pohle M/Vieth U/Lyytikainen O/Timm H/Schreier E/Petersen L. (1999), Community-wide outbreak of enteroviral illness caused by echovirus 30: a cross-sectional survey and a case-control study. Pediatr Infect Dis J. 18(2): S. 104-8

Rudge JW/Hanvoravongchai P/Krumkamp R/Chavez I/Adisasmito W/Chau PN/Phommasak B/Putthasri W/Shih CS/Stein M/Timen A/Touch S/Reintjes R/Coker R. (2012) AsiaFluCap Project Consortium. Health system resource gaps and associated mortality from pandemic influenza across six Asian territories. PLoS One; 7(2):e31800

Kapitel 4: Was bedeutet ein beobachteter Zusammenhang

„Trugschlüsse und Irrtümer sind ansteckend wie Windpocken, und wie ansteckende Krankheiten breiten sie sich aus."

Beck-Bornholdt & Dubben in „Der Hund der Eier legt" (2000)

„Im Allgemeinen kommt es nicht darauf an, ob eine Zahl richtig oder falsch ist, sie sind oft falsch, sondern ob Zahlen so falsch sind, dass sie irreführend sind."

Blastland & Dilnot in „The Tiger that isn't" (2007)

> **Zusammenfassung**
>
> Die ideale Studienform zur Quantifizierung eines Effekts eine Exposition auf die Entstehung einer Erkrankung ist die kontrollierte randomisierte Studie, wie sie beispielsweise im Rahmen einer Interventionsstudie verwendet wird. Für viele epidemiologische Fragestellungen kommt eine randomisierte Studie allerdings aus funktionellen und ethischen Gründen nur selten in Frage. Bei der Durchführung der oft beobachtenden epidemiologischen Studien gibt es deshalb vielfältige Fehlerquellen. Wenn eine epidemiologische Studie durchgeführt wurde und die Erhebung von Daten zu Expositionen und Erkrankungen abgeschlossen ist, kann die Studie ausgewertet und die ursprüngliche Hypothese entweder bestätigt oder verworfen werden. Wenn die Analyse der Studienergebnisse einen Zusammenhang zwischen Exposition und Erkrankung zeigt, so kann das vier verschiedene Ursachen haben.
>
> - Ein beobachteter Zusammenhang kann im Idealfall real und kausal sein. Das trifft aber nicht immer zu, da auch die folgenden drei anderen Faktoren ursächlich für das beobachtete Studienergebnis sein können.
> - Der beobachtete Zusammenhang kann **rein zufällig** beobachtet worden sein. Der Zufall kann also eine große Rolle spielen. Mit Hilfe von statistischen Methoden können wir jedoch abschätzen wie groß die Wahrscheinlichkeit ist, dass es sich um eine zufällige Beobachtung handelt (siehe Kapitel 4.2).
> - Unabhängig vom Zufall können **systematische Fehler** Studienergebnisse beeinflussen. In der epidemiologischen Fachsprache nennt man diese systematischen Fehler **„Bias"**. Hierdurch können die Ergebnisse der Studie in jede mögliche Richtung verfälscht werden und Bias kann in jeder Phase einer Studie, sowohl in der Planung, Durchführung, Auswertung und Interpretation der Ergebnisse, auftreten (siehe Kapitel 4.3).
> - Der beobachtete Zusammenhang zwischen der Exposition und der Erkrankung kann durch den Einfluss einer dritten Variable hervorgerufen sein und täuscht einen Zusammenhang zur beobachteten Exposition nur vor. Die einflussreiche dritte Variable wird **„Confounder"** genannt (siehe Kapitel 4.4).

Kapitel 4: Was bedeutet ein beobachteter Zusammenhang

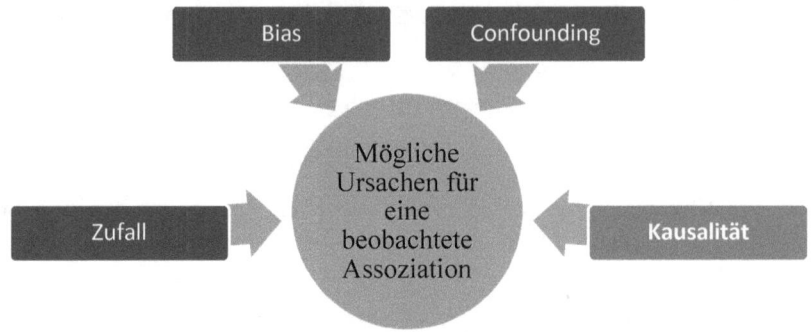

Abbildung 4.1: Mögliche Ursachen eines beobachteten Zusammenhangs in einer epidemiologischen Studie. Quelle: Eigene Darstellung.

4.1 Zusammenhänge messen

„Der Zweck des Messens ist es, Zusammenhänge zu verstehen."

Lord Kelvin (1846–99)

Wie Sie bereits aus den Beschreibungen der Studiendesigns (Kapitel 3) entnommen haben, verwenden wir zur Auswertung epidemiologische Studien verschiedenste Maße zur Beschreibung möglicher Zusammenhänge zwischen Expositionen und Erkrankungen. In allen Beobachtungsstudien versuchen wir einen (möglichen) Zusammenhang zwischen einer Exposition und einem Endpunkt (einer Krankheit, einem Outcome) zu testen. Die einzelnen Studien unterscheiden sich hinsichtlich der zeitlichen Abfolge, bzw. der Richtung der Fragestellung.

Ein hilfreiches Instrument bei der Auswertung entsprechender Studien ist eine 2 × 2-Tabelle/4-Feldertafel (die in Tabelle 4.1 schematisch dargestellt ist), wobei wir immer nur eine Exposition und einen Endpunkt betrachten, die zudem binär/dichotom sind.

Tabelle 4.1: Schematische Darstellung einer 4-Feldertafel/2 × 2-Tabelle. Quelle: Eigene Darstellung.

	Fall/Erkrankt	Kontrolle/nicht erkrankt	Gesamt
Exponiert	a	b	a+b
Nicht-Exponiert	c	d	c+d
Gesamt	a+c	b+d	a+b+c+d

Die am häufigsten verwendeten Maße für eine Assoziation sollen hier passend zu den Studiendesigns dargestellt werden, bei denen sie am häufigsten Anwendung finden.

Die **Querschnittstudie** (auch Prävalenzstudie genannt) ist eine ‚Momentaufnahme'. Hier wird zu einem Zeitpunkt eine Exposition und einen Endpunkt erhoben und die Prävalenz des Endpunktes unter den Exponierten (a / a+b) mit der Prävalenz des Endpunktes unter den Nicht-Exponierten (c / c+d) verglichen. Der daraus gebildete Quotient (das **Prävalentratio – PR**) gibt an, ob es sich bei der Exposition um einen möglichen Risikofaktor (PR >1), oder einen möglichen Schutzfaktor (PR <1) handelt – ausgehend davon, dass der Endpunkt nicht schon vor dem Eintreten der Exposition vorlag, was in einer Querschnittstudie in der Regel ja oft unklar ist.

> **Beispiel:**
>
> Eine Stichprobe der Hamburger Bevölkerung (n = 2.000) wird befragt, um einen möglichen Zusammenhang zwischen sitzender beruflicher Tätigkeit und Rückenschmerzen zu untersuchen. 400 der Befragten haben Rückenschmerzen; 300 der Personen mit und 900 der Personen ohne Rückenschmerzen führen eine sitzende Tätigkeit aus. Die Zahlen werden in Tabelle 4.2 zusammengefasst.

Tabelle 4.2: 2 x 2-Tabelle zu sitzender beruflicher Tätigkeit und Rückenschmerzen (theoretisches Beispiel).

		Rückenschmerzen +	Rückenschmerzen −	
sitzende berufliche Tätigkeit	+	300	900	1.200
	−	100	700	800

Prävalenz des Endpunktes unter den Exponierten: a / (a+b) = 300 / 1.200 = 0,25 (25% der Erkrankten sind exponiert)

Prävalenz des Endpunktes unter den Nicht-Exponierten: c / (c+d) = 100 / 800 = 0,125 (12,5% der gesunden sind exponiert)

Prävalenzratio: PR = 0,25 / 0,125 = 2

Bei exponierten Personen (‚sitzende Tätigkeit') ist der Endpunkt (‚Rückenschmerz') doppelt so häufig zu beobachten, als bei nicht exponierten Personen.

Bei einer **Kohortenstudie** wird eine (in Bezug auf die interessierenden Endpunkte) ‚gesunde' Stichprobe aus der Zielpopulation in die Studie einbezogen. In dieser Kohorte werden Exponierte (in Bezug auf eine mögliche Exposition, die möglicherweise mit einem oder mehreren Endpunkten assoziiert ist) und Nicht-Exponierte im Zeitverlauf beobachtet und es wird geschaut, wer einen Endpunkt entwickelt und wer nicht. Zur Auswertung wird die Inzidenz (auch absolutes Risiko oder Attack rate genannt) der exponierten Personen (a / a+b) mit der Inzidenz der nicht exponierten Personen (c / c+d) verglichen. Der daraus gebildete Quotient liefert das Relative Risiko (Risk Ratio, RR). Sie können es auch Inzidenzratio nennen – und wie Sie sehen werden, ist der Rechenweg identisch mit dem des Prävalenzratios in Querschnittstudien. In beiden Fällen vergleichen wir die Anteile der Exponierten unter den Erkrankten mit den Anteilen der Exponierten unter den Nicht-Erkrankten. In Kohortenstudien sind diese Anteile aufgrund des Studiendesigns jedoch Neuerkrankungen, also Inzidenzen (siehe auch Kapitel 3.3).

Das RR gibt an, ob es sich bei der Exposition um einen Risikofaktor (RR > 1) für den Endpunkt, oder einen Schutzfaktor (RR <1) handelt. Bei einem RR = 1 besteht kein Zusammenhang. Darüber hinaus gibt das RR (wie das PR auch) die Stärke des Zusammenhangs an.

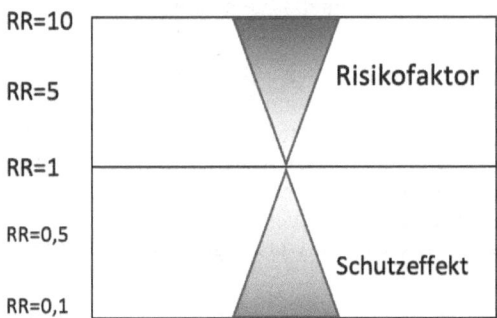

Abbildung 4.2: Schematische Darstellung der Bedeutung von Relativen Risiken (RR). Quelle: Eigene Darstellung.

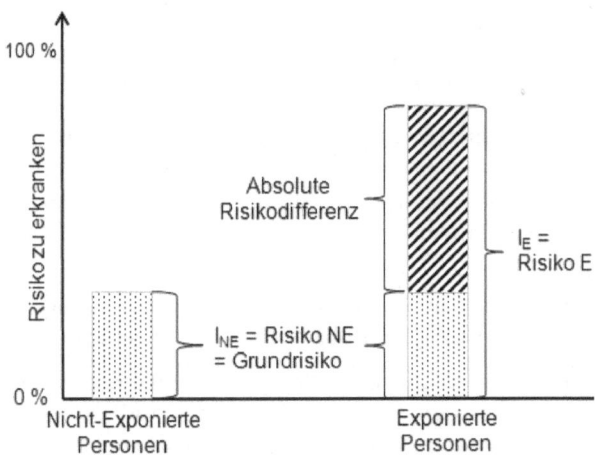

Risiko NE: Risiko der Erkrankung bei Nicht-Exponierten. Risiko E: Risiko der Erkrankung bei Exponierten. I_{NE}: Inzidenz der Erkrankung bei Nicht-Exponierten. I_E: Inzidenz der Erkrankung bei Exponierten.

Abbildung 4.3: Darstellung eines Beispiels für die absolute Risikodifferenz. Quelle: Eigene Darstellung.

Die Differenz der Inzidenz unter Exponierten und Nicht-Exponierten wird als **Risikodifferenz** bezeichnet. Auch die Begriffe *Exzess-Risiko* oder zuschreibbares

Risiko (*attributables Risiko*) finden hierfür Anwendung. Es ist ein Maß das die absolute zusätzliche Häufigkeit der Erkrankung unter den Exponierten, die auf die Exposition zurückgeführt werden kann, beschreibt. Sie berechnet sich aus der Inzidenz der Exponierten abzüglich der Inzidenz der Nicht-Exponierten RD = (a / a+b) − (c / c+d).

Attributables Risiko und Risikodifferenz werden teilweise gleichgesetzt. Von der Risikodifferenz zu unterscheiden ist noch die **attributable Fraktion**, sowie das **bevölkerungsbezogene attributable Risiko**, der prozentuale Unterschied zwischen einer exponierten und einer nicht exponierten Population.

Darüber hinaus können Sie in Kohortenstudien auch das Chancenverhältnis (Odds Ratio, OR) berechnen (siehe unten). Üblicherweise wird bei Kohortenstudien jedoch das RR verwendet. Weiterhin sind in Kohortenstudien verschiedene absolute und relative Risikodifferenzen und attributable Risiken berechenbar.

> **Beispiel:**
> In eine Kohortenstudie werden 3.000 Versuchspersonen eingeschlossen, darunter 1.200 Raucher, und nachbeobachtet. Nach 20 Jahren haben 200 Personen Lungenkrebs entwickelt, von denen 190 Raucher sind.

Tabelle 4.3: 2 x 2-Tabelle eines theoretischen Beispiels einer Kohortenstudie zu Rauchen und Lungenkrebs.

		Lungenkrebs +	Lungenkrebs −	
Rauchen	+	190	1.010	1.200
	−	(c) 10	(d) 1.790	1.800

Inzidenz (absolutes Risiko) der Exponierten (Ie) (die Krankheit zu entwickeln): a / (a+b) = 190 / 1.200 = 0,1583 (15,83 % der Exponierten haben die Krankheit bekommen, bzw. von 10.000 Rauchern erkranken 1.583 an Lungenkrebs)

Inzidenz (absolutes Risiko) der Nicht-Exponierten (Ine) (die Krankheit zu entwickeln): c / (c+d) = 10 / 1.800 = 0,0056 (0,56 % der Nicht Exponierten haben die Krankheit bekommen, bzw. von 10.000 Nichtrauchern erkranken 56 an Lungenkrebs)

Relatives Risiko (Risk ratio, RR): 0,1583 / 0,0056 = 28,3

Das Risiko der Exponierten ist 28,3-mal höher die Krankheit zu entwickeln, als das Risiko der Nicht-Exponierten. Das Risiko der Raucher ein Lungenkarzinom zu entwickeln ist also 28,3-mal höher als das Risiko der Nichtraucher ein Lungenkarzinom zu entwickeln.

Risikodifferenz (RD): Ie − Ine = a / (a+b) − c / (c+d) = 0,1583 − 0,0056 = 0,1527.

Das bedeutet, dass von 1-583 Lungenkrebspatienten 1-527 als Folge des Rauchens erkrankt sind.

Kapitel 4: Was bedeutet ein beobachteter Zusammenhang

Bei einer **Fall-Kontroll-Studie** sind uns bereits am Anfang der Studie viele Fälle, d.h. Personen bei denen der Endpunkt (Krankheit) aufgetreten ist, bekannt. Nun versuchen wir festzustellen, welche mögliche(n) Exposition(en) hierfür verantwortlich ist/sind. Dafür vergleichen wir die Prävalenz der Exposition bei den Erkrankten mit der Prävalenz der Exposition bei den Nicht Erkrankten. Der daraus gebildete Quotient wäre damit, ein Prävalentratio, dass genauso interpretiert werden kann wie bei Querschnittstudien (nur das bei Querschnittstudien die Prävalenz der Erkrankung bei den Exponierten mit der Prävalenz der Erkrankung bei den Nicht-Exponierten verglichen wird). Üblicherweise wird jedoch bei Fall-Kontroll-Studien das Prävalenzratio nicht angegeben, sondern es wird das Chancenverhältnis (Odds Ratio) berechnet und angegeben. Im Gegensatz zum OR in Kohortenstudien vergleichen wir jedoch nicht die Chance der Exponierten zu erkranken mit der Chance der Nicht-Exponierten zu erkranken, sondern die Chance der Erkrankten exponiert gewesen zu sein, mit der Chance der Nicht-Erkrankten exponiert gewesen zu sein. Ist das OR > 1 gehen wir davon aus, dass es sich bei der Exposition um einen ‚Risikofaktor' handelt (OR <1 spricht für einen ‚Schutzfaktor'). Die Berechnung des Odds Ratio:

$$OR = \frac{a\,d}{b\,c}$$

Die Berechnung des Odds Ratio ist unabhängig vom Studiendesign immer identisch. Wir berechnen das so genannte ‚Kreuzprodukt'. Das ergibt sich aus der mathematischen Umformung der Chancenverhältnisse in den verschiedenen Studiendesigns. In Fall-Kontroll Studien vergleichen wir die Chance exponiert gewesen zu sein bei den Erkrankten mit denen der Nicht Erkrankten; in Kohortenstudien vergleichen wir die Chance einer Erkrankung bei den Exponierten mit denen der Nicht-Exponierten. Das bedeutet, bei gleicher Formel ist die Interpretation des Ergebnisses jedoch abhängig vom Studiendesign.

> **Beispiel:**
>
> In einer Fall-Kontroll-Studie zu schwarzem Hautkrebs nahmen 500 Fälle und 1.000 Kontrollpersonen teil. 200 Fälle und 250 Kontrollpersonen gaben an, regelmäßig ins Solarium zu gehen. Die Odds Ratio von Hautkrebs-Patient*innen die regelmäßig mit künstlicher UV-Strahlung exponiert gewesen sind, berechnet sich wie folgt:

Tabelle 4.4: 2 x 2-Tabelle eines theoretischen Beispiels einer Fall-Kontroll-Studie zu Solarium-Besuchen und schwarzem Hautkrebs.

		Fälle	Kontrollen
Regelmäßige Solarium-Besuche	+	200	250
	−	300	750
		500	1.000

Prävalenz der Exposition unter den Erkrankten (Fälle): 200 / 500 = 0,4 (40% der Erkrankten waren exponiert)

Prävalenz der Exposition unter den Nicht-Erkrankten (Kontrollen): 250 / 1000 = 0,25 (25% der Nicht-Erkrankten waren exponiert)

Chance der Erkrankten exponiert gewesen zu sein (OddsE): 200 / 300 = 0,67

Chance der Nicht-Erkrankten exponiert gewesen zu sein (OddsNE): 250 / 750 = 0,33

Chancenverhältnis (Odds Ratio): 0,67 / 0,33 = 2 oder

$$OR = \frac{a\,d}{b\,c} = \frac{200 \times 750}{250 \times 300} = 2$$

Die Chance der Erkrankten exponiert gewesen zu sein ist doppelt so hoch als die Chance der Nicht-Erkrankten exponiert gewesen zu sein.

Übung zu Effektmaßen

In epidemiologischen Studien werden viele verschiedene Maß verwendet. Zur Erinnerung hier ein paar wichtige Formeln:

Name	Abkürzung	Formel
Absolutes Risiko, (bzw. Inzidenz)	AR	$a / (a+b)$ (= AR exponiert) oder $c / (c+d)$ (= AR nicht exponiert)
Relatives Risiko	RR	$\frac{a/(a+b)}{c/(c+d)}$ (= AR exponiert / AR nicht exponiert)
Odds Ratio	OR	ad / bc
Risikodifferenz	RD	$a / (a+b) - c / (c+d)$ (= AR exponiert – AR nicht exponiert)
Inzidenz	I	$(a+c) / (a+b+c+d)$

a = exponiert und krank, b = exponiert und nicht krank,
c = nicht exponiert und krank, d = nicht exponiert und nicht krank

* Brüche können durch Multiplikation mit 100 in Prozent umgewandelt werden.

Kapitel 4: Was bedeutet ein beobachteter Zusammenhang

Bitte berechnen Sie die Maße für die folgenden Tabellen und betrachten Sie die Ergebnisse.

Tabelle 1

Exposition	Outcome +	Outcome −	Sum
+	9	991	1.000
−	41	8.959	9.000
	50	9.950	10.000

AR exponiert	AR nicht exponiert	RR	OR	RD	Inzidenz

Tabelle 2

Exposition	Outcome +	Outcome −	Sum
+	90	910	1.000
−	410	8.590	9.000
	500	9.500	10.000

AR exponiert	AR nicht exponiert	RR	OR	RD	Inzidenz

Tabelle 3

Exposition	Outcome +	Outcome −	Sum
+	900	100	990
−	4.100	4.900	9.010
	5.000	5.000	10.000

AR exponiert	AR nicht exponiert	RR	OR	RD	Inzidenz

Bei der genaueren Betrachtung unserer Ergebnisse stellen sich die Fragen: Wie verändern sich die Ergebnisse bei sich ändernder Inzidenz der Krankheit?

In unserem Beispiel steigt die Inzidenz von zunächst 50 pro 10.000 auf 5.000 pro 10.000 an. Dieses wirkt sich sowohl auf die Größe der absoluten Risiken bei Exponierten und Nicht-Exponierten und, als Konsequenz dessen, auch auf die Risikodifferenz aus. Aber besonders auffällig ist ein Vergleich der Ergebnisse der Relativen Risiken und dazugehörigen Chancenverhältnisse bzw. Odds Ratios. Bei niedrigen Inzidenzen sind die Werte für das Relative Risiko und die Odds Ratio nahezu identisch bei 2. Bei höheren Inzidenzen weicht die Odds Ratio jedoch stark vom Relativen Risiko ab und überschätzt den Zusammenhang deutlich (OR = 10,8).

4.2 Der Einfluss des Zufalls und die Rolle der Statistik

„Zufall ist die Unbestimmtheit, die durch die Unmöglichkeit von vollständiger Kenntnis der gegebenen Umstände verursacht wird. Statistik ist die Wissenschaft, die versucht, die Unbestimmtheit auf der Grundlage einer begrenzten Anzahl von Beobachtungen zu verringern."

Ronald A. Fisher (1890–1962), britischer Biostatistiker und Genetiker.

Eine epidemiologische Studie wird (im Gegensatz zum häufig replizierbaren Experiment) nur einmal durchgeführt und das in dieser Studie ermittelte Effektmaß ist eine einmalige Schätzung des wahren Wertes. Nach dem Prinzip der Falsifikation (einer Wissenschaftstheorie bei der einer wissenschaftlichen Aussage durch ein Gegenbeispiel widerlegt wird) stellen wir zu unserer Hypothese eine Gegenhypothese auf die besagt, dass kein Zusammenhang besteht, die so genannte **Nullhypothese H0**. Wir analysieren die Daten und berechnen wie wahrscheinlich die Nullhypothese zutrifft und berichten unsere Ergebnisse. Da wir bei einem beobachteten Zusammenhang den Effekt des Zufalls niemals vollkommen ausschließen können behelfen wir uns der Möglichkeiten der Statistik.

Sie haben bestimmt ihre eigenen Erfahrungen, gute oder nicht so gute, mit der Verwendung von statistischen Methoden gemacht. Statistik ist eine Übung im Umgang mit Ungewissheit und dem Versuch, sie zu verstehen, nicht darin, Gewissheit zu schaffen. Statistische Tests beantworten weniger das Problem der genauen Quantifizierung einer Größe. Vielmehr geht es darum, ob eine Nullhypothese H0 zu Gunsten einer Alternative H_1 abzulehnen ist. Statistische Tests prüfen, ob ein Studienergebnis so weit von einer vorher definierten Nullhypothese abweicht, dass es nicht mehr als zufällig bewertet werden kann.

Ein häufig verwendeter Wert ist der **p-Wert**. Steht hier für das englische Wort „probability" (Wahrscheinlichkeit). Der p-Wert gibt an, wie wahrscheinlich das Studienergebnis ist, wenn in Wirklichkeit die Nullhypothese zutrifft. Große p-Werte deuten auf eine hohe Wahrscheinlichkeit des Zutreffens der Nullhypothese und darauf, dass in Wirklichkeit kein Zusammenhang zwischen Exposition und Outcome besteht. Kleine p-Werte bedeuten eine starke Abweichung von der Nullhypothese. Das Signifikanzniveau, also die Grenze bei der man sagt, dass ein Ergebnis signifikant ist, gibt an, wie klein ein p-Wert sein muss, damit die H0-Hypothese verworfen wird und stattdessen an der H_1Hypothese festgehalten wird, also dass der beobachtete Zusammenhang als vermutlich real angesehen wird.

In der Regel verwendet man ein Signifikanzniveau von 5%. Wie in Abbildung 4.2 veranschaulicht bedeutet das bei einer angenommenen Normalverteilung, dass nur dann, wenn die Wahrscheinlichkeit, dass die Nullhypothese zutrifft sehr klein ist, die Nullhypothese verworfen wird und die H1-Hypothese als wahrscheinlich angenommen wird. Dieses Ergebnis wird dann als sehr auffällig beziehungsweise „*signifikant*" angesehen. Wir sprechen von einem statistisch signifikanten Ergebnis.

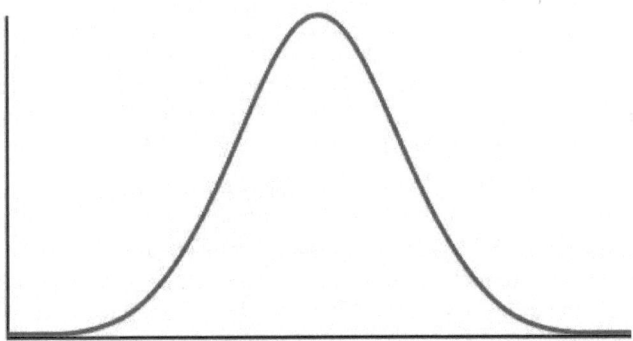

Abbildung 4.4: Wahrscheinlichkeitsdichtefunktion. Quelle: Eigene Darstellung.

Die Wahrscheinlichkeitsdichtefunktion zeigt, dass wenn die Nullhypothese zutrifft die meisten Messwerte sich in der Nähe der Nullhypothese befinden und somit die Wahrscheinlichkeit für einen Wert nahe dem Wert der Nullhypothese hoch ist. Werte weiter weg vom Wert der Nullhypothese werden seltener beobachtet und sind dadurch unwahrscheinlicher. Weit entfernte Werte Können zwar per Zufall immer noch auftreten aber die Wahrscheinlichkeit ist sehr gering, was gegen die Nullhypothese spricht.

Vermutlich ist Ihnen meine vorsichtige Wortwahl in den letzten Absätzen aufgefallen. Das beruht darauf, dass wir auch dann, wenn wir einen statistisch signifikanten Zusammenhang beobachten in unsere Schlussfolgerung vorsichtig und zurückhaltend sein sollten. Denn ein signifikantes Ergebnis ist kein Beweis dafür, dass unsere H1-Hypothese zutrifft. Es bedeutet nur, dass die Wahrscheinlichkeit, dass die Nullhypothese zutrifft, sehr gering ist. Das Vorgehen bei der Interpretation von Hypothesentestungen finden Sie hier noch einmal stichwortartig zusammengefasst. Wenn Sie Ergebnisse so interpretieren machen Sie nicht allzu häufig einen Fehler.

Interpretation von Hypothesentests

- Signikanznivau festlegen (normalerweise 0,05)
- p-Wert <Signikanzniveau
  - Statistisch signikant
  - H0-Hypothese wird verworfen
  - Abweichung von H0 ist nicht zufällig
- p-Wert >Signikanzniveau
  - Nicht statistisch signikant
  - H0-Hypothese wird nicht verworfen
  - Abweichung von H0 kann zufallsbedingt sein

Auch wenn Signifikanztests und p-Werte in der Wissenschaft im Allgemeinen, und in der Epidemiologie im Speziellen, sehr weit verbreitet sind, gibt es doch eine informativere und zu bevorzugende Möglichkeit um zu ähnlichen Informationen bei Studienergebnissen zu gelangen, nämlich die Verwendung eines *Konferenzintervalls* (auch Vertrauensintervall oder Vertrauensbereich genannt). Unter einem Konfidenzintervall versteht man ein statistisches Maß für die Genauigkeit mit der eine Studie Effekte geschätzt hat.

Die Schätzung eines relativen Risikos oder eine Odds Ratio auf der Basis einer Studie und damit einer Stichprobe liefert lediglich eine Punktschätzung, also unseren Schätzwert. Die Rolle des Zufalls ist dabei noch nicht berücksichtigt. Ein p-Wert liefert ausschließlich die Information ob das Ergebnis statistisch signifikant ist. Mit der Berechnung eines Konfidenzintervalls wird nach einem möglichst kleinen Bereich gesucht, in dem der wahre Wert zu finden ist. In den meisten Fällen wird ein Konfidenzintervall zum Niveau von 95% bestimmt, das entspricht einer Fehlerwahrscheinlichkeit Alpha von 5%.

Das 95%-ige Konfidenzintervall ist ein wichtiger Begriff in der Epidemiologie. Es ist das Maß dafür, wie sicher man sich über die Schätzung einer bestimmten Größe, wie z.B. einem brechneten Durchschnitt oder einer Odds Ratio, sein kann. Das Konfidenzintervall folgt der theoretischen Annahme, dass bei einer 100-mal mit gleicher Methodik durchgeführten Studie, der Schätzwert (für eine Assoziation oder eine Häufigkeit) wahrscheinlich in 95 Studien innerhalb des vom 95%-Konfidenzintervall umschlossenen Wertebereichs liegen würde. Jedoch in fünf der Studien könnte er außerhalb dieses Bereiches liegen. Die Breite des Konfidenzintervalls ist abhängig von der Variabilität (Messfehler bedingte Varianz) der beobachteten Daten und der Größe der Studienpopulation (zufallsbedingte Varianz). Je größer die Stichprobe und je kleiner die Standardabweichung, desto enger fällt das Konfidenzintervall aus und desto sicherer kann man sich über die Schätzung sein. Somit können eine Verbesserung der Messgenauigkeit und eine größere Stichprobe die Breite eines Konfidenzintervalls verringern.

Es ist jedoch wichtig zu beachten, dass ein 95%-iges Konfidenzintervall nicht bedeutet, dass die tatsächliche Größe 95% der Zeit innerhalb dieses Intervalls liegt.

Vielmehr ist es eine Schätzung, wie oft man ein bestimmtes Intervall erwarten würde, wenn man die Studie wiederholt.

In der Epidemiologie wird das Konfidenzintervall oft verwendet, um die Signifikanz von Assoziationen zwischen Expositionen und Gesundheitsergebnissen zu bewerten. Wenn das Konfidenzintervall einer Schätzung einer Odds Ratio die eins nicht umfasst, also alle Werte oberhalb oder unterhalb von eins liegen, ist es wahrscheinlich, dass eine Assoziation (positive Assoziation bei Werten >1 oder negative Assoziation bei Werten >1) besteht.

Insgesamt spielt das Konfidenzintervall in der Epidemiologie eine wichtige Rolle, da es eine quantitative Schätzung der Unsicherheit in den Schätzungen einer Studie liefert. Es hilft Untersuchern und Entscheidungsträgern, die Stärke der Beweise für eine Assoziation zu beurteilen und fundierte Entscheidungen über Gesundheitsfragen zu treffen.

Zwei Übungsfragen zum 95%-igen Konfidenzintervall in der Epidemiologie. Bitte lesen Sie zunächst die Fragen und versuchen Sie sie zu beantworten bevor Sie sich die Antworten anschauen.

1. Warum ist das Konfidenzintervall wichtig für die Interpretation epidemiologischer Studien?
2. Was ist der Unterschied zwischen dem Konfidenzintervall und dem p-Wert in der Epidemiologie?

Antworten:

1. Das Konfidenzintervall ist wichtig, weil es die Unsicherheit in den beobachteten Daten widerspiegelt. Es gibt an, wie sicher man sich bei der Schätzung einer Größe sein kann.
2. Der p-Wert gibt an, wie wahrscheinlich es ist, dass ein bestimmtes Ergebnis zufällig beobachtet wurde. Das Konfidenzintervall beschreibt den Bereich, in dem die wahre Größe mit einer bestimmten Wahrscheinlichkeit liegt.

Wie bereits oben angedeutet, kann sich die Größe einer untersuchten Studienpopulation aber auch systematische Fehler im Studiendesign und deren Durchführung (Bias) oder aber auch andere Faktoren wie Confounder (siehe auch Kapitel 4.3 und 4.4) auf das Konfidenzintervall oder das Ergebnis von Signifikanztests auswirken. Wir können also auch dann, wenn ein Studienergebnis einen Zusammenhang zwischen einer Exposition und einer Erkrankung anzeigt und dieses Ergebnis statistisch signifikant ist, nicht ohne die Berücksichtigung weiterer Einflussfaktoren zu einer abschließenden Beurteilung kommen.

4.3 Systematische Fehler, wir nennen sie Bias

„Bias ist jeder systematische Fehler in der Konzeption, Durchführung oder Analyse einer Studie, der zu falschen Schätzungen der wahren Beziehungen oder Unterschiede zwischen Gruppen führt."

Rothman KJ, Greenland S, Lash TL (2008)

Modern Epidemiology, 3rd edition. Lippincott Williams & Wilkins, Philadelphia.

Bei der Beurteilung der Untersuchungsergebnisse von (epidemiologischen) Studien stellt sich immer die Frage, inwieweit die Untersuchung tatsächlich das misst, was sie zu messen beabsichtigt, also wie valide sind die Ergebnisse. Daher muss bei jeder im Rahmen einer Analyse gefundenen statistisch signifikanten Assoziation (gleichgültig, ob diese auf einen Riskofaktor oder Schutzfaktor hindeutet) kritisch hinterfragt werden, ob der gefundene Zusammenhang nicht durch einen systematischen Fehler, wir nennen es **Bias**, bedingt sein kann.

Der epidemiologische Begriff **Bias** (deutsch: Verzerrung) beschreibt einen systematischen Fehler, der zu Studienergebnissen führt die auf Fehlern in der Studie basiert sind. Bias führt zur Verzerrung in den Daten. Es handelt sich um einen Fehler bei der Konzeption und dem Design einer Studie (oder bei der Sammlung, Analyse, Interpretation, Berichterstattung, Veröffentlichung oder Überprüfung von Daten), der zu Ergebnissen oder Schlussfolgerungen führt, die sich systematisch von wirklichen Werten unterscheiden. Als Folge dessen wird die Beziehung zwischen Exposition und Outcome falsch eingeschätzt. Und im Gegensatz zu Effekten des Zufalls bleibt die Wahrscheinlichkeit für Bias auch bei einer größeren Stichprobe unverändert. Es lässt sich also nicht durch eine größere Stichprobe reduzieren (siehe Abbildung 4.5). Der Fehler lässt sich auch in der Analyse der Studie kaum bis gar nicht kontrollieren oder beheben.

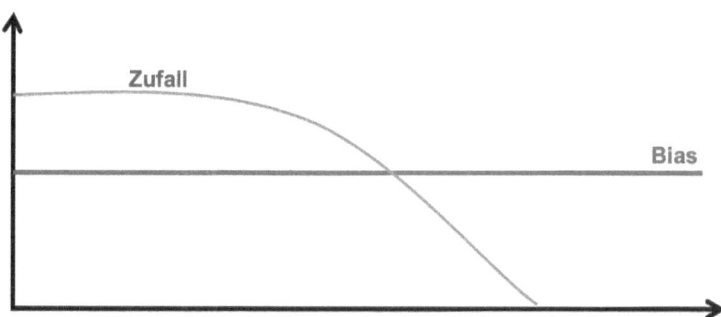

Abbildung 4.5: Wahrscheinlichkeit des Effekts basierend auf Zufall und Bias in Abhängigkeit von der Größe der Studienpopulation. Quelle: Eigene Darstellung.

Da Bias alle Phasen einer Studie beeinflussen kann, lassen sich die verschiedensten Formen beschreiben. Hier eine Auswahl:

- bei der Literatursuche (z.B. foreign language exclusion bias, literature bias)
- beim Studiendesign (z.B. selection bias)
- bei der Studiendurchführung (z.B. contamination bias)
- bei der Datenerhebung (z.B. Interviewer Bias, Recall Bias)
- bei der Auswertung der Studie (z.B. standard population bias)

- bei der Interpretation (z.B. correlation bias, significance bias)
- bei der Veröffentlichung (z.B. positive result bias, hot topic bias)

Zwei wichtige, große Kategorien, *Selektions-Bias* und *Informations-Bias*, lassen sich unterscheiden.

1. Der **Selektions-Bias** (Auswahlverzerrung) bezieht sich auf Probleme bei der Auswahl der Stichprobe für eine Studie. Verzerrungen, die durch Verfahren zur Auswahl der Probanden und durch Faktoren, die die Studienteilnahme beeinflussen, entstehen.

Bei der Rekrutierung der Untersuchungsteilnehmer für eine Studie ist es wichtig, dass bestimmte Personengruppen einer zu untersuchenden Population in der Studie nicht unter- oder überrepräsentiert sind. Z.B. sollte keine bevorzugte Auswahl von Studienteilnehmern im Zusammenhang mit ihrem Fall- bzw. Kontrollstatus oder Expositionsstatus geschehen.

Vorsicht ist geboten, wenn vor allem „leicht erreichbare" Personen bevorzugt in die Studie aufgenommen werden (z.B. Personen mit Telefonanschluss, die tagsüber zu Hause erreichbar sind, Messebesucher) oder Personen die „leicht zur Antwort zu bewegen sind" (Freiwillige, Betroffene, Deutschsprachige).

Beispiel 1:

Professor „X", Leiter einer Lungenklinik der weltweit als Experte zu Erkrankungen nach Asbestexposition gilt (145 Veröffentlichungen). Er sieht in seiner Klinik viele Patienten mit Lungenkrebs, viele im Zusammenhang mit Asbestexposition. Die in dieser Klinik gesehenen asbestexponierten Lungenkrebsfälle sind nicht repräsentativ für Lungenkrebsfälle im Allgemeinen. Eine Studie in diesem Setting würde eine Überschätzung des Zusammenhangs mit Asbestexposition zeigen da exponierte Fälle selektiv häufiger in dieses Krankenhaus überwiesen würden. Dieses wird als *„Berkson's fallacy"* bezeichnet.

Beispiel 2:

Bei einer Untersuchung bei Schichtarbeiterinnen fiel auf, dass diese deutlich seltener unter Schlafstörungen und Folgeerkrankungen litten als andere Arbeitnehmerinnen. In diesem Fall ist an den so genannten *Healthy-Worker Effekt* zu denken. Personen die Probleme entwickeln angesichts der Arbeitsbedingungen werden den Arbeitsbereich mittelfristig verlassen.

Um **Selektions-Bias** zu **minimieren** sollte die zu untersuchende Population klar definiert werden (explizite Fall- und Nicht-Fall-Definitionen). Fälle und Nicht-Fälle sollten aus derselben Grundgesamtheit gewonnen werden und die Auswahl von exponierten und nicht exponierten Patienten sollte ohne Kenntnis des Krankheitsstatus stattfinden. Wenn möglich sollte eine Zufallsstichprobe ausgewählt werden und eine möglichst hohe Beteiligung erreicht werden.

In der Datenanalyse kann ein Vergleich von, z.B. demographischen Daten, von Personen, die trotz Einladung nicht an der Studie teilgenommen haben mit den Angaben der Studienteilnehmer (Nonresponderanalyse) eine Einschätzung bezüglich eines möglichen Selektionsbias erlauben. Und bei Fall-Kontroll-Studien besteht die Möglichkeit mehrere Kontrollgruppen zu verwenden.

Nachdem die Studienteilnehmer ausgewählt sind, müssen von den Studienteilnehmern die zu vergleichenden Informationen (z.B. zur Erkrankung und Exposition) erhoben werden. Durch systematische Unterschiede beim Antwortverhalten der Probanden oder bei der Datenerhebung in den zu vergleichenden Studiengruppen kann ein *Informationsbias* resultieren.

2. Unter *Informations-Bias* versteht man eine Verzerrung, die durch eine Fehlklassifizierung des Erkrankungs- oder Expositionsstatus der in die Studie einbezogenen Studienteilnehmer verursacht wird. Hier entstehen die Verzerrungen durch Probleme mit dem Dateninhalt.

Auch hier gibt es wieder viele Formen und Ausprägungen von Bias. Die zwei auffälligsten sind *Erinnerungs-Bias* (englisch: *Recall Bias*), *Beobachter-Bias* (englisch: *Interviewer Bias*) und der Einfluss von Faktoren wie die *soziale Erwünschtheit*.

Erinnerungs-Bias (englisch: Recall Bias): Die Erinnerung an mögliche Expositionen ist bei jedem Menschen anders, das führt zwar zu unterschiedlicher Datenqualität ist aber vor allem dann relevant, wenn erkrankte und nicht erkrankte Personen systematisch unterschiedlich sich erinnern. Relevante Faktoren sind u.a. die Bedeutung der Exposition, eine soziale Akzeptanz der Antwort oder auch die verstrichene Zeitspanne seit dem Ereignis.

> **Beispiel:**
> Ein klassisches Beispiel ist die Untersuchung eines Salmonellose-Ausbruchs. Während die betroffenen Personen mit Magen-Darm-Beschwerden sicherlich intensiv darüber nachdenken, was sie gegessen haben und das auch relativ zuverlässig berichten können, fällt das nicht betroffenen Kontrollpersonen deutlich schwerer. Hier besteht die Gefahr eines systematischen Unterschiedes bei Fällen und Kontrollen, also eines Erinnerungs-Bias.

Um *Erinnerungs-Bias (Recall Bias)* zu *minimieren* Können z.B. neben Befragungen auch Angaben zur Exposition aus anderen, ggf. schriftlich dokumentierten Datenquellen erhoben werden. Es sollte sichergestellt werden, dass keine Suggestivfragen gestellt werden. Es sollte eine möglichst kurze Zeitspanne zurück abgefragt werden und wenn möglich Hilfsmittel wie Kalender verwendet werden.

Verzerrung beim Erfragen, Aufzeichnen oder Deuten von Angaben der Studienteilnehmer durch die Befrager führen zum *Beobachter-Bias* (englisch: *Interviewer Bias*).

Beispielsweise kann die Kenntnis über die Ziele der Studie bei Untersuchern einen Einfluss auf deren Wahrnehmung haben. Das ist den Betroffenen oft nicht bewusst und kann sich vollkommen unterbewusst sein. Auch Unterschiede zwischen verschiedenen Beobachtern können zu systematischen Verzerrungen führen. Diese Problematik ist nicht auf epidemiologische Befragungen beschränkt, sondern klassischerweise auch aus Laboruntersuchungen bekannt.

> **Beispiel:**
> Im Rahmen einer Studie zur Intelligenz sollten Untersucher zwei Gruppen von Ratten beobachten. Sie erhielten die Information, dass es sich bei der ersten Gruppe von Ratten um besonders intelligente Tiere handelte wohingegen die zweite Gruppe aus weniger intelligenter Tieren bestehen sollte. Die Untersucher beobachteten beide Gruppen und analysierten das Verhalten. Das Ergebnis der Untersuchung bestätigte die Hypothese, dass die „intelligenten" Ratten intelligentere Verhaltensweisen zeigten als die „dummen" Ratten.
> In Wirklichkeit handelte es sich jedoch um Tiere aus einer Population. Es gab also keinen Unterschied zwischen den Ratten beider Gruppen. Die Voreingenommenheit der Untersucher bezüglich der vermeintlichen Intelligenz der Ratten führte zu einer Verzerrung des Ergebnisses.

Um den Einfluss von **Beobachter-Bias** zu **minimieren**, sollten standardisierte Erhebungsverfahren (Fragebogen, Protokoll, Labormethode) verwendet werden. Schulungen von Interviewern können zu einer möglichst einheitlichen Datenerhebung und professionellen Herangehensweise von Interviewern beitragen. Durch Verblinden von Interviewern kann man die Wahrnehmung objektivieren. Hierbei kann auch eine Trennung von Studienplanung und Auswertung beitragen.

Bestimmte Faktoren sind hinsichtlich ihrer gesundheitlichen Auswirkungen bekannt oder sie sind *sozial erwünscht bzw. unerwünscht.* Bei Befragungen kann dies zu einem Bias führen, wenn die Befragten ihre wahre Exposition ‚beschönigen' wollen. So kann gerade bei Befragungen bei Angehörigen von Gesundheitsberufen das Rauchen, Alkoholkonsum oder ähnliche gesundheitsschädliche Verhaltensweisen eventuell sogar ganz geleugnet oder zu gering angegeben werden. Gut objektivierbar ist dieser Effekt z.B. bei Selbstangaben zum Gewicht.

Dieses sind nur einige wenige Beispiele wie systematische Verzerrungen die Ergebnisse von epidemiologischen Studien beeinflussen kann. Leider kann man sich nie sicher sein, dass die Ergebnisse einer Studie nicht durch den einen oder anderen Bias beeinflusst ist. Gerade daher ist immer eine kritische Betrachtung aller Komponenten einer Studie anzuraten.

4.4 Der einflussreiche dritte Faktor: Confounding und Effektmodifikation

> „Confounding tritt auf, wenn die Beziehung zwischen einer Exposition und einem Ergebnis durch das Vorhandensein einer dritten Variablen verzerrt wird. Eine Effektmodifikation tritt auf, wenn sich die Wirkung einer Exposition auf ein Ergebnis je nach Höhe einer dritten Variablen unterscheidet."
>
> Rothman KJ, Greenland S, Lash TL (2008)
> In: Modern Epidemiology

Das Ziel einer epidemiologischen Studie besteht in der Ermittlung und Testung eines möglichen Effekts der Exposition (Risikofaktor oder Schutzfaktor) auf eine Zielvariable (meist Krankheit). Der allein auf der Basis einer 2 × 2 Tabelle berechnete Effekt wird roher Effekt genannt. In epidemiologischem Beobachtungsstudien sollte dieser Effekt jedoch nie isoliert betrachtet werden. Es ist insbesondere der möglicherweise verfälschte Einfluss einer oder mehrerer Kovariablen auf den interessierenden Effekt zu berücksichtigen.

Wenn wir bei der Analyse einer Studie Assoziationen zwischen einer Exposition und einer Erkrankung gefunden haben und dieser Zusammenhang statistisch signifikant ist und wir zusätzlich nach reiflicher Überlegung keinen Hinweis auf einen Bias haben, können wir uns leider immer noch nicht sicher sein ob das Ergebnis nicht durch einen dritten relevanten Faktor beeinflusst ist.

Ein leider häufig auftretendes Problem wird *Confounding* (lat.: confundere = vermischen, vermengen) genannt. Confounding ist die Verzerrung eines Schätzwertes für eine epidemiologische Maßzahl, die aufgrund des Einflusses eines zusätzlichen Faktors („Confounder") entsteht. Ein Confounder ist ein Faktor der sich durch folgende Bedingungen auszeichnet:

1. Der Faktor ist selbst mit der untersuchten Krankheit assoziiert, entweder als Risikofaktor oder Schutzfaktor.
2. Er ist gleichzeitig mit der untersuchten Exposition assoziiert,
3. ohne lediglich ein Zwischenschritt in einer Kausalkette zu sein.

Man kann sich das Dreiecksverhältnis zwischen Exposition, Zielvariable (meistens die zu untersuchende Erkrankung) und Confounder wie folgt vorstellen. Der zunächst vermutete Zusammenhang zwischen Exposition und Zielvariable ist vermutlich nur ein vorgetäuschter Zusammenhang. Dieses wird durch den gestrichelten File angedeutet. Es besteht ein Zusammenhang zwischen Confounder und der untersuchten Exposition ohne, dass jedoch der eine die Folge des anderen ist. Dieses wird durch den in beide Richtungen ausgerichtete Pfeil dargestellt. Vielmehr besteht ein Zusammenhang zwischen dem Confounder und der Zielvariablen. Dieses wird durch den kräftigen Pfeil hervorgehoben.

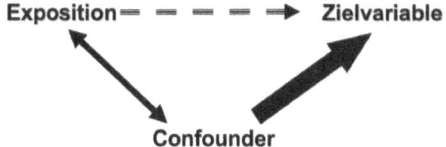

Abbildung 4.6: Schematische Darstellung des Effekts eines Confounders auf einen beobachteten Zusammenhang zwischen Exposition und Zielvariable. Quelle: Eigene Darstellung.

Der Einfluss eines Confounders auf Studienergebnisse kann sich in jede Richtung auswirken. D.h. Zusammenhänge können vorgetäuscht oder auch verdeckt werden. Oft wird Confounding als logische Konsequenz angesehen, wenn das Vorhandensein von Störvariablen nicht erkannt wird. Ein gutes Verständnis für die Möglichkeiten der Verzerrungen eines untersuchten möglichen Effekts ist essentiell sowohl bei der Planung des Studiendesigns, bei der Durchführung der Datenanalyse wie auch bei der Interpretation von Ergebnissen.

Confounding sollte entweder durch eine geeignete Wahl des entsprechenden Studiendesigns vermieden werden (durch Restriktion oder Matching) oder entsprechend in der Analyse durch eine stratifizierte bzw. multivariate Analyse kontrolliert werden (siehe Kapitel 5).

- **Restriktion:** wenn der Effekt eines Faktors als vermutlicher Confounder angesehen wird kann man diesen Effekt dadurch vermeiden, dass man sich bei der Durchführung der Studie ausschließlich auf eine Ausprägung dieses Faktors in der Studienpopulation beschränkt. Beispielsweise kann man, wenn rauchen als möglicher Confounder vermutet wird, ausschließlich Nichtraucher als Studienteilnehmer rekrutieren.

- **Matching:** Auswahlverfahren in Fall-Kontroll-Studien um geeignete Kontrollpersonen zu finden, so dass sie in bestimmten Merkmalen mit den Fällen übereinstimmen. Diese Faktoren können sich dann nicht mehr als Confounder auf das Studien Ergebnis auswirken.
  Man unterscheidet zwei Formen. Gruppen-Matching: (engl. group matching oder frequency matching) Kontrollpersonen werden so ausgewählt, dass der Anteil der Personen mit einem bestimmten Merkmal identisch ist mit dem Anteil der Fälle mit dem gleichen Merkmal. Individuelles Matching: (engl. matched pairs) Jedem für die Studie ausgewählten Fall wird eine Kontrollperson zur Seite gestellt, die in einem bestimmten oder in mehreren Merkmalen mit dem Fall übereinstimmt.

- **Stratifizierte Analyse:** Um den Verzerrungseffekt eines Confounders auf den möglichen Zusammenhang zwischen Exposition und Zielvariablen auszuschalten, wird zunächst für jede einzelne Kategorie (Stratum) des potentiellen Confounders (z.B. Raucher/Nichtraucher) die Assoziation zwischen Einfluss- und Zielgröße getrennt analysiert und anschließend mit dem rohen Effektschätzer verglichen. Weichen die stratifizierten Ergebnisse vom rohen Effektschätzer deutlich in eine Richtung ab, spricht dieses für Confounding.

- **Multivariate Analyse:** Eine inzwischen weitverbreitete Standardmethode zur Kontrolle von Confounding-Effekten bei epidemiologischen Daten ist die multivariate Analyse, insbesondere die logistische Regression. Sie hat den Vorteil, dass der Einfluss verschiedener Confounder gleichzeitig kontrolliert werden kann, ist aber oft auch sehr komplex (siehe Kapitel 5).

Am besten lässt sich der Effekt von Confounding an einem Beispiel erläutern. Wenn man einen möglichen Zusammenhang zwischen Alkoholkonsum als Exposition auf die Entwicklung von Lungenkrebs untersucht, kann es passieren, dass man in einer bivariaten Analyse eine Assoziation feststellt (siehe folgendes theoretisches Beispiel aus einer Fall-Kontroll-Studie) und somit schlussfolgern könnte, dass Alkoholkonsum ein Risikofaktor für die Entstehung von Lungenkrebs ist.

Beispiel Confounding:

In einer Fall-Kontroll-Studie soll die Hypothese getestet werden ob Alkoholkonsum ein Risikofaktor für Lungenkrebs ist.

Alkohol  **Lungenkrebs**

Abbildung 4.7: Schematische Darstellung eines möglichen Zusammenhangs zwischen Alkoholkonsum und Lungenkrebs. Quelle: Eigene Darstellung.

Es werden 200 Patienten mit Lungenkrebs und 400 Kontrollpersonen nach ihrem Alkoholkonsum befragt. Die Ergebnisse dieser Befragung sind in der folgenden Vier-Felder-Tafel wiedergegeben. Die Berechnung einer möglichen Assoziation zwischen Alkoholkonsum und Lungenkrebs zeigt ein Odds Ratio von 2,26. Das spricht für einen positiven Zusammenhang zwischen Alkohol und Lungenkrebs.

Tabelle 4.8: Roher Effektschätzer zum Zusammenhang zwischen Alkoholkonsum (Exposition) und Lungenkrebs (Fall-/Kontrollstatus) (theoretisches Beispiel).

Alkoholkonsum		Fälle	Kontrollen
	+	142	208
	−	58	192
		200	400

OR = (a x d) / (b x c) = (142 x 192) / (208 x 58) = **2,26**

Da Rauchen ein eigenständiger Risikofaktor für Lungenkrebs ist und oft auch mit dem Alkoholkonsum assoziiert ist, sollte der untersuchte Zusammenhang unter Berücksichtigung des Faktors Rauchen stattfinden indem man nach dem möglichen Confounder Rauchen stratifiziert um beurteilen zu können ob es sich um einen Confounder handelt (sie auch Kapitel 5).

Betrachtet man ausschließlich die Raucher so zeigt sich, dass hier kein Zusammenhang zwischen Alkoholkonsum und Lungenkrebs besteht (Odds Ratio = 1). Fälle und Kontrolle haben eine vergleichbare Chance exponiert gewesen zu sein.

Tabelle 4.9: Stratifizierte Analyse unter ausschließlich Rauchern zum Zusammenhang zwischen Alkoholkonsum (Exposition) und Lungenkrebs (Fall-/Kontrollstatus) (theoretisches Beispiel).

Alkoholkonsum		Fälle	Kontrollen
	+	126	144
	−	14	16
		140	160

OR = (a x d) / (b x c) = (126 x 16) / (144 x 14) = 1

Dasselbe Bild zeigt sich bei einer Analyse der Nichtraucher (Odds Ratio = 1).

Tabelle 4.10: Stratifizierte Analyse unter ausschließlich Nichtrauchern zum Zusammenhang zwischen Alkoholkonsum (Exposition) und Lungenkrebs (Fall-/Kontrollstatus) (theoretisches Beispiel).

		Fälle	Kontrollen
Alkoholkonsum	+	16	64
	−	44	176
		60	240

OR = (a x d) / (b x c) = (16 x 176) / (64 x 44) = **1**

Diese Ergebnisse zeigen, dass der vermutete Zusammenhang zwischen Alkoholkonsum und Lungenkrebs vermutlich nicht real ist, sondern durch den Confounder Rauchen vorgetäuscht wird. Man kann sich den Zusammenhang schematisch wie folgt vorstellen:

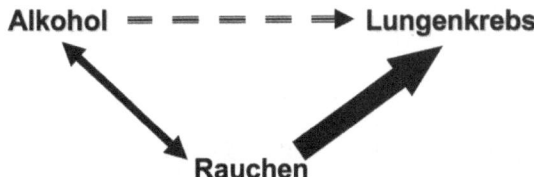

Abbildung 4.8: Schematische Darstellung des Effekts des Rauchens (Confounder) auf einen beobachteten Zusammenhang zwischen Alkoholkonsum und Lungenkrebs. Quelle: Eigene Darstellung.

Der Risikofaktor Rauchen ist mit dem Auftreten von Lungenkrebsfällen assoziiert. Dadurch dass häufig, wenn geraucht wird auch Alkohol getrunken wird, besteht ein Zusammenhang zwischen Alkoholkonsum und Rauchen. Alkoholkonsum ist jedoch nicht ursächlich für das Auftreten von Lungenkrebs.

Confounding lässt sich als eine Vermischung mehrerer Faktoren, die einen Einfluss auf die Entwicklung einer Krankheit haben, beschreiben. Leider ist davon auszugehen, dass nur selten alle Confounder bekannt sind, beziehungsweise entdeckt werden und wir somit immer vorsichtig bei der Interpretation von Studienergebnissen sein sollten.

Effektmodifikator

Nicht immer, wenn eine dritte Variable den Zusammenhang zwischen einer Exposition und einer Zielvariable beeinflusst, muss es sich um eine Verzerrung handeln. Ein weiterer wichtiger Faktor zur Interpretation von Studienergebnissen ist ein Effektmodifikator.

Von Effektmodifikation spricht man, wenn der Effekt einer Intervention oder Exposition auf die Zielvariable sich in verschiedenen Studienpopulationen unterscheidet. Der beobachtete Effekt beruht darauf, dass in dieser Situation ein vorhandener Effekt der beobachteten Exposition gleichzeitig von einer zweiten Expositionsvariable abhängt, die Effektmodifikatoren genannt werden. Es handelt sich dabei oft um multiplikative Wechselwirkung zwischen beiden Expositions-Faktoren. Identifiziert werden kann die Effektmodifikation am einfachsten mit Stratifikation.

Es kann dabei zu synergistischen oder antagonistischen Wirkungen kommen. Das Vorzeichen (+/-) der Assoziation kann sich, muss sich aber nicht, durch die Interaktion ändern. Beispielsweise können sowohl Alkoholkonsum als auch Rauchen unabhängig voneinander das Risiko auf Mundhöhlenkrebs erhöhen. Beide Faktoren zusammen erhöhen das Risiko noch deutlich stärker und zeigen somit eine synergistische Wirkung.

Die Identifikation von Effekt Modifikatoren ist besonders aus gesundheitswissenschaftlicher und präventivmedizinischer Sicht wichtig. Hierdurch können Hochrisikogruppen identifiziert und Interventionen zielgerichteter eingesetzt werden. Außerdem erhöht das Wissen über Effektmodifikatoren unser Verständnis über die Interaktionen verschiedener Risikofaktoren.

Folgendes hypothetisches Beispiel über einen Zusammenhang von oraler Kontrazeption (Antibabypille) und Schlaganfall bei Frauen kann das Konzept von Effektmodifikation veranschaulichen.

Beispiel Effektmodifikation:

In einer Fall-Kontroll-Studie mit sowohl 1.000 Fällen mit Schlaganfall als auch 1.000 Kontrollpersonen zeigte sich, dass 693 Frauen die einen Schlaganfall erlitten hatten die Antibabypille genommen hatten. Bei den Kontrollpersonen waren es 320 Frauen. Die Berechnung der Odds Ratio ergab einen Wert von OR = 4,8. Diese deutet auf einen Zusammenhang zwischen der Exposition zur Einnahme von der Antibabypille hin.

Tabelle 4.11: *Roher Effektschätzer zum Zusammenhang zwischen Antibabypille (Exposition) und Schlaganfall (Fall-/Kontrollstatus) in einer Fall-Kontroll-Studie (theoretisches Beispiel).*

	Fälle	Kontrollen
+	693	320
-	307	680
	1,000	1.000

OR = (a x d) / (b x c) = 4,8

Da jedoch Zigarettenrauchen auch als möglicher Risikofaktor für einen Schlaganfall infrage kommt, wurde hiernach stratifiziert.

Tabelle 4.12: Stratifizierte Analyse unter ausschließlich Rauchern zum Zusammenhang zwischen Antibabypille (Exposition) und Schlaganfall (Fall-/Kontrollstatus) in einer Fall-Kontroll-Studie (theoretisches Beispiel).

	Fälle	Kontrollen
+	517	160
−	183	340
	700	500

OR = (a x d) / (b x c) = 6

Tabelle 4.13: Stratifizierte Analyse unter ausschließlich Nichtrauchern zum Zusammenhang zwischen Antibabypille (Exposition) und Schlaganfall (Fall-/Kontrollstatus) in einer Fall-Kontroll-Studie (theoretisches Beispiel).

	Fälle	Kontrollen
+	176	160
−	124	340
	300	500

OR = (a x d) / (b x c) = 3

Die Ergebnisse zeigen, dass das Rauchverhalten der Frauen auch eine wichtige Rolle spielt. Bei den Nichtraucherinnen zeigt sich ein vom rohen Effektschätzer nach unten abweichen der Wert (OR = 3). Bei den Raucherinnen hingegen steigt der Effektschätzer auf OR = 6 an.

Daraus lässt sich schließen, dass die Einnahme der Antibabypille ohne den Effekt des Zigarettenrauchens bereits mit einem deutlichen Risiko verbunden ist. Dieses Risiko steigt bei den Raucherinnen sogar noch deutlicher an. Offensichtlich handelt es sich bei beiden Expositionen um Risikofaktoren. Im Zusammenspiel wird der Effekt sogar noch modifiziert.

Schematisch kann man Effektmodifikation wie folgt darstellen:

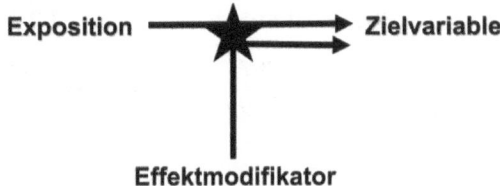

Abbildung 4.9: Schematische Darstellung des Effekts eines Effektmodifikators auf einen beobachteten Zusammenhang zwischen Exposition und Zielvariable. Quelle: Eigene Darstellung.

Bei Effektmodifikation handelt es sich zwar wie bei Confounding um den Effekt einer dritten Variablen, jedoch ist es in diesem Fall keine fälschliche Verzerrung des Ergebnisses, sondern gehört dieses zur Natur des beobachteten Zusammenhanges. Wir beobachten unterschiedliche Effekte in den verschiedenen Strata. Dieses erhöht unser Wissen über die zugrundeliegenden biologischen Mechanismen und ermöglicht uns ein zielgerichteteres Vorgehen bei präventiven oder therapeutischen Maßnahmen.

Ein Beispiel für einen Effektmodifikator in der Epidemiologie ist das Alter. Alter kann den Effekt eines bestimmten Risikofaktors für eine bestimmte Krankheit beeinflussen. Beispielsweise kann das Rauchen das Risiko für Lungenkrebs bei älteren Menschen stärker erhöhen als bei jüngeren Menschen. In diesem Fall ist Alter ein Effektmodifikator für das Risiko von Lungenkrebs bei Rauchern.

In Kapitel 5 wird Schritt für Schritt erklärt, wie man bei der Auswertung epidemiologischer Studien vorgeht und auf mögliche Einflussfaktoren reagiert. Welche Kriterien hilfreich sein können um zu beurteilen, ob ein beobachteter Zusammenhang auch kausal ist, wird in Kapitel 6 besprochen.

Literatur:
Beck-Bornholdt HH/Dubben HP. (2006) Der Hund, der Eier legt: Erkennen von Fehlinformation durch Querdenken. Rowohlt Taschenbuch
Blastland M/Dilnot A. (2007) The Tiger That Isn't: Seeing Through a World of Numbers, Profile Books
Celentano D/Szklo M. (2018) Gordis, Epidemiology. 6th edition, Elsevier
Rothman KJ/Greenland S/Lash TL. (2008) Modern Epidemiology, 3rd edition, Lippincott Williams & Wilkins, Philadelphia.

Kapitel 5: Auswertung epidemiologischer Studien, „Schritt für Schritt"

„Mache die Dinge so einfach wie möglich – aber nicht einfacher."

Albert Einstein (1879–1955)

> **Zusammenfassung**
>
> Das Ziel vieler gesundheitswissenschaftlicher Studien ist es, Kausalzusammenhänge zwischen Expositionen und Erkrankungen zu erforschen. Werden in einer Studie Zusammenhänge entdeckt, ist jedoch davon auszugehen, dass diese nicht immer kausal bedingt, sondern auch durch Zufall, Bias oder Confounding vorgetäuscht sein können. In beobachtenden Studien ist Confounding oft nur mit Hilfe besonderer Analysemethoden zu kontrollieren. Für ein systematisches Vorgehen bei der Auswertung epidemiologischer Studien wird in diesem Kapitel ein 4-stufiges Analyseverfahren vorgestellt, bestehend aus univariater, bivariater, stratifizierter und multivariater Analyse. Es hat sich gezeigt, dass das schrittweise Vorgehen hilfreich ist, um auch in Beobachtungsstudien Fehlinterpretationen durch Confounding zu vermeiden. Zusätzlich ermöglicht es die Identifikation von Effektmodifikatoren.

In der Epidemiologie konzentrieren wir uns meist auf die Untersuchung von Erkrankungsmerkmalen und Risikofaktoren für Erkrankungen in Bevölkerungsgruppen. Die aus diesen Studien gewonnenen Ergebnisse sollen in der Prävention und Bekämpfung der entsprechenden Gesundheitsprobleme eine direkte Anwendung finden. Meist findet keine Gesamterhebung der ganzen Bevölkerung statt. Es werden Stichproben aus Bevölkerungsgruppen untersucht. Aus den Betrachtungen dieser Stichproben wird dann auf allgemeine Prinzipien geschlossen, die vermutlich für die gesamte Bevölkerungsgruppe gelten. Bei einer naiven Betrachtungsweise würde man davon ausgehen, dass eine beobachtete Assoziation zwischen einem möglichen Risikofaktor und der untersuchten Krankheit einen kausalen Zusammenhang darstellt. Tatsächlich trifft das nicht in jedem Fall zu. Bei der beobachteten Assoziation kann es sich auch um einen Effekt des *Zufalls*, einen systematischen Fehler im Studiendesign (*Bias*) oder um Verzerrungen durch eine dritte Variable (z.B. *Confounding*) handeln (siehe Kapitel 4). Um zu entscheiden, ob eine Assoziation durch Zufall bedingt ist, wird eine systematische Analyse anhand von statistischen Kriterien durchgeführt. Hierzu werden in der Regel Wahrscheinlichkeitsmaße wie p-Wert und 95%-iges Konfidenzintervall (95%-KI) berechnet (siehe weiterführende Literatur zu Statistik).

Bei der Planung und Durchführung epidemiologischer Studien können **systematische Fehler** zur Verfälschung der Ergebnisse führen. Dabei werden Kausalzusammenhänge vorgetäuscht, die in Wirklichkeit nicht vorhanden sind, oder es werden tatsächlich vorhandene Ursachenzusammenhänge verdeckt (z.B. Auswahl- oder Erinnerungs-Bias). Bias kann nicht anhand von statistischen Tests identifiziert, kontrolliert oder behoben werden. Um den Einfluss entsprechender Fehler zu minimieren, sollten alle möglichen Formen des Bias bereits in der Planung der

Studie berücksichtigt und im Studienprotokoll explizit formuliert werden (siehe auch Kapitel 4.3).

Auch **Confounding** kann Kausalzusammenhänge vortäuschen. Dabei wird in der Studie ein Zusammenhang zwischen Exposition und Erkrankung beobachtet, dessen wirkliche Ursache jedoch eine weitere Exposition ist, die in der Stichprobe ungleich verteilt ist. Z.B. könnte bei der Auswertung einer Untersuchung zu Ursachen von Lungenkrebs eine Assoziation zwischen Alkoholkonsum und der Erkrankung beobachtet werden. Bei weiteren Untersuchungen wird sich herausstellen, dass dieser Zusammenhang nicht kausal zu begründen ist. Vielmehr neigen Menschen, die regelmäßig Alkohol trinken, auch dazu, häufiger zu rauchen als Menschen, die selten oder nie Alkohol trinken. Weiterhin ist bekannt, dass Zigarettenkonsum zu den Hauptursachen von Lungenkrebs zählt. Der scheinbare Zusammenhang zwischen Alkoholkonsum und Lungenkrebs in der einfachen Auswertung der Studie wurde somit durch den Confounder Rauchen vorgetäuscht (siehe auch Kapitel 4.4).

In experimentellen Studien kann Bias und Confounding durch die Anwendung der Randomisierung entgegengewirkt werden. Bei Beobachtungsstudien ist eine Randomisierung selten möglich. Hier stellt Confounding eine potentielle Fehlerquelle dar, die durch ein entsprechendes Studiendesign minimiert werden kann. Ist ein Einflussfaktor als Confounder bekannt, kann man eine Studienteilnahme von der Ausprägung dieses Faktors abhängig machen (**Restriktion**). Im obigen Beispiel könnte die Studie auf Nichtraucher beschränkt werden. Eine weitere Möglichkeit für eine Kontrolle potenzieller Confounder besteht bei Fall-Kontroll-Studien durch das **Matching**. Bei diesem Verfahren werden Kontrollpersonen ausgewählt, die mit den Fallpersonen in einem oder mehreren Merkmalen, z.B. Alter oder Geschlecht, identisch sind. Diese Merkmale können somit keinen verzerrenden Einfluss mehr auf die zu untersuchende Fragestellung haben, da sie ja bei Fällen und Kontrollpersonen vergleichbar zu finden sind. Einschränkend muss angemerkt werden, dass diese Kontrollmaßnahmen im Studiendesign nur für bereits bekannte Confounder angewandt werden können und meist ungeeignet sind, mehrere Confounder gleichzeitig zu berücksichtigen.

Darüber hinaus besteht auch bei der Analyse der Daten die Möglichkeit potenzielle Störgrößen zu identifizieren, zu quantifizieren und zu kontrollieren. Dafür bietet sich ein systematisch abgestuftes Vorgehen für die Datenauswertung an. Wir empfehlen deshalb eine schrittweise Anwendung von Analyseverfahren, die eine größtmögliche Kontrolle eines möglichen Confounding-Effekts bewirken soll. Es handelt sich dabei zunächst um eine (1.) beschreibende univariate Analyse gefolgt von (2.) einer bivariaten Analyse, (3.) einer stratifizierten Analyse und abschließend (4.) einer multivariaten Analyse.

Beispiel: Q-Fieber in Dortmund

Die vorgeschlagenen Analyseschritte möchte ich am Beispiel der Untersuchung eines Q-Fieber-Ausbruchs praktisch erläutern. Im Sommer 1999 wurden in einem Stadtteil von Dortmund über 80 Fälle von Q-Fieber gemeldet. Da das weitaus mehr Fälle waren als üblicherweise zu erwarten sind, wurde eine epidemiologische Studie durchgeführt, um die Ursache des Ausbruchs zu untersuchen.

Q-Fieber ist eine durch Bakterien (*Coxiella burnetii*) verursachte Infektionskrankheit, die durch Fieber, Kopfschmerzen, Unwohlsein und Anzeichen einer Lungenentzündung (Pneumonie) gekennzeichnet ist. Die Übertragung auf den Menschen findet durch direkten Kontakt zu Haus- und Nutztieren statt, aber auch über indirekten Kontakt zu Exkrementen, Gewebe und Milch sowie über Aerosole dieser Tierprodukte. Die am häufigsten beschriebene Quelle der Ansteckung sind Schafe, Rinder und Ziegen (Hellenbrand W/Schöneberg I/Pfaff G et al. 2005). Ergebnisse dieser Studie wurden in der Fachzeitschrift „Das Gesundheitswesen" publiziert (Reintjes R/Popp J 2008, Reintjes R/Hellenbrand W/Düsterhaus A 2000) und bilden die Grundlage für die folgenden Berechnungen. In diesem Kapitel soll das Beispiel dazu dienen, den Ablauf der schrittweisen Analyse einer epidemiologischen Studie zu illustrieren.

Eine **univariate Analyse** der Fälle (zeitliche Inzidenzverteilung und epidemische Kurve) zeigte zunächst, dass es sich bei dem Auslöser um eine Gemeinschaftsquelle handelte (siehe auch Kapitel 8). Als mögliche Auslöser des Ausbruchs wurden u.a. die Variablen Kontakt zu Pferden, Schafen, Schafdung oder Kühen sowie der Konsum von Rohmilchprodukten untersucht. Darüber hinaus wurden weitere Faktoren erhoben, die möglicherweise einen Einfluss auf die Untersuchungsergebnisse haben können (Alter, Geschlecht und Rauchen). Es wurde eine Fall-Kontroll-Studie durchgeführt, bei der den Fällen zufällig ausgewählte Kontrollen aus den gleichen Stadtteilen gegenübergestellt wurden (Reintjes R/Hellenbrand W/Düsterhaus A 2000).

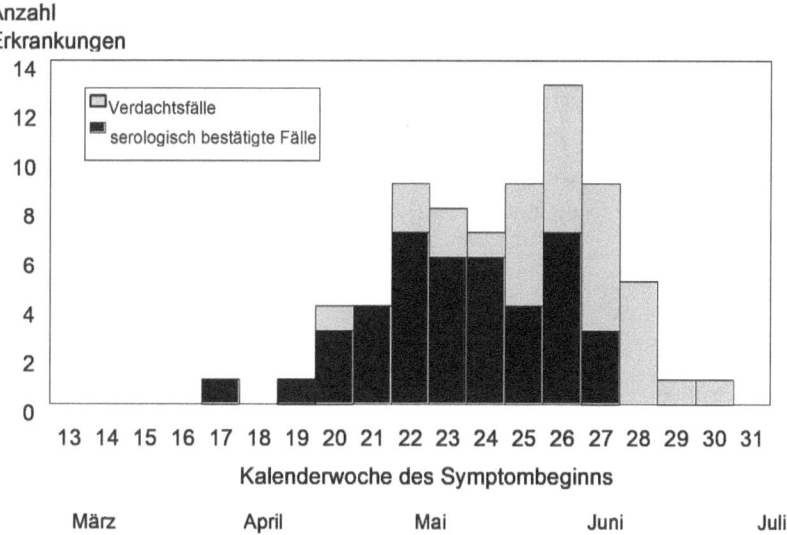

Abbildung 5.1: Anzahl der an Q-Fieber erkrankten Personen in Dortmund, April bis August 1999. Quelle: Reintjes R/Hellenbrand W/Düsterhaus A 2000

Bei der hier vorgestellten sekundären Analyse der Daten wurde aus didaktischen Gründen ein leicht modifizierter Datensatz der Ausbruchsuntersuchung verwendet. Nur relevante Variablen wurden berücksichtigt und einige Variablen wurden kombiniert. Die hier dargestellten Ergebnisse weichen deshalb geringfügig von den ursprünglich veröffentlichten Odds Ratios ab.

Durchführung der Analyse

Bei der Beschreibung der Datenanalyse konzentrieren wir uns hier auf den Abschnitt der Analyse, bei dem statistische Zusammenhangsmaße berechnet werden. Um diese Berechnungen durchzuführen, werden die Arbeitsschritte des Aufstellens eines Analyseplans, der Datensammlung und Dateneingabe, der Fehlerkorrektur und Datenformatierung und der beschreibenden Statistik vorausgesetzt (siehe auch Kapitel 8).

Bivariate Analyse

Nach der beschreibenden Analyse sollte der erste Schritt auf der Suche nach Assoziationen zwischen möglichen Expositionen und der betrachteten Erkrankung mit einer einfachen bivariaten Analyse anhand von 2 x 2-Tabellen erfolgen. Als Maß für eine mögliche Assoziation in Fall-Kontroll-Studien dient die Odds Ratio (OR). Bei Kohortenstudien berechnen wir in der Regel das Relative Risiko (RR).

Tabelle 5.1: Schematische Darstellung einer 2 x 2-Tabelle zur Berechnung der Odds Ratio (OR) im Rahmen der Analyse einer epidemiologischen Fall-Kontroll-Studie. Quelle: Eigene Darstellung

	Fall	Kontrolle	Gesamt
Exponiert	a	b	a+b
Nicht-Exponiert	c	d	c+d
Gesamt	a+c	b+d	a+b+c+d

a	= Anzahl exponierter Fälle	b	= Anzahl exponierter Kontrollen
c	= Anzahl nicht exponierter Fäll	d	= Anzahl nicht exponierter Kontrolle
a+b	= Anzahl Exponierter	c+d	= Anzahl Nicht-Exponierter
a+c	= Anzahl Fälle	b+d	= Anzahl Kontrollen
		a+b+c+d	= Anzahl aller Studieneinheiten

Die Berechnung des Odds Ratio:

$$OR = \frac{a\,d}{b\,c}$$

Bei der Suche nach dem möglichen Auslöser des Q-Fieber-Ausbruchs ergab sich für die Analyse von Kontakt zu Pferden die 2 x 2-Tabelle aus der nachfolgenden Tabelle 5.2.

Tabelle 5.2: 2 x 2-Tabelle für die Variable „Kontakt zu Pferden". Quelle: Eigene Darstellung

		Fall	Kontrolle
Kontakt zu Pferden	Ja	6	3
	Nein	54	94

Die Berechnung der Odds Ratio zeigt einen Wert von 3,5 (alle OR-Angaben sind auf eine Kommastelle gerundet). Das bedeutet, dass Fälle etwa dreieinhalbmal so viel Kontakt zu Pferden hatten als Kontrollpersonen. Um den Einfluss des Zufalls abschätzen zu können betrachten wir das 95%-Konfidenzintervall von 0,7 bis 22,2 sowie den berechneten p-Wert von 0,09. Das Konfidenzintervall gibt dabei den Bereich an, in dem die Odds Ratio mit 95% Wahrscheinlich zu erwarten ist. Zur Beurteilung des Zufalls könnte in diesem Fall der wahre Wert der Odds Ratio für den Kontakt zu Pferden in einem weiten Bereich von 0,7 (Schutzfaktor) bis hin zu 22,2 (starker Risikofaktor) liegen. Der p-Wert ist größer als die übliche Signifikanzschwelle von 0,05. Das Ergebnis wird somit als statistisch nicht-signifikant bewertet. Ein zufälliger Zusammenhang kann nicht ausgeschlossen werden.

Ein noch deutlicherer und statistisch signifikanter Zusammenhang kann für die Variable Kontakt zu Schafdung mit einer Odds Ratio von 10,5 (95%-KI 4,0–27,6; p <0,01) berechnet werden. Im Rahmen der damaligen Untersuchung erschienen die bivariaten Ergebnisse eindeutig genug, um den Kontakt zu Schafdung als Ausbruchursache zu benennen. Es ist jedoch anzuraten die Analyse in stratifizierter Form fortsetzen um den potenziellen Einfluss von weiteren Faktoren (z.B. Confounding) beurteilen und ggf. kontrollieren zu können.

Stratifizierte Analyse

Wird beispielsweise nach der Variable Geschlecht stratifiziert, wird je eine Odds Ratio für Frauen und eine für Männer berechnet. Für die potenzielle Ursache des Ausbruchs „Kontakt zu Schafdung" ergeben sich die in Abbildung 5.3 dargestellten 2 x 2-Tabellen. Neben den Odds Ratios der einzelnen Strata kann man hier auch ein spezielles Maß der Assoziation, die so genannte Mantel-Haenszel Odds Ratio, berechnen. Sie bietet eine Zusammenfassung der stratifizierten Odds Ratios, oder anders ausgedrückt, in diesem Fall die für das Geschlecht adjustierte Odds Ratio.

Tabelle 5.3: Stratifikation der Variable „Kontakt zu Schafdung" nach Geschlecht. Quelle: Eigene Darstellung.

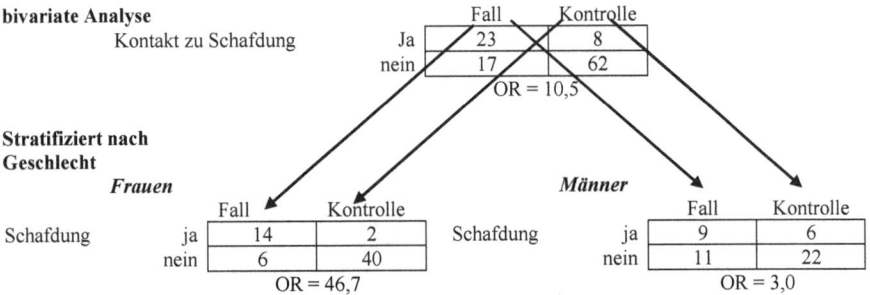

Effektmodifikation zeigt sich dadurch, dass sich die Odds Ratios in den Strata einer Variable in relevantem Ausmaß voneinander unterscheiden. Betrachtet man bei diesem Beispiel die Odds Ratios der einzelnen Strata mit 46,7 bei Frauen und 3,0 bei Männern, so fällt auf, dass diese Ergebnisse sehr stark voneinander abweichen. Der Zusammenhang zwischen Kontakt zu Schafdung und der Q-Fieber-Erkrankung ist bei Frauen wesentlich stärker als bei Männern. Es liegt also eine so genannte Effektmodifikation (oder Interaktion) vor. Im Gegensatz zu Confounding ist Effektmodifikation kein studienbedingter Fehler, der eliminiert werden sollte, sondern eine zusätzliche Information über die Details der untersuchten Kausalzusammenhänge. Im Fall von Effektmodifikation sollten auch die Odds Ratios der einzelnen Strata berichtet werden.

Tabelle 5.1 gibt die Ergebnisse der stratifizierten Analyse wieder. Diese Analyse erfolgte analog zu der stratifizierten Analyse für Frauen und Männer. Geschlecht und Rauchen zeigen Zeichen von Confounding und Effektmodifikation. Das Alter scheint als Effektmodifikator zu wirken, jedoch nicht als Confounder. Die in der Tabelle angegebenen Ergebnisse der Stratifikation zeigen nur den Einfluss jeweils einer Variablen, ohne gleichzeitig den Einfluss der anderen Variablen zu berücksichtigen. Die für das Geschlecht adjustierten Odds Ratios für die Variable „Kontakt zu Schafdung" berücksichtigen z.B. nicht die Einflüsse durch das Alter und das Rauchen.

Tabelle 5.4: Ergebnisse der stratifizierten Analyse. Quelle: Eigene Darstellung.

		Kontakt zu Schafdung (bivariate OR = 10,5)	
		OR	Abweichung*
Geschlecht	Frauen	46,7	+345%
	Männer	3,0	−71%
Alter (in Jahren)	<57	9,0	−14%
	57+	15,2	+45%

Rauchen	Ja	5,2	-50%
	Nein	22,0	+110%

OR = Odds Ratio; * von bivariater Odds Ratio „Kontakt zu Schafdung" alleine

Um Ergebnisse zu berechnen, die alle möglichen Confounder/Effektmodifikatoren gleichzeitig berücksichtigen, müsste man, wie in Abbildung 5.2 dargestellt, eine verschachtelte Stratifikation durchführen. Je mehr Stratifikationsebenen man jedoch hinzufügt, umso geringer wird die Anzahl der Untersuchungseinheiten in den 2 x 2-Tabellen, bis schließlich einzelne Tabellenzellen eine 0 enthalten und somit die Berechnung der einzelnen Odds Ratios im üblichen Sinne unmöglich ist. Obwohl die Stratifikation in unserem Beispiel wichtige Hinweise auf Confounding und Effektmodifikation gegeben hat, lässt sich eine gleichzeitige Berücksichtigung aller relevanten Einflussfaktoren damit nicht erreichen.

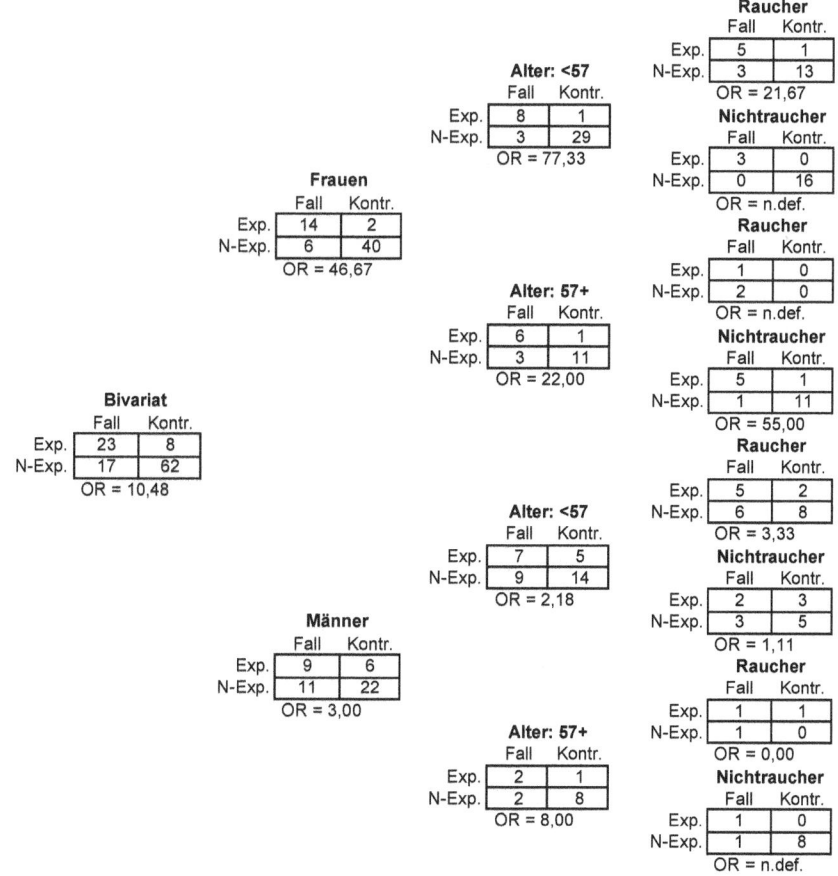

Abbildung 5.2: Gestaffelte Stratifikation der Variable „Kontakt zu Schafdung" nach Geschlecht, Alter und Rauchstatus. Quelle: Reintjes R/Popp J 2008

Multivariate Analyse

Bei einer multivariaten Analyse, unter Verwendung beispielsweise der logistischen Regressionsanalyse, handelt sich um eine komplexe mathematische Modellierung, an deren Ende Odds Ratios für jede berücksichtigte Expositionsvariable berechnet werden. Die so berechneten Odds Ratios sind jeweils für den Einfluss aller anderen Expositionsvariablen adjustiert. Alle relevanten Variablen werden zunächst in das Regressionsmodell aufgenommen und dann Schritt für Schritt um Variablen reduziert, die keinen ausreichenden Beitrag zum Modell leisten (Hosmer DW/ Lemeshow S 1989). Tabelle 5.5 zeigt ein Regressionsmodell, das alle Variablen enthält, die anfangs für möglicherweise bedeutend gehalten wurden. „Kontakt zu Schafdung", aber auch „Rauchen", erscheint hier als starker und statistisch signifikanter Risikofaktor. Die Variablen „Kontakt zu Pferden" und „Alter" zeigen eine deutlich schwächere und statistisch nicht signifikante Assoziation. Die Odds Ratio der Variable „Geschlecht" ist mit 1,2 so nahe an 1, dass es erscheint, als spiele sie bei dieser Untersuchung keine wirkliche Rolle.

Tabelle 5.5: Logistisches Regressionsmodell mit den potenziell relevanten Variablen. Quelle: Reintjes R/Popp J 2008.

	OR	95%-KI	p-Wert
Kontakt zu Pferden (j/n)	2,2	0,3–18,9	0,45
Kontakt zu Schafdung (j/n)	11,2	3,4–37,1	<0,01
Geschlecht (m/w)	1,2	0,4–3,3	0,74
Alter (57+/<57)	1,9	0,6–6,4	0,29
Rauchen (j/n)	4,9	1,5–15,5	<0,01

OR = Odds Ratio; KI = Konfidenzintervall

Eine schrittweise Reduktion dieses Modells auf die wirklich nötigen Variablen erfolgt unter Berücksichtigung statistischer Maßzahlen und theoretischer Erwägungen. Bei der Reduktion anhand statistischer Maße wird jeweils die Variable mit dem höchsten p-Wert aus dem Modell entfernt, so lange, bis nur noch statistisch signifikante Variablen (in der Regel mit einem p-Wert <0,05) enthalten sind [4]. Bei diesem Vorgehen würde man die Variable „Geschlecht" mit ihrem p-Wert von 0,74 als Erstes aus dem Modell entfernen. Aus der stratifizierten Analyse und aus der Literatur ist jedoch bekannt, dass das Alter und das Geschlecht wichtige Einflussfaktoren sind. In unserem Beispiel entscheiden wir uns aufgrund dieser Erwägungen dafür, die Variablen „Alter" und „Geschlecht" unabhängig von ihrem p-Wert im Regressionsmodell zu belassen. Es wird stattdessen die Variable „Kontakt zu Pferden" mit dem nächsthöheren p-Wert (0,45) aus dem Modell entfernt. Tab. 5.3 gibt dieses reduzierte Modell wieder. Die Odds Ratios der verbleibenden Variablen weichen nur geringfügig von den Ergebnissen des nicht reduzierten Modells ab. „Kontakt zu Schafdung" (OR = 10,9; 95%-KI: 3,9–30,3) und Rauchen (OR = 3,7; 95%-KI: 1,3–10,5) sind weiterhin statistisch signifikant. Da beschlossen worden war, Geschlecht und Alter auf jeden Fall zu berücksichtigen, sind wir hier bereits bei dem Modell angelangt, aus dem keine weiteren Variablen entfernt werden.

Tabelle 5.6: Reduziertes logistisches Regressionsmodell. Quelle: Reintjes R/Popp J 2008.

	OR	95%-KI	p-Wert
Kontakt zu Schafdung (j/n)	10,9	3,9–30,3	<0,01
Geschlecht (m/w)	1,4	0,6–3,6	0,45
Alter (57+/<57)	2,0	0,6–6,2	0,23
Rauchen (j/n)	3,7	1,3–10,5	0,02

OR = Odds Ratio; KI = Konfidenzintervall

Um die in der stratifizierten Analyse bereits identifizierte Effektmodifikationen bewerten und ggf. adäquat berücksichtigen zu können, werden nun so genannte Interaktionsterme in das Modell eingefügt. Die nähere Behandlung von Interaktionstermen würden den Rahmen dieses Beitrags sprengen, hier wird auf die weiterführende Literatur verwiesen. In der Tat konnte so eine Effektmodifikation durch die Variable „Geschlecht" identifiziert werden. Das bedeutet, dass die Assoziation zwischen „Kontakt zu Schafdung" und dem Q-Fieber-Ausbruch bei Frauen und Männern unterschiedlich stark ist.

Diskussion

„Kontakt zu Schafdung" weist eine sehr starke Assoziation zu den Q-Fieber-Erkrankungen dieses Ausbruchs auf und ist damit die vermutliche Ursache. Diese Schlussfolgerung konnte in der ursprünglichen Publikation der Untersuchung bereits aus den bivariaten Ergebnissen gezogen werden. Was ist also der Vorteil, den wir durch eine zusätzliche stratifizierte und multivariate Analyse erreichen? Mit der stratifizierten Analyse konnten Hinweise auf Confounding und Effektmodifikation entdeckt werden. Da aber mehrere Einflussfaktoren gleichzeitig wirksam waren, konnten deren komplexe Wechselwirkungen nur mithilfe der multiplen logistischen Regression abgebildet werden. Durch das gestaffelte Analyseverfahren können wir nun relativ sicher sein, dass das Ergebnis nicht durch Confoundingeffekte der Variablen „Geschlecht", „Alter" und „Rauchen" vorgetäuscht wurde. Außerdem konnten wir eine Effektmodifikation durch die Variable „Geschlecht" identifizieren. In welcher Weise das Geschlecht diesen Einfluss ausübt, könnte in zukünftigen Studien untersucht werden.

Es konnte auch verdeutlicht werden, dass die Modellierung eines sinnvollen multivariaten Regressionsmodells sowohl theoretische Überlegungen als auch eine profunde Kenntnis der Struktur der erhobenen Daten bedarf. Es wird deshalb ein gestaffeltes Vorgehen bei der Datenanalyse empfohlen, bei dem nach der beschreibenden univariaten Analyse zunächst bivariate, dann stratifizierte Berechnungen der Assoziationen zwischen potenziellen Einflussfaktoren und der Erkrankung durchgeführt werden. Hierdurch kann bei der Auswertung beobachtender Untersuchungen der Effekt von Störfaktoren wie z.B. Confounding minimiert und die Interpretation der Ergebnisse verbessert werden (Reintjes R/de Boer A/van Pelt W et al. 2000). Somit kann bei Entscheidungsprozessen auf zuverlässigere Informationen zurückgegriffen werden.

Literatur

Hellenbrand W/Schöneberg I/Pfaff G et al. (2005): Die Relevanz der Coxiellose bei Tieren für das Q-Fieber beim Menschen; Möglichkeiten der Kontrolle und Prävention. In: Tierärztliche Praxis, 33: 5-11

Hosmer DW/Lemeshow S (1989): Applied logistic regression. New York: Wiley, S. 82-134
Reintjes R/de Boer A/van Pelt W et al. (2000): Simpson's Paradox: an example from hospital epidemiology. In: Epidemiology, 11: 81-83

Reintjes R/Hellenbrand W/Düsterhaus A (2000): Q-Fieber-Ausbruch in Dortmund im Sommer 1999. Ergebnisse einer epidemiologischen Ausbruchsuntersuchung. In: Das Gesundheitswesen, 62: 609-614

Reintjes R/Popp J (2008): Methoden für den ÖGD: Strategie zur Auswertung epidemiologischer Fall-Kontroll-Studien. In: Das Gesundheitswesen, 80: 1-10

Kapitel 6: Kausalität, oder die Suche nach Ursachen und Wirkungen

„Der Storch bringt die Babys zur Welt (p=0,008)"

Robert Matthews

> **Zusammenfassung**
> Sehr häufig werden Zusammenhänge beziehungsweise Assoziationen zwischen verschiedenen Ereignissen als ursächlich angesehen. Aber handelt es sich wirklich um eine Art Ursachen-Wirkungsbeziehung? Im folgenden Kapitel werden wir dieser Fragestellung auf den Grund gehen und die Suche nach Kausalitäten besprechen. Es gibt (leider) keinen (statistischen) Test, der uns Sicherheit über ursächliche Zusammenhänge geben könnte. Eine mögliche Kausalität lässt sich nur durch Abwägungen erschließen. Komponenten von Krankheitsursachen sowie hilfreiche Kriterien für die Überlegung, ob es einen wirklichen Zusammenhang zwischen Exposition und Erkrankung gibt, werden anhand der Bradford-Hill-Kriterien in diesem Kapitel besprochen.

Exposition => Erkrankung?

Mit epidemiologischen Studien wird untersucht, ob eine Exposition im Zusammenhang zu einer Erkrankung steht und wie stark dieser Zusammenhang ist. Das Ausmaß wird üblicherweise als relatives Risiko oder Odds Ratio berechnet (siehe Kapitel 4). Jedoch bedeutet das nicht, dass ein beobachteter Zusammenhang auch ursächlich ist.

Wenn wir den Zusammenhang einer möglichen Exposition mit einem Ereignis untersuchen und ein signifikantes Ergebnis erhalten, gibt es vier Möglichkeiten, warum hier ein beobachteter Zusammenhang bestehen kann.

1. Er kann die Folge eines systematischen Fehlers (Bias) sein.
2. Er kann die Folge von Verzerrung (Confounding) sein.
3. Der Zusammenhang kann trotz statistischer Signifikanz zufällig sein.
4. Der Zusammenhang kann ursächlich sein.

Welche der genannten Möglichkeiten im beobachteten Fall zutrifft, kann die Statistik nicht entscheiden. Wir müssen die Ergebnisse selbst bewerten. Die folgenden Beispiele sollen Ihnen zum Verständnis helfen.

Störche, Babys und Cholera

Lassen Sie uns einem bekannten Phänomen nähern. Vielleicht erinnern Sie sich an die Geschichte, dass der Klapperstorch die Babys zur Welt bringen soll. Diese Legende ist bis heute weit verbreitet, wie man z.B. an Baby-bringenden Störchen als häufiges Motiv auf Glückwunschkarten zur Geburt sieht. Diese auf den ersten Blick sehr seltsame und völlig abwegige Assoziation lässt sich am besten empirisch untersuchen. Mal angenommen, Sie würden diesen potentiellen Zusammenhang ähnlich untersuchen wie andere wissenschaftliche Fragestellungen (z.B. das Ernährungsverhalten als mögliche Ursache von Herz-Kreislauf-Erkrankungen), dann würden Sie vermutlich als Einstieg eine Korrelationsstudie durchführen. Beispielsweise könnten Sie einen möglichen Zusammenhang zwischen der Anzahl Störche in einem Land und der Geburtenrate vergleichen. Im Jahr 2000 hat Robert Matthews genau diese Studie veröffentlicht. Er verwendete dabei die Daten aus 17 europäischen Ländern. Das Ergebnis der linearen Regressionsanalyse wird Sie überraschen. Es zeigte sich ein linearer Zusammenhang zwischen der Anzahl von brütenden Storchenpaaren und der Geburtenrate in den beobachteten Ländern. Der p-Wert lag bei 0,008 und ist somit statistisch signifikant. Es stellt sich also die Frage: Bringen Störche also wirklich Babys? Ich denke nicht. Da spielt offensichtlich ein Confounder eine Rolle.

Ein ähnliches Phänomen beobachteten wir ja bereits in Kapitel 1 bei der Ursachenforschung für die Entstehung der Cholera. Die in der Mitte des 19. Jahrhunderts, zur Zeit der Untersuchungen von Doktor John Snow in London, vorherrschende Theorie für die Entstehung von Cholera stützte sich auf die Theorie so genannter Miasmen. Darunter verstand man, dass hohe Konzentrationen von schlechter, schwerer Luft (Miasma) ursächlich für die Entstehung der Choleraerkrankung seien. Nach dieser Theorie sammle sich die schlechte, schwere Luft vor allem in tief gelegenen Regionen an. In London ist dies vor allem in der Nähe der Themse der Fall. Bei der Betrachtung der Erkrankungshäufigkeit konnte eine ausgeprägte Häufung genau in diesen Regionen Londons beobachtet werden (siehe Abb. 6.1).

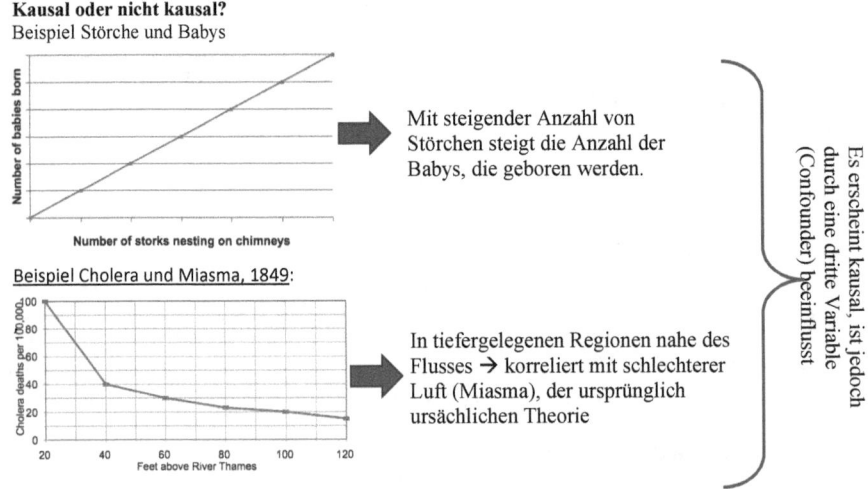

Abbildung 6.1: Zwei Beispiele für beobachtete Assoziationen die nach heutigem Wissensstand nicht ursächlich sind. Quelle: Eigene Darstellung.

Mit dieser Beobachtung erschien die Miasma-Theorie bestätigt. Jedoch ist zu bedenken, dass regionale Unterschiede in unterschiedlichen Stadtteilen auch mit anderen, potentiellen Risikofaktoren für eine Häufung von Erkrankungen an

Cholera verbunden sind. Gerade in diesen Stadtteilen lebten seinerzeit viele Leute in Armut. Diese Teile der Stadt waren häufig stark überbevölkert und die Bewohner verfügten selten über sauberes Trinkwasser. Und gerade diese Faktoren beeinflussten auch die Entstehung einer Choleraepidemie. Reiche Bürger der Stadt lebten häufig in Stadtteilen weit weg vom Fluss, wie im auch heute noch sehr schönen Hampstead, hoch über dem Themsetal. Mit heutigem Wissen ist es leicht, die vermeintlich kausalen Zusammenhänge in Bezug auf die Miasma-Theorie zu entlarven. Aber wie können wir erkennen, ob Zusammenhänge kausal sind?

Ursachen von Erkrankungen

Unter einer Ursache versteht man in der Epidemiologie meist ein vorangegangenes Ereignis, ein Zustand oder eine Eigenschaft, die notwendig für das Auftreten einer untersuchten Krankheit war, in dem Moment in dem sie aufgetreten ist. Die Welt ist aus epidemiologischer Sicht (meistens) nicht monokausal. Häufig spielen verschiedene ursächliche Faktoren oder Expositionen eine Rolle bei der Entstehung von Erkrankungen. Um die Einflussfaktoren für die Entstehung von Kausalitätsketten besser verständlich zu machen, unterscheiden wir verschiedene Form von Ursachen: die notwendige, die hinreichende und die Teilursache.

Eine **notwendige Ursache** (englisch: *necessary cause*) muss vorhanden sein, damit der Effekt eintreten kann und die spezifische Erkrankung entstehen kann. Diese notwendige Ursache führt aber nicht zwangsläufig zum Effekt und somit zur Erkrankung. Ein Beispiel für eine notwendig Ursache wäre im Fall einer Virus-Grippe das Grippe-Virus. Jedoch führt die Anwesenheit eines Virus nicht zwangsläufig zur Erkrankung. Es ist Ihnen bestimmt schon häufiger aufgefallen, dass z.B. während der Grippe-Saison viele Leute mit infizierten Personen in Kontakt kommen, aber nicht jede Person an der Grippe erkrankt. Auch andere Faktoren beziehungsweise Ursachen spielen bei der Entstehung einer Erkrankung eine Rolle wie z.B. der aktuelle Immunstatus durch Impfung oder durchgemachte Infektion. Es handelt sich dann um eine notwendige Ursache, wenn ohne sie die entsprechende Erkrankung nicht eintritt. Also, keine Grippe ohne Grippevirus!

Abbildung 6.2: Beispiel für eine notwendige Ursache. Quelle: Eigene Darstellung.

Bei einer **hinreichenden Ursache** (englisch: *sufficient cause*) handelt es sich um eine mögliche Ursache für eine Erkrankung, die ausreichend sein kann, um zum Effekt zu führen. Wenn diese hinreichenden Ursachen wirken, kommt es in der Regel zu einem Effekt beziehungsweise zu einer Erkrankung. Beispielsweise kann Eisenmangel eine hinreichende Ursache für die Entstehung von Blutarmut sein. Jedoch gibt es verschiedene andere mögliche Ursachen (z.B. Vitamin-B12-Mangel, Folsäuremangel, Leukämie, Blutungen) die ebenfalls zum selben Effekt, also zur Blutarmut führen können.

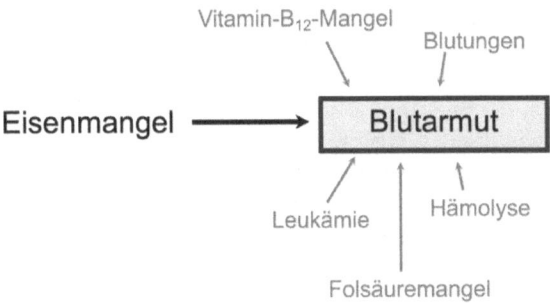

Abbildung 6.3: Beispiel für eine hinreichende Ursache. Quelle: Eigene Darstellung.

Jede Ursache kann notwendig, hinreichend, beides oder keines von beiden sein.

Die Teilursachen-Torte

In der Regel sind Ursachen nur zum Teil, also als **Teilursachen,** für die Entstehung einer Erkrankung verantwortlich. Dieses ist besonders deutlich bei nicht übertragbaren Erkrankungen (Herz-Kreislauf-Erkrankungen, Krebs, etc.) der Fall. Für die Prävention ist die Erforschung dieser Komponenten trotzdem relevant und oft Gegenstand epidemiologischer Studien. Beispielsweise sind für den Herzinfarkt viele unterschiedliche Risikofaktoren bekannt. Ihnen fallen bestimmt auf Anhieb eine große Anzahl an Risikofaktoren wie Übergewicht, Rauchen, Bluthochdruck, erhöhte Cholesterinwerte, Bewegungsmangel und andere ein. Vermutlich gibt es noch eine ganze Reihe unbekannter Risikofaktoren. Keiner der aufgezählten Faktoren ist notwendig für einen Herzinfarkt. Jede Komponente kann jedoch Teil der Ursache für die Entstehung eines Herzinfarktes sein und somit zur Entstehung der Krankheit beitragen.

Da es (fast) nie ausschließlich monokausale Ursachen-Wirkungsbeziehungen gibt, sondern in der Regel eine Kombination mehrerer Ursachen zu einem Ereignis führt, kann man sich diese Faktoren wie eine Torte vorstellen. Jedes Tortenstück entspricht einer Teilursache, die zusammengenommen eine vollständige Torte ergeben, oder in unserer Betrachtung, die vollständige Krankheitsursache darstellen. Dieses so genannte „**Causal Pie Model**" wurde ursprünglich vom US-amerikanischen Epidemiologen Kenneth Rothman beschrieben. Abstrakt gesagt setzt sich die Ursache für eine Erkrankung aus verschiedenen Komponenten zusammen. Diese sind uns zum Teil bekannt und zu einem – uns leider unbekannten – Teil nicht bekannt.

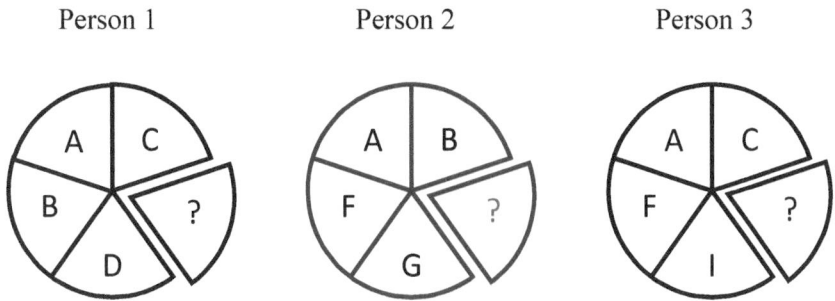

Abbildung 6.4: Verteilung von ursächlichen Komponenten bei drei Personen. Quelle: Eigene Darstellung, modifiziert nach Rothman KJ (2002).

Jeder der drei dargestellten Kuchen (englisch: *pie*) stellt die Kombination von Ursachen dar, die bei den einzelnen Personen zur Entstehung der Erkrankung geführt haben. Jeder ursächliche Mechanismus bedarf des Zusammenspiels verschiedener Teilursachen, der einzelnen Kuchenstücke. Wenn es sich in diesem Fall beispielsweise um die Erkrankung Lungenkrebs handeln würde, könnte der Faktor C für Zigarettenrauchen stehen. Diese Exposition ist offensichtlich bei Person eins und Person drei zu beobachten. Andere mögliche Faktoren könnten hier genetische als auch Umweltfaktoren darstellen. Komponente A ist bei allen Erkrankten vorhanden. Hierbei handelt es sich vermutlich um eine *notwendige Ursache*. Wie oben beschrieben, sind *notwendige Ursachen* bei bekannten Infektionskrankheiten die für diese Erkrankung verantwortlichen Erreger (Viren, Bakterien, Parasiten usw.). Die unbekannte Komponente „?" ist immer zu vermuten, da Zusammenhänge in der Regel nicht bis aufs letzte Detail bekannt sind. Man kann sich also nie sicher sein, dass nicht noch unbekannte Faktoren eine Rolle spielen. In der Regel sind kausale Mechanismen das Zusammenspiel verschiedener Teilursachen.

> **Merke!**
> Es gibt keine statistischen Tests, die feststellen können, ob ein Zusammenhang kausal ist oder nicht!

Hilfe durch Postulate und Kriterien

Leider gibt es keine absoluten Hilfsmittel zur quantitativen Testung einer Beurteilung von kausalen Zusammenhängen. Einen auf Kausalität testenden statistischen Test gibt es leider nicht. Um kausale Zusammenhänge beurteilen zu können, muss man sich anderer Überlegungen bedienen. Im 19. Jahrhundert, als **in der Bakteriologie** ursächliche Zusammenhänge für die Übertragung von Infektionskrankheiten beurteilt werden sollten, bediente man sich der so genannten **Henle-Koch-Postulate**. Der Anatom Jacob Henle (1809–1885) und der Mediziner sowie Mikrobiologe Robert Koch (1843–1910) hatten Kriterien postuliert, die Voraussetzung für den Nachweis von ursächlichen Infektionserregern sein sollten. Die drei wichtigsten Kriterien waren:

- **optischer Nachweis:** Der Erreger muss mikroskopisch regelmäßig nachweisbar sein; bei Gesunden muss er stets fehlen.
- **kultureller Nachweis:** Der Erreger muss sich vom Kranken auf ein Nährmedium übertragen lassen und [...] fortzüchten lassen.
- **Pathogenitätsnachweis:** Die so fortgezüchteten Erreger müssen bei einem Versuchstier eine typische Krankheit erzeugen [...].

Wenn diese Bedingungen erfüllt waren, konnte man davon ausgehen, dass der Erreger ursächlich, also kausal für die Erkrankung war. Die Aussagekraft dieser Postulate ist jedoch beschränkt. Einige häufig genannte Einschränkung sind, dass es primär auf monokausale Ursachen begrenzt ist. Krankheitserreger können auch ohne eine klinische Erkrankung präsent sein, wie beispielsweise bei asymptomatischen Verläufen von Covid-19, und für die Beurteilung nach diesen Postulaten wird immer ein Tiermodell benötigt. Nichtsdestotrotz sind entsprechende Hilfsmittel für die Beurteilung von möglichen kausalen Zusammenhängen sehr hilfreich.

Auch **in der Epidemiologie** können entsprechende Kriterien helfen. Im Jahre 1965 veröffentlichte der britische Epidemiologe Sir Austin Bradford Hill (1897–1991) unter dem Titel „The Environment and Disease: Association or Causation?" neun Aspekte, die zur Beurteilung nützlich sein sollten, ob beobachtete Zusammenhänge als kausal angesehen werden sollten/können? Sir Bradford Hill war Professor für medizinische Statistik an der London School of Hygiene and Tropical Medicine. Bekannt ist er u.a. durch seine Arbeit an der „British Doctors Study" zu Rauchen und Lungenkrebs (siehe Kapitel 3) zusammen mit Richard Doll.

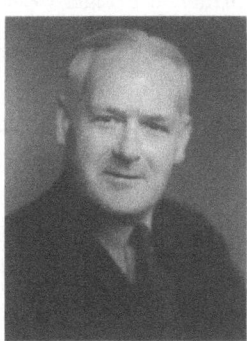

Abbildung 6.5: Sir Austin Bradford Hill (1897–1991). Quelle: Doll R (1992).

Die folgenden neun Aspekte werden häufig auch als die so genannten **Bradford-Hill-Kriterien** zitiert:

1. Stärke eines Zusammenhangs
2. Konsistenz
3. Spezifität
4. zeitliche Reihenfolge (Temporalität)
5. Biologischer Gradient (Dosis-Wirkungs-Beziehung)

6. Plausibilität
7. Kohärenz
8. Experimentelle Evidenz
9. Analogie

Diese Kriterien können bei der individuellen Einschätzung, ob es sich bei einer beobachteten Assoziation um einen kausalen Zusammenhang handelt, hilfreich sein. Lassen Sie uns die Kriterien nacheinander besprechen.

1. **Starke Zusammenhänge sind eher kausal als schwache.** Das Rauchen von mehr als 20 Zigaretten pro Tag führt häufig zu verschiedenen Erkrankungen. Beispielsweise ist Kehlkopfkrebs mit dieser Exposition sehr stark assoziiert. Verschiedene Studien zeigen hierfür relative Risiken größer als 20 an. Daher ist vermutlich von einem kausalen Zusammenhang zwischen starkem täglichen Zigarettenrauchen und Kehlkopfkrebs auszugehen.

Jedoch bedeutet das nicht, dass alle starken Zusammenhänge primär kausaler Natur sein müssen. Beispielsweise steht das Auftreten des Down-Syndroms (Trisomie 21) häufig mit dem Geburtsrang von Neugeborenen in Zusammenhang. Es handelt sich dabei meistens um das letztgeborene Kind eine Familie. Jedoch ist hier nicht der Geburtsrang ursächlich, sondern eher das Alter der Mutter. Gleichzeitig nimmt die Wahrscheinlichkeit, dass noch ein Folgekind geboren wird, mit dem Alter der Eltern ab. Somit ist auch ein starker Zusammenhang in diesem Fall nicht kausal.

Außerdem kann auch ein schwacher Zusammenhang auf Kausalität hindeuten. Auch wenn nur ein relativ kleiner Zusammenhang zwischen Passivrauchen und Lungenkrebs beobachtet wird (relatives Risiko häufig zwischen eins und zwei), ist davon auszugehen, dass Passivrauchen einen relevanten Beitrag zur Entstehung von Lungenkrebs beiträgt.

2. Eine **Konsistenz**, also wenn wiederholt Beobachtungen/Studien einen Zusammenhang in verschiedenen Populationen beobachten und/oder unter verschiedenen Bedingungen zu ähnlichen Ergebnissen kommen, könnte auf einen kausalen Zusammenhang hindeuten. Der Zusammenhang zwischen Zigarettenrauchen und Lungenkrebs ist sehr gut untersucht. In weit mehr als 100 Studien aus über 50 Jahren, sowohl in Fall-Kontroll-Studien als auch in Kohortenstudien aus Deutschland, Großbritannien, den USA und vielen anderen Ländern, zeigte sich ein erhöhtes Risiko für die Entstehung der Krankheit. Dieses deutet auf einen kausalen Zusammenhang hin.

Jedoch schließt das Fehlen von Konsistenz, Kausalität nicht aus. Wenn z.B. eine Komponente, um eine ausreichende Ursache zu erzeugen, fehlt, kann es gegebenenfalls nicht zur Erkrankung kommen. Konsistenz kann nur erreicht werden, wenn alle relevanten Details der Ursache verstanden sind. Leider ist das selten der Fall.

3. Das dritte von Professor Bradford Hill beschriebene Kriterium, die so genannte **Spezifität**, geht davon aus, dass eine Ursache genau einen und nicht mehrere

Effekte hat. Dieses Kriterium ist besonders relevant bei der Suche nach Ursachen von Infektionskrankheiten. Beispielsweise ist das Masernvirus ausschließlich mit der Erkrankung Masern assoziiert und die Erkrankung Masern wird ausschließlich durch eine Infektion mit dem Masernvirus hervorgerufen. Bei einer derart spezifischen Assoziation zwischen Virus und Erkrankung ist von einem kausalen Zusammenhang auszugehen.

Im Gegensatz dazu können viele nicht-übertragbare, chronische Erkrankungen mehrere Ursachen haben und die Ursachen verschiedene Effekte hervorrufen. Das Kriterium hilft hier daher nicht unbedingt weiter und sollte m.E. kritisch betrachtet werden.

4. Das Kriterium **zeitliche Reihenfolge (Temporalität)** ist *das einzige Kriterium, das zwingend notwendig ist,* um ein Kausalzusammenhang zu postulieren. Die Exposition muss der Erkrankung vorangegangen sein, um ursächlich für sie sein zu können. Um das untersuchen zu können, muss natürlich der Beobachtungszeitraum lang genug gewählt sein. Man sollte auch auf die Wahl des Studiendesigns achten, denn nur in prospektiven Studien (z.B. Kohortenstudien) ist diese Voraussetzung sicher gegeben.

5. Unter dem Begriff **biologischer Gradient** verstehen wir heute eine **Dosis-Wirkungsbeziehung**, d.h. je stärker die Exposition, desto größer ist das Risiko, die Erkrankung zu entwickeln. Nach Beendigung der Exposition beziehungsweise deren Reduktion sinkt dann auch das Risiko einer Erkrankung.

Beispielsweise haben wir gelernt, dass das Risiko an Lungenkrebs zu erkranken bei ehemaligen Rauchern stetig abnimmt, je länger sie nicht mehr rauchen. Das Risiko an Lungenkrebs zu erkranken, steigt mit der Anzahl der gerauchten Zigaretten pro Tag und ist reversibel.

6. Die Übereinstimmung mit dem aktuellen biologischen Wissen über die Erkrankung bezeichnet Bradford Hill als **Plausibilität**. Diese Überlegung wird häufig bei neu entdeckten Zusammenhängen herangezogen. Ein entsprechendes Kriterium ist jedoch gefährlich, da sich unser Wissen ständig weiterentwickelt.

Mitte des 19. Jahrhunderts, zu Zeiten von Doktor John Snow und seinen Untersuchungen zu Ursachen der Cholera, war das wissenschaftliche Wissen in der Bakteriologie noch sehr unterentwickelt. Das für die Cholera ursächliche Bakterium, *Vibrio cholerae,* war noch nicht entdeckt. Die vorherrschende Theorie für die Entstehung der Cholera war die Miasma-Theorie. Dr. Snows Ergebnisse stimmten somit nicht mit dem damalig geltenden Wissen überein und wurden zunächst abgelehnt. Es dauerte einige Jahrzehnte bis das bakteriologische Wissen sich weiterentwickelt hatte und Dr. Snows Ergebnisse plausibel erschienen. Ähnliche Erfahrungen haben zwei australische Forscher Anfang der 1980-er Jahren gemacht. Robin Warren und Barry Marshall entdeckten den Magenkeim *Helicobacter pylori* und seine Rolle bei Gastritis und Magenkrebs. Auch ihre Erkenntnisse passten zunächst nicht zum damals aktuellen biologischen Wissen über diese Erkrankungen und wurden somit zunächst abgelehnt. Nach Anerkennung der für die Behandlung revolutionierenden Erkenntnisse erhielten sie jedoch 2005 den Nobelpreis für Medizin. Eine fehlende Plausibilität bedeutet also nicht, dass

Kausalität nicht möglich ist. Wir können uns aber nicht immer auf überlieferte Annahmen stützen.
7. Wenn sich keine Widersprüche zu Erkenntnissen anderer Fachdisziplinen ergeben, wird dies als Hinweis auf eine mögliche Kausalität gewertet und als **Kohärenz** verstanden. Die Abwesenheit von Kohärenz spricht jedoch ebenfalls nicht zwingend gegen Kausalität.
8. Evidenz, die aus **experimentellen Studien** gewonnen wurde, verfügt über das **höchste Evidenzniveau**. Beispielsweise können Forscher in klinischen Studien die Exposition bestimmen, durch Randomisieren vergleichbare Kontrollgruppen generieren und somit ein hohes Niveau an Zuverlässigkeit der Untersuchungsergebnisse sicherstellen. Aus diesem Grund gelten Ergebnisse von randomisierten klinischen Studien als die Ergebnisse mit dem höchsten Evidenzniveau. Jedoch sollte gerade bei diesen Studien sehr viel Wert daraufgelegt werden, dass diese Studien auch tatsächlich gut gemacht sind, damit sich nicht doch Fehler einschleichen.
9. Mit seinem letzten Kriterium, der **Analogie**, weist Bradford Hill darauf hin, dass die Existenz anderer, nachgewiesener kausale Beziehungen die Interpretation beobachteter Ergebnisse unterstützen kann. Die Existenz einer Ursachen-Wirkungsbeziehung kann Anlass zur Suche nach anderen Ursachen sein, die auf ähnliche Weise eine ähnliche Wirkung erzielen können, also Analogien aufweist.

Fazit

Zusammenfassend kann man zu den oben genannten Kriterien folgendes anmerken: Es gibt (leider) keinen statistischen Test auf Kausalität. Mit epidemiologischen Methoden kann nicht bewiesen werden, dass eine Exposition die Ursache einer Erkrankung ist. Wir beobachten in der Regel Zusammenhänge, die ggf. kausal sein können. Zeitliche Reihenfolge ist das einzig zwingende Kriterium für einen kausalen Zusammenhang. Die aufgezeigten Kriterien sollen helfen, die Kausalbeziehung zwischen zwei Faktoren zu beurteilen und es müssen nicht alle Kriterien zwingend gegeben sein. Sir Bradford Hill schätzte seine Kriterien selbst so ein: „Keiner meiner neun Standpunkte kann unbestreitbare Beweise für oder gegen die Ursache-Wirkungs-Hypothese liefern [...]". (Bradford Hill A 1965)

Im Prinzip sollten Sie bei der Beurteilung von Studienergebnissen immer systematisch vorgehen. Zunächst sollten Sie sich die Methodik und Durchführung der Studie, welche Sie beurteilen wollen, anschauen und auf mögliche systematische Fehler (Bias) und mögliche Confounder kontrollieren. Sodann sollten Sie abschätzen/testen, inwieweit die Ergebnisse gegebenenfalls durch Zufall zustande gekommen sein könnten. Bei dieser Beurteilung hilft Ihnen die Statistik weiter. Abschließend können Sie jetzt unter Verwendung der Bradford-Hill-Kriterien abschätzen, wie wahrscheinlich der beobachtete Zusammenhang kausal ist. Letztendlich ist Evidenz aus verschiedenen wissenschaftlichen Quellen (neben der Epidemiologie) notwendig, um Kausalität abschließend zu bewerten. Erst nach eingehender Prüfung sollten die Ergebnisse gegebenenfalls für Präventionsprogramme genutzt werden.

Literatur:

Bradford Hill A. The Environment and Disease: Association or Causation? *Proceedings of the Royal Society of Medicine*, 58 (1965): 295–300.

Doll R (1992) Sir Austin Bradford Hill and the progress of medical science. In: British Medical Journal; 305: 1521

Matthews R (2000) Teaching Statistics, (2): 36–38

Rothman KJ. (2002) Epidemiology, An Introduction. Oxford University Press

Kapitel 7: Tests und Screening aus epidemiologischer Sicht

„Der Zauber steckt immer im Detail."

Theodor Fontane (1819–1898)

> **Zusammenfassung**
>
> Für epidemiologische Untersuchungen ist es wichtig eindeutige Diagnosen stellen zu können. Hierfür bedienen wir uns häufig medizinischer Labortests. Aber was genau sind diese Tests und wie kann man die Qualität der Tests beurteilen. Das ist Gegenstand des folgenden Kapitels zu (Screening-)Tests. Diese Tests werden häufig auch zu Vorsorgeuntersuchungen im Rahmen von Screening-Verfahren (z.B. Brustkrebsscreening oder Prostatakrebsscreening) genutzt. Und wer hätte schon etwas gegen Vorsorgeuntersuchungen, zumindest aus den gesundheitswissenschaftlichen, präventivmedizinischen Bereichen? Wenn solche Verfahren eingesetzt werden, sollten müssen wir schon einen genauen Blick auf Kosten und Nutzen des Screenings haben. Denn auch hier gibt es einige wichtige epidemiologische Aspekte zu beachten.

7.1: Was Ergebnisse von (Screening-)Tests bedeuten

Sowohl diagnostische als auch Screening-Tests sind nicht perfekt. Manchmal sind die Ergebnisse falsch positiv, manchmal falsch negativ.

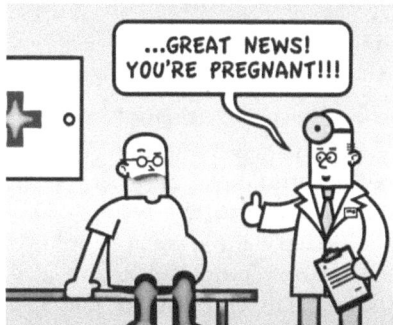

Abbildung 7.1: Ein offensichtlich falsch-positives Testergebnis. Quelle: Kostoulas P (2021).

Das Reisevirus

Epidemiologen sind oft international tätig und reisen viel. Stellen Sie sich vor, Sie kommen gerade aus einem entfernten Land zurück. Während der Reise haben Sie erfahren, dass in ihrem Reiseland eine seltene, aber gegebenenfalls schwer verlaufende Erkrankung vorherrscht. Die Gefahr, sich als Reisende angesteckt zu haben, ist zwar gering, aber die Erkrankung ist in der Frühphase deutlich besser behandelbar als später. Daher lassen Sie sich bei Ihrer Hausärztin auf diese Erkrankung testen. Sicher ist sicher. Am nächsten Tag ruft ihre Ärztin an und informiert Sie darüber, dass das Testergebnis positiv ausgefallen ist.

Kapitel 7: Tests und Screening aus epidemiologischer Sicht

Zunächst sind sie etwas beunruhigt, aber als epidemiologisch geschulte Person erkundigen Sie sich über die Qualitäten des durchgeführten Tests. So können Sie abschätzen, wie hoch die Wahrscheinlichkeit ist, dass Sie wirklich an dieser Erkrankung leiden. Ihre Ärztin berichtet Ihnen, dass der Test sehr zuverlässig sei. „99 von 100 infizierten Personen werden durch diesen Test entdeckt. Nur eine von 100 infizierten Personen wird durch den Test fälschlich nicht erkannt. Gleichzeitig fällt der Test bei 98 von 100 nicht infizierten Personen auch negativ aus." Zusätzlich erfahren Sie, dass nur etwa jeder 1.000. Reisende in diesem Land sich mit dieser Erkrankung infiziert. Anhand der Ihnen jetzt zur Verfügung stehenden Informationen können Sie einschätzen, wie hoch die Wahrscheinlichkeit ist, dass Sie an dieser mysteriösen Erkrankung leiden. Was schätzen Sie? Etwa 99%, 95%, 50% oder weniger als 5%?

Mal angenommen, etwa 100.000 Personen, die aus diesem Land zurückgekehrt sind, lassen sich testen. Da nur jede 1.000-ste Person sich infiziert, haben wir 100 infizierte Personen. 99 Personen werden durch den Test korrekt als infiziert identifiziert. Bei den 99.900 nicht-infizierten Personen zeigt der Test zu 98% korrekt ein negatives Testergebnis an. Jedoch werden 1.998 Personen falsch positiv getestet. Insgesamt erhalten also 2097 Personen ein positives Testergebnis. Somit liegt die Wahrscheinlichkeit, dass Sie als positiv getestete Person wirklich infiziert sind, bei 99 von 2.097, also bei 4,7%. Um die Qualität und Aussagekraft von Tests besser zu verstehen, werden wir im Folgenden einige wichtige Aspekte genauer betrachten.

Wie funktioniert ein Test?

Zunächst ist es wichtig, dass Tests zu einem geeigneten Zeitpunkt im Bezug zum Krankheitsverlauf eingesetzt werden. Z.B. gibt es zur Diagnostik einer Infektion mit SARS-CoV-2 verschiedene diagnostische Tests. Neben den Antigennachweisen unter Verwendung eines PCR-Tests können auch bereits durchgemachte Infektionen anhand von Antikörpertests diagnostiziert werden. Die Antikörpertests geben Hinweise darauf ob die untersuchte Person Antikörper gegen den Erreger gebildet hat, also eine Infektion durchlaufen hat, und diese somit im Blut nachweisbar sind. PCR-Tests sind sehr sensitive und spezifische Methoden zum Nachweis von Krankheitserregern. Sie werden in der Medizin zur Diagnose von Infektionskrankheiten wie COVID-19, Hepatitis B oder HIV verwendet. PCR-Tests zeigen in der Regel nur positive Ergebnisse, während der Patient akut infiziert ist. Daher muss der richtige Test zur richtigen Zeit im Krankheitsverlauf eingesetzt werden. Aber wie genau funktioniert so ein Test? Sind die Testergebnisse wirklich immer absolut positiv oder negativ?

Beispielsweise zeigen sich bei Antikörpertests verschiedene Konzentrationen von Antikörpern im Blut. In der Regel sind die Antikörperspiegel bei Personen, die die zu untersuchende Erkrankung durchgemacht haben, deutlich höher als bei Personen, die nicht infiziert waren. Abbildung 7.2 zeigt auf der x-Achse die Konzentration der Antikörpernachweise in Blutproben. Auf der y-Achse wird die Häufigkeit der Untersuchungsergebnisse bei untersuchten Personen wiedergegeben. Die blaue Linie gibt die Häufigkeit der gesunden untersuchten Personen wieder und die rote Kurve zeigt die Anzahl der infizierten Person. In dieser Darstellung wird deutlich, dass sich die Kurven im mittleren Bereich überschneiden. Das bedeutet, dass manche nicht infizierte Personen im Untersuchungsergebnis höhere Antikörperkonzentrationen zeigen als infizierte Personen.

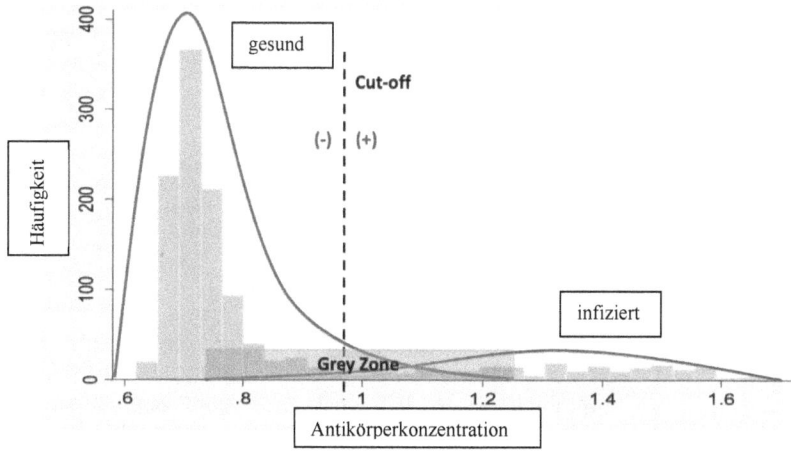

Abbildung 7.2: Antikörpernachweise bei gesunden und infizierten Personen. Quelle: Kostoulas P (2021).

Wie sensitiv und wie spezifisch der Test ist, hängt davon ab, wo genau die Grenze (der so genannte Cut-off-Wert) festgelegt wird. **Ein perfekt sensitiver Test identifiziert alle infizierten Personen als infiziert** (Abb. 7.3).

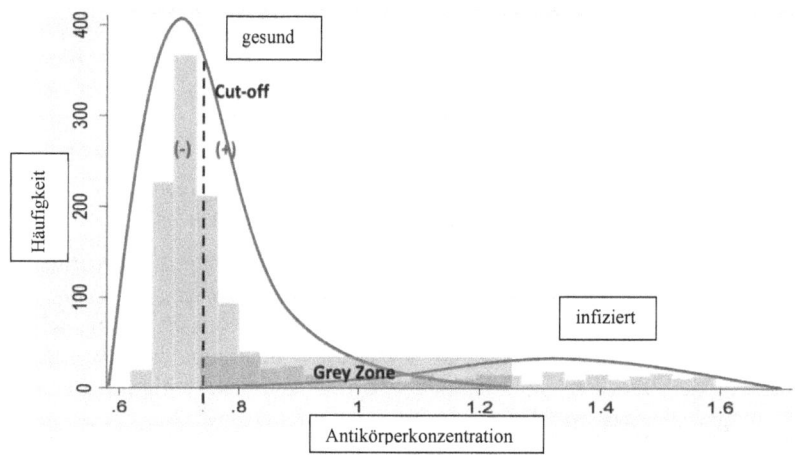

Abbildung 7.3: Test mit 100%-iger Sensitivität. Quelle: Kostoulas P (2021).

Ein perfekt spezifischer Test identifiziert alle nicht-infizierten Personen als negativ (Abb. 7.4).

135

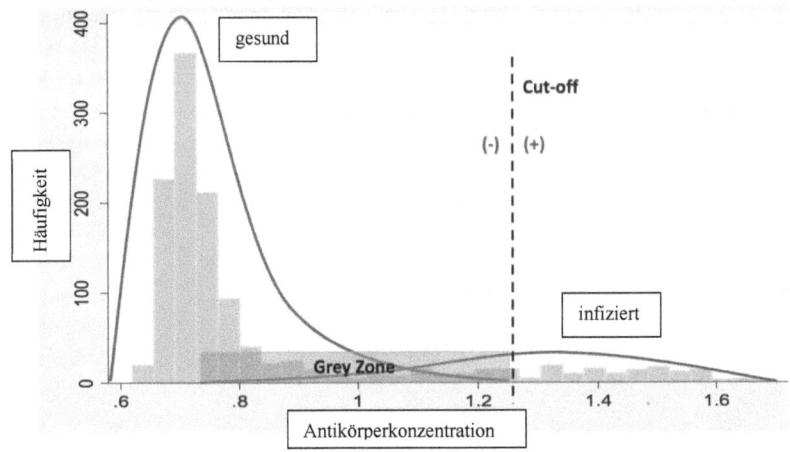

Abbildung 7.4: Test mit 100%-iger Spezifität. Quelle: Kostoulas P (2021).

Wie jedoch aus den Abbildungen ersichtlich wird, *führt eine Zunahme der Sensitivität zu einer Abnahme der Spezifität und umgekehrt*. Um die Qualität der Ergebnisse des Testes zu optimieren, kommt es darauf an, den idealen Cut-off-Wert zu definieren.

Was positive oder negative Testergebnisse bedeuten

Die **Sensitivität** ist die *Fähigkeit eines Tests, eine Krankheit zu erkennen, wenn sie vorliegt* und die **Spezifität** ist die *Fähigkeit eines Tests, keine Krankheit anzuzeigen, wenn keine Krankheit vorliegt.*

Für viele Tests sind sowohl die Sensitivität als auch die Spezifität aus den zugehörigen Beschreibungen oder direkt vom Hersteller zu erfahren. Was bedeutet aber dann ein positives, bzw. ein negatives Testergebnis? Mal angenommen, während der Zeit der Corona-Pandemie wollten Sie sich mit einem Antigen-Schnelltest testen lassen, da Sie z.B. eine Person besuchen wollten, die ein erhöhtes Risiko für einen schweren Verlauf der Erkrankung hat. Was sagt das Testergebnis bei einer angenommenen Sensitivität von 80% und einer Spezifität von 98% aus?

Wichtig ist, dass *die Aussagekraft eines Testergebnisses neben der Sensitivität und Spezifität auch von der Häufigkeit des untersuchten Ereignisses, der Prävalenz, in der untersuchten Population abhängt.* Während der Corona-Pandemie schwankte die Inzidenz der Erkrankung und somit auch die Prävalenz der infizierten Personen in der Bevölkerung im Laufe der Zeit deutlich. Während der großen Erkrankungswellen waren relativ viele Personen infiziert und somit auch infektiös. Im Sommer 2020 lag die Zahl der infizierten und infektiösen Personen jedoch auf einem sehr niedrigen Niveau. Der Vergleich von zwei Situationen kann diesen Zusammenhang veranschaulichen.

In der einen Situation sind fünf von 10.000 Getesteten tatsächlich infiziert. In der anderen Situation liegt die Infektionsrate mit 1.000 von 10.000 Getesteten deutlich höher. Unter Verwendung des oben genannten Tests, mit einer Sensitivität von 80% und einer Spezifität von 98%, ergeben sich für die beiden Bevölkerungsgruppen sehr unterschiedliche Ergebnisse.

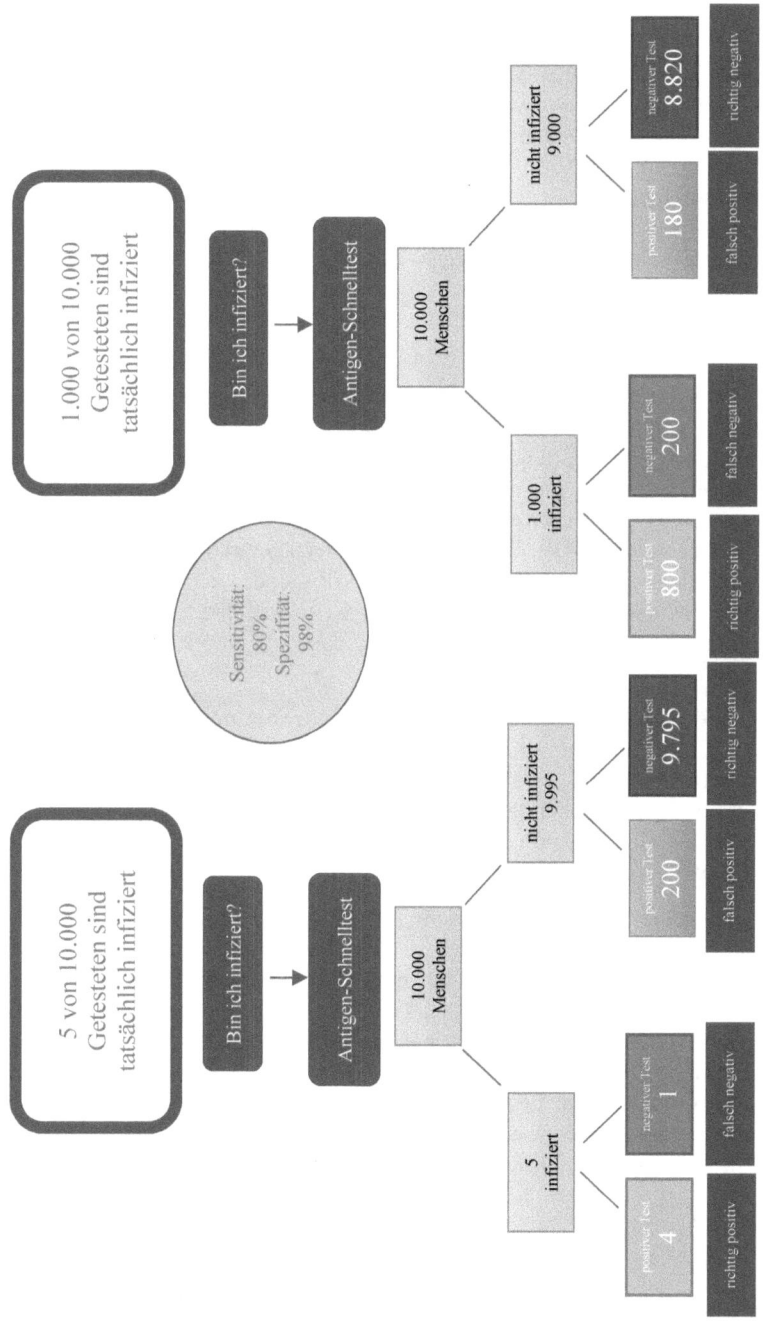

Abbildung 7.5: Aussagekraft eines Testergebnisses in Abhängigkeit von Sensitivität, Spezifität und von der Häufigkeit des untersuchten Ereignisses in der untersuchten Population (nach einem theoretischen Beispiel, das vom RKI 2020 in Infomaterial vorgestellt wurde). Quelle: Lein I et al. (2020).

In der Gruppe mit der geringen Rate an Infizierten werden nur vier Personen richtig positiv getestet. Gleichzeitig zeigen sich 200 falsch positive Testergebnisse. Somit sind von 204 positiven Testergebnissen nur vier korrekt. In der Gruppe mit der sehr hohen Rate an tatsächlich infizierten Personen werden 980 Personen positiv getestet. Von diesen Personen sind 800 richtig positiv und 180 falsch positiv getestet worden (siehe Abb. 7.5).

Anhand dieser Zahlen können wir beurteilen, was genau die Testergebnisse für die untersuchten Personen bedeutet. In der Untersuchung bei Personen mit sehr niedriger Prävalenz (5 von 10.000 Getesteten sind tatsächlich infiziert) bedeutet ein positives Testergebnis, dass die Person mit einer Wahrscheinlichkeit von 1,9% auch wirklich infiziert, beziehungsweise infektiös ist. Bei einem negativen Testergebnis liegt die Wahrscheinlichkeit, dass die Person tatsächlich negativ ist, bei 99,99%. Anders ausgedrückt bedeutet dies, dass eine negativ getestete Person nur mit einer sehr geringen Wahrscheinlichkeit in Wirklichkeit doch positiv ist (ca. 0,01%).

Man spricht im ersteren Fall vom **positiven Vorhersagewert** (engl.: *positive predictive value*, **PPV**), also wie wahrscheinlich ist eine Person, die positiv getestet wird, auch tatsächlich positiv betroffen. Genauso wichtig ist es natürlich zu wissen, wie wahrscheinlich eine Person, die ein negatives Testergebnis erhält, auch wirklich nicht betroffen ist. Hierfür verwenden wir den **negativen Vorhersagewert** (engl.: *negative predictive value*, **NPV**). Der negative Vorhersagewert ist in unserem Fall, in dem wir vor allem wissen wollen, ob wir infektiös sind, wenn wir eine Risikoperson besuchen wollen, von großer Bedeutung. Wenn wir also ein negatives Testergebnis erhalten, können wir davon ausgehen, dass wir zu 99,99% vermutlich auch nicht infektiös sind.

Wenn jedoch die Häufigkeit der Infektionen in der beobachteten Personengruppe deutlich höher liegt, wie in unserem zweiten Beispiel (1.000 von 10.000 Getesteten sind tatsächlich infiziert), ergeben sich andere positive und negative Vorhersagewerte. Unter diesen Gegebenheiten ist eine Person, die positiv getestet wird, mit einer Wahrscheinlichkeit von 81,6% tatsächlich infiziert und eine Person die negativ getestet wird, hat immer noch das Risiko zu 2,2% infektiös zu sein.

Um diesen, zugegebenermaßen doch recht theoretischen, Zusammenhang in der Praxis zu testen, habe ich mich über den zu der Zeit von mir verwendeten Corona-Schnelltest informiert. Er verfügte über eine Sensitivität von 91,4% und einer Spezifität von 99,8%. Mit diesen Angaben kann man anhand der folgenden 2 × 2-Tabelle den positiven als auch den negativen Vorhersagewert berechnen. Bei einer Prävalenz von circa 50 pro 100.000 Einwohnern wollen wir gerne wissen, wie zuverlässig ein positives bzw. negatives Testergebnis ist. Anhand der gegebenen Angaben lässt sich die Tabelle wie folgt ergänzen und sowohl der positive Vorhersagewert (a / a + b) als auch der negative Vorhersagewert (d / c + d) berechnen.

Tabelle 7.1: Berechnung des positiven sowie des negativen Vorhersagewertes. Quelle: Eigene Darstellung.

	Standard			Vorhersagewert (PPV und NPV)	
	Infiziert	Nicht Infiziert	Gesamt		
Test positiv (+)	45,7 a	200 b	245,7 a + b	Positiv->	(a / a + b) x 100 = 18,6%
Test negativ (-)	4,3 c	99.750 d	99.754,3 c + d	Negativ->	(d / c + d) x 100 = 99,99%
Gesamt	50 a + c	99.950 b + d	100.000		

Sensitivität: a / a + c (91,4%); Spezifität: d / b + d (99,8%); Prävalenz (0,05%)

Die Ergebnisse dieser Berechnung zeigen uns, dass zwar der positive Vorhersagewert (PPV) mit 18,6% nur mäßig aussagekräftig ist. Jedoch kann der für unsere Fragestellung besonders relevante Aspekt, wie wahrscheinlich eine negativ getestete Person vermutlich infektiös ist, anhand des negativen Vorhersagewertes (NPV) von 99,99% recht eindeutig beantwortet werden.

Falls Ihnen jetzt der Kopf vor lauter Zahlen raucht, ist es an der Zeit, diese Zusammenhänge an einem anderen Beispiel praktisch selbst auszuprobieren. Ein klassisches Beispiel ist das Screening von Personen zur Diagnostik von HIV-Infektionen.

Übung: HIV-Screening-Tests

Im Jahr 1981 wurde AIDS (*acquired immune deficiency syndrome*) entdeckt. Die ersten AIDS-Fälle 1981/82 stammten hauptsächlich aus den so genannten „Risikogruppen" homo-/bisexueller Männer und injizierender Drogenkonsumenten (IDU). Im Dezember 1982 wurden in einem Bericht des Morbidity and Mortality Weekly Reports (MMWR) erstmals auch drei Personen beschrieben, die an AIDS erkrankt waren, aber keinen der oben genannten Risikofaktoren hatten. Diese drei Personen hatten zuvor Vollbluttransfusionen erhalten.

Seit 1984 ist das HI-Virus als Krankheitsursache bekannt. Seit 1985 stehen verschiedene HIV-Bluttests zur Verfügung, die in der Regel als Antikörpertests (z.B. ELISA/EIA und Western Blot) und als Antigentest (PCR, so genannte „Viruslast") durchgeführt werden. Seit den 1990-er Jahren steht eine wirksame medikamentöse Behandlung zur Verfügung.

Weltweit lebten im Jahr 2019 über 38 Millionen. Menschen mit HIV (d.h. sie sind mit dem HI-Virus infiziert) bzw. mit AIDS (d.h. sie leiden unter dem erworbenen Immunschwächesyndrom).

Kapitel 7: Tests und Screening aus epidemiologischer Sicht

Wie funktioniert ein ELISA-/EIA-Test? EIA-Ergebnisse werden als „optische Dichte-Verhältnisse" aufgezeichnet. Je größer das optische Dichteverhältnis ist, desto „positiver" ist das Testergebnis. Die EIA ist, wie bei den meisten anderen Screening-Tests für verschiedene Krankheiten, nicht „perfekt"; Es gibt eine gewisse Überlappung der optischen Dichteverhältnisse von Proben, die tatsächlich Antikörper-positiv sind, und solchen, die tatsächlich Antikörper-negativ sind. Die Festlegung eines Grenzwerts zur Definition eines positiven Testergebnisses und eines negativen ist etwas willkürlich.

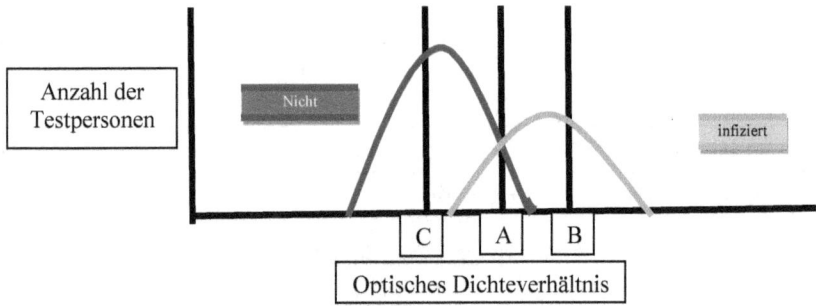

Definitionen:
- Sensitivität ist die Fähigkeit eines Tests, eine Krankheit zu erkennen, wenn sie vorliegt.
- Spezifität ist die Fähigkeit eines Tests, keine Krankheit anzuzeigen, wenn keine Krankheit vorliegt.

Abbildung 7.6: Hypothetische Darstellung der Ergebnisse eines EIA-Tests auf HIV und dem tatsächlichen Antikörper-Status. Quelle: Eigene Darstellung.

Sie gehen zunächst davon aus, dass die optischen Dichteverhältnisse in Abbildung 7.6. größer als der Cutt-off-Wert „A" sind, als positiv gewertet werden. *Wie verändern sich die Werte für die Sensitivität und der Spezifität, wenn man den Cut-off-Wert von „A" auf „B" verschoben wird?*

Hierdurch werden weniger infizierte Personen als infiziert erkannt. Dieses führt zu einer geringeren Sensitivität des Testes und somit zu mehr falsch negativen Testergebnissen. Gleichzeitig wird die Spezifität dadurch erhöht, dass alle negativen Personen auch als negativ erkannt werden. Es treten also keine falsch positiven Ergebnisse mehr auf.

Und was passiert mit der Sensitivität und der Spezifität, wenn man den Cut-off-Wert von „A" auf „C" verschiebt?

In diesem Fall steigt der Wert für die Sensitivität deutlich an. Alle infizierten Personen werden auch als infiziert diagnostiziert. Jedoch sinkt dadurch der Wert der Spezifität und mehr falsch positive Testergebnisse werden beobachtet. Daraus ist ersichtlich, dass Sensitivität und Spezifität in einem Screening-Test in einem Zusammenhang stehen.

1985, als die ersten HIV-Antikörper-Testkits weltweit in Blutbanken eintrafen, betrug die Sensitivität dieser „frühen" Tests 95,0% (0,95) und die Spezifität 98,0% (0,98). Heute haben sich diese Tests stark verbessert, aber zur besseren Demonstration der Screening-Probleme rechnen wir mit diesen ursprünglichen Parametern. Berechnen Sie bitte auf Basis dieser Informationen unter Verwendung der folgenden Vierfeldertafel den positiven Vorhersagewert (englisch: positive predictive value (PPV)) und den negativen Vorhersagewert (englisch: negative predictive value (NPV)) für den EIA in einer hypothetischen Gruppe von 1.000.000 Blutspendern. Verwenden Sie dabei die Annahme, dass die Prävalenz von HIV-Antikörpern unter Blutspendern bei 0,01% (0,0001) liegt.

Tabelle 7.2: Berechnung des positiven und des negativen Vorhersagewert des HIV-Tests für Blutspender (theoretisches Beispiel). Quelle: Eigene Darstellung.

	Standard			*Vorhersagewert (PPV und NPV)*	
	Infiziert	Nicht Infiziert	Gesamt		
Test positiv (+)	A	b	a + b	*Positiv->*	a / a + b
Test negativ (-)	C	d	c + d	*Negativ->*	d / c + d
Gesamt	100 a + c	b + d	1.000.000		

Sensitivität a / a + c (95%); Spezifität d / b + d (98%); Prävalenz (0,01%)

In der zweiten Vierfeldertafel (Tabelle 7.3) berechnen Sie bitte PPV und NPV für eine Gruppe von 1.000 IDU unter der Annahme, dass die Prävalenz von HIV-Antikörpern in dieser Gruppe bei 10,0% (0,10) liegt.

Tabelle 7.3: Berechnung des positiven und des negativen Vorhersagewert des HIV-Tests für Personen die intravenöse Drogen nutzen (theoretisches Beispiel). Quelle: Eigene Darstellung.

	Standard			*Vorhersagewert (PPV und NPV)*	
	Infiziert	Nicht Infiziert	Gesamt		
Test positiv (+)	A	b	a + b	*Pos->*	a / a + b
Test negativ (-)	C	d	c + d	*Neg->*	d / c + d
Gesamt	100 a + c	b + d	1.000		

(Hinweis: Diese Prävalenzdaten sind fiktiv! In Deutschland liegt der tatsächliche Wert für Blutspender bei etwa 1 pro 100.000 (0,001% oder 0,00001), während bei IDU die Prävalenz stark vom Wohnort oder der Zugehörigkeit zu verschiedenen Untergruppen abhängt.

Sensitivität a / a + c (95%); Spezifität d / b + d (98%); Prävalenz (10%)

Es zeigt sich, dass bei den Blutspendern die positiv auf HIV getestet werden, weniger als 0,5% auch wirklich mit dem HI-Virus infiziert waren (PPV = 0,47%), wohingegen nahezu alle negativ getesteten Personen auch nicht infiziert waren (NPV = 99,999%).

Bei den Drogenkonsumenten hingegen war die Aussagekraft eines positiven HIV-Testes deutlich höher (PPV = 84,1%) wohingegen ein negatives Test Ergebnis immer noch sehr wahrscheinlich richtig negativ war (NPV = 99,4%).

Das bedeutet, dass ein positives Testergebnis mit einem einmalig durchgeführten EIA-Test ist in seiner Aussagekraft, gerade in Populationen mit geringer Prävalenz sehr eingeschränkt. Die Aussagekraft eines negativen Testergebnisses ist deutlich größer. Zur Sicherheit würde man jedoch in jedem Fall einen zweiten Test durchführen um eine noch deutlichere Aussagekraft zu erhalten. Mittlerweile stehen auch Tests mit deutlich höherer Sensitivität und Spezifität zur Verfügung.

7.2: Evaluation von Screening-Programmen

„To screen or not to screen; eine schwierige Frage! "

sehr frei nach Shakespeare

> Mit Screening-Programmen versuchen wir im Fall einer Erkrankung die Chance, geheilt zu werden, zu erhöhen. Das kann jedoch auch Risiken und Nebenwirkungen mit sich bringen. Da nicht jedes Screening-Programm hält, was es verspricht, sollten Sie die möglichen Methoden aus epidemiologischer Sicht genau analysieren.

Die Idee, durch Früherkennungsmaßnahmen eine möglicherweise schwerwiegende (Krebs-)Erkrankung früher zu entdecken, behandeln und heilen zu können, klingt einleuchtend. Man vermutet, dass die Behandlung somit erfolgreicher oder zumindest weniger belastend ist. Wer könnte schon etwas dagegen haben? Die ersten Screening-Programme, zunächst für Brustkrebs, wurden in den 1960-er Jahren ins Leben gerufen. Wenn man sich die Problematik jedoch genauer anschaut, ist es leider nicht immer so eindeutig. Liefert ein Screening-Programm effektiv wirklich immer mehr Nutzen als Schaden? In den letzten Jahren wurde immer wieder der Nutzen von Mammographie-Screening für Brustkrebs und PSA-Screening (PSA = Prostata-spezifisches Antigen) für Prostatakrebs kontrovers diskutiert. Um dieses Thema genauer beurteilen zu können, haben sich viele Epidemiologen systematisch diesem Thema angenommen. Und so einfach, wie es auf den ersten Blick scheint, ist die Untersuchung der Wirksamkeit von Screening-Verfahren leider nicht.

Unter **Screening-Programmen** versteht man *„Untersuchungen großer Bevölkerungsgruppen, mit der Absicht Personen zu entdecken, die eine bestimmte Krankheit haben, ohne davon zu wissen und ohne charakteristische Symptome zu* *zeigen"*. Der Einsatz von Screening-Programmen ist nur sinnvoll, wenn dadurch eine Verbesserung der Prognose der Teilnehmerinnen und Teilnehmer erzielt wird.

Bereits 1968 hat die Weltgesundheitsorganisation (WHO) Richtlinien veröffentlicht, welche Rahmen-bedingungen beschreiben, die für den Einsatz von Screening-Verfahren erfüllt sein sollten. Die wichtigsten Aspekte umfassen die folgenden Punkte:

- Bei der Krankheit solle es sich um ein **wichtiges Gesundheitsproblem** handeln. Die Krankheit verläuft in der Regel schwer und tritt bei relativ vielen Personen auf.
- Eine **Früherkennung** der Erkrankung sollte **in einer vorklinischen Phase** (z.B. Frühformen oder Vorstufen) **möglich** sein.
- Eine **anerkannte Behandlung** sollte **verfügbar** sein.
- Eine **Behandlung in der Frühphase** sollte zu einer **besseren Prognose** führen als eine spätere Behandlung.
- Ein **geeigneter Test** sollte **zur Verfügung** stehen und der **Nutzen des Tests sollte** dessen **Risiken überwiegen**.
- Die **Qualität** des diagnostischen Verfahrens (Sensitivität und Spezifität, prädiktiver Wert) sollte **gesichert** sein.
- Der **Nutzen** sollte im Vergleich zu den Kosten (sowohl finanzieller als auch emotionaler Art/Schädigung) **überwiegen**.

Lassen Sie uns das einmal am Beispiel von Krebs der Vorsteherdrüse (Prostatakarzinom) betrachten. Das Prostatakarzinom ist die häufigste Krebserkrankung bei Männern in Deutschland. Dieser bösartige Tumor verursacht zunächst keine Symptome und wird daher oft erst spät diagnostiziert. Die Heilungschance dieser Tumorerkrankung ist umso besser, je früher sie entdeckt und behandelt wird. Eine Früherkennung in der vorklinischen Phase, also vor Auftreten der ersten Symptome, ist möglich. Aus diesem Grund wird empfohlen, dass Männer ab einem bestimmten Alter regelmäßig zu Vorsorgeuntersuchungen beim Urologen gehen. Dies ist ein klassisches Beispiel für ein Vorsorgeprogramm. Ein möglicher Früherkennungstest, das Screening mit Prostata-spezifischem Antigen (PSA) aus dem Blut, ist jedoch umstritten und bedarf daher einer detaillierten epidemiologischen Analyse. Wir werden später auf dieses Beispiel zurückkommen.

Schauen wir uns zunächst den typischen Verlauf einer Erkrankung an und lernen die unterschiedlichen Phasen kennen. Wie wir aus der Tumorbiologie wissen, kommt es auch bei gesunden Personen regelmäßig dazu, dass durch Mutationen körpereigene Zellen entarten können. In den meisten Fällen schafft es jedoch das Immunsystem diese Zellen zu eliminieren. Es kommt also zu keiner Erkrankung. Falls es das Immunsystem jedoch nicht schaffen sollte, diese entarteten Zellen einzudämmen und zu eliminieren, kann sich ein Tumor entwickeln. Zunächst verursacht dieser Tumor keine Symptome. Erst ab einer gewissen Größe werden Patienten erste Symptome feststellen und gegebenenfalls ihre Ärztin oder Arzt aufsuchen. Nach eingehender Anamnese und Untersuchung wird dann die Diagnose gestellt und kurze Zeit später beginnt in vielen Fällen die Therapie. Im weiteren

Verlauf zeigt sich dann, welches Ergebnis dieser Erkrankungsverlauf hat. Ob es also zur Heilung kommt oder nicht. Die Zeit zwischen Erkrankungsbeginn und ersten Symptomen bezeichnet man als *vorklinische Phase*. Der Zeitraum zwischen Symptombeginn und Therapie wird üblicherweise als *klinische Phase* bezeichnet (siehe Abb. 7.7).

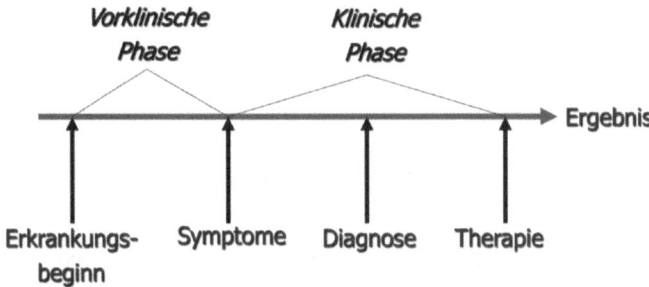

Abbildung 7.7: vorklinische und klinische Phasen als Teil eines Krankheitsverlaufs. Quelle: Eigene Darstellung

Da die ersten entarteten Zellen in der vorklinischen Phase auch mit den besten diagnostischen Möglichkeiten noch nicht entdeckt werden können, betrachtet man den Zeitraum, ab dem die Erkrankung mit sehr sensitiven Screening-Verfahren entdeckt werden kann, bis zum Beginn der ersten Symptome, als erkennbare vorklinische Phase (Abb. 7.8). Die Länge der vorklinischen Phase hängt von der betrachteten Krankheit ab und variiert von Person zu Person.

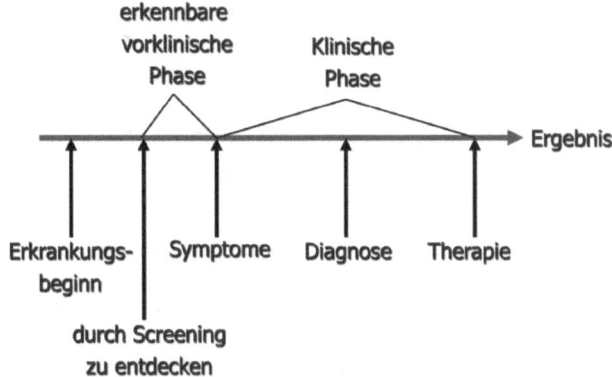

Abbildung 7.8: erkennbare vorklinische Phase als Teil eines Krankheitsverlaufs. Quelle: Eigene Darstellung.

Durch den Einsatz von Screening-Verfahren kann die Diagnose bereits in der erkennbaren vorklinischen Phase gestellt werden, was bedeutend früher ist, als wenn es nicht zum Einsatz von Screening-Verfahren gekommen wäre. Diese gewonnene Zeit, die zu einer früheren Therapie führen kann, wird als **Lead time**

(Vorlaufzeit) bezeichnet. Dieser Zeitraum kann durch den Einsatz von Screening-Tests gewonnen werden. Also führen wir im Rennen gegen den Tumor um genau diesen Zeitraum. Das englische Wort „*lead*" bedeutet auf Deutsch übersetzt so viel wie „führen" (siehe auch Abb. 7.9).

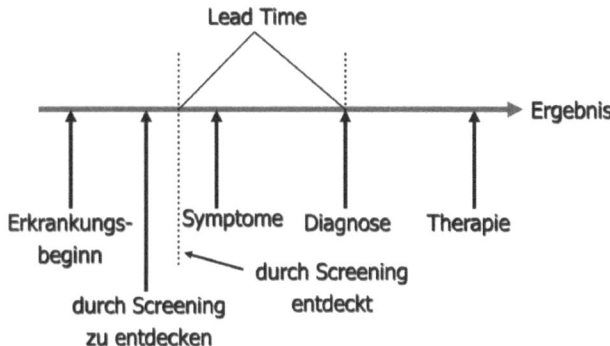

Abbildung 7.9: Lead Time als Teil eines Krankheitsverlaufs. Quelle: Eigene Darstellung.

Durch die gewonnene Zeit erhoffen wir uns eine bessere Prognose des Erkrankungsverlaufs. In Abbildung 7.10. Werden vier mögliche Szenarien von Krankheitsverläufen dargestellt. Das erste Beispiel zeigt den typischen Verlauf. Nach ersten Symptomen wird die Diagnose gestellt. Der anschließende Verlauf endet mit dem Tod der Patientin beziehungsweise des Patienten. Im zweiten Fall wird durch den Einsatz von Screening-Methoden die Diagnose früher gestellt. Da die Diagnose vorverlegt wird, ist der Zeitraum zwischen Diagnose und Tod verlängert. Jedoch verändert sich an der Lebenszeit des betroffenen Patienten beziehungsweise der betroffenen Patienten nichts.

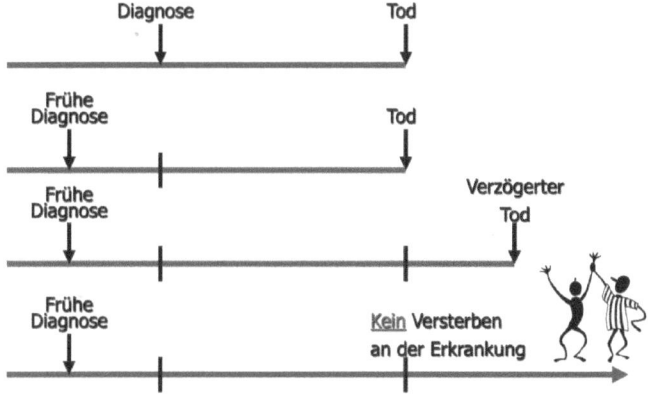

Abbildung 7.10: Beispiele von vier möglichen Krankheitsverläufen. Quelle: Eigene Darstellung.

Durch den Einsatz von Screening-Verfahren erhoffen wir uns ein Ergebnis wie im dritten Fall dargestellt. Auch hier wird die Diagnose früher gestellt, aber es kommt zu einer Verzögerung des tödlichen Verlaufs. Idealerweise erhoffen wir uns einen Krankheitsverlauf wie im vierten Beispiel. Auch hier wird die Diagnose früher gestellt. Durch die frühere Behandlung kann jedoch ein Versterben an der Erkrankung verhindert werden.

Wahre oder vorgetäuschte Effekte

„Gut gemeint ist nicht immer gut gemacht". Dieser Spruch kann leider in Bezug auf Screening-Programme eine große Rolle spielen. Häufig wird beim Einsatz von Screening-Programmen ein vermeintlicher Effekt beobachtet. In einem hypothetischen Beispiel einer Erkrankung X vergleichen wir daher eine gescreente und eine nicht-gescreente Bevölkerungsgruppe. Eine effektive Therapie ist möglich und verfügbar. Es zeigt sich, dass die Sterberate (Mortalität) in der gescreenten Bevölkerungsgruppe niedriger ist als in der ungescreenten Gruppe. Bedeutet das, dass das Screening von Krankheit-X vorteilhaft ist?

Durch den Einsatz von präventiven Verfahren wie z.B. von Screening-Programmen würden wir ja erwarten, dass die Überlebenszeiten der Patient*innen durch das frühere Stellen der Diagnose und somit früheren Behandlungsmöglichkeiten positiv beeinflusst wird. Aber lässt sich diese gut gemeinte Hypothese in der Wirklichkeit bestätigen? Leider steckt hier der Teufel im Detail. Verschiedene systematische Fehler, die Epidemiologen reden hier von Bias (siehe auch Kapitel 4), können sich hier zeigen. Lassen Sie uns daher folgende Fehlerarten diskutieren.

Gesundheitsbewusste Menschen leben länger – Selektionsbias

Verschiedene Studien haben gezeigt, dass (gesundheitsbewusste) Personen, die an Screening-Programmen teilnehmen, sich im Risikoprofil von den Personen unterscheiden, die nicht daran teilnehmen. Wenn man beispielsweise die Sterberaten von Personen, die an Screening-Programmen teilnehmen, mit denen vergleicht, die eine Teilnahme verweigern, so konnte deutlich beobachtet werden, dass die Verweigerer eine höhere Sterberate an allen Todesursachen zeigten. Dies spricht für den Effekt des *Selektionsbias* (vergleiche auch Kapitel 4).

Nur durch das Screening entdeckt – Diagnose-Bias

Wie einleitend in diesem Kapitel beschrieben wurde, ist es das Ziel von Screening-Programmen frühere Formen einer (Krebs-)Erkrankung zu diagnostizieren, um somit einen positiven Effekt auf den Krankheitsverlauf zu haben. Da frühe Formen einer (Krebs-)Erkrankung nicht immer zu einer manifesten, klinischen Erkrankung führen, besteht die Gefahr, dass wir Erkrankungsfälle entdecken, die niemals klinisch von Bedeutung für die PatientInnen gewesen wären. Die Fälle hätten auch dann eine längere Überlebensrate gehabt, wenn sie nicht durch ein Screening entdeckt und behandelt worden wären. Das ist ein klassisches Beispiel für einen *Diagnose-Bias*.

Lange Krankheitsverläufe verlaufen länger als kurze – Length-Time-Bias

Tumorerkrankung sind in ihrem Verlauf oft sehr unterschiedlich: Manche sind kurz, manche sind lang. Rapide wachsende Tumore werden meist schneller symptomatisch, langsam wachsende Tumore führen oft erst spät zu Symptomen. Die schnell verlaufenden Tumorerkrankungen führen oftmals auch schnell zum Tod. Sie weisen einen relativ kurzen vorklinischen Verlauf und einen oft ebenso kurzen klinischen Verlauf auf.

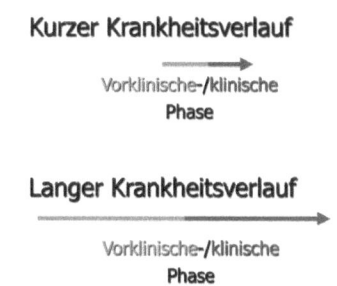

Abbildung 7.11: Vergleich von kurzen und langen Krankheitsverläufen. Quelle: Eigene Darstellung.

Wenn also die vorklinische Phase einer Erkrankung relativ lang ist, ist die Möglichkeit, dass diese Erkrankung durch Screening entdeckt wird, für einen längeren Zeitraum gegeben als bei einer Erkrankung, bei der nur eine kurze vorklinische Phase besteht. D.h., dass durch Screening-Programme leichter bzw. häufiger lange Krankheitsverläufe entdeckt werden. Wenn nun diese Überlebenszeiten mit den Verläufen von nicht-gescannten Personen verglichen werden, ist zu vermuten, dass ein positiver Effekt zu beobachten ist. Eine längere Überlebenszeit kann somit die Folge des so genannten *Length-Time-Bias* sein.

Die schlechte Nachricht früher gewusst – Lead-Time-Bias

Hier ein weiteres Beispiel: Eine Patientin erkrankt im Jahr 2010 an Brustkrebs. Zunächst entarten nur wenige Zellen und der Verlauf ist symptomfrei. Im weiteren Krankheitsverlauf wird sie symptomatisch und im Jahr 2017 stellt ihre Gynäkologin die Diagnose und die Patientin wird behandelt. Leider war die Behandlung nicht erfolgreich und die Patientin verstirbt im Jahr 2020 an Brustkrebs. Die Überlebenszeit betrug also drei Jahre.

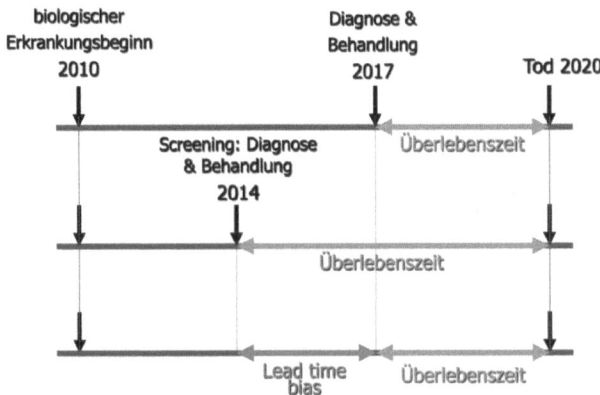

Abbildung 7.12: Lead-Time-Bias. Quelle: Eigene Darstellung.

Angenommen, die Patientin wäre regelmäßig zum Brustkrebs-Screening gegangen und die Diagnose wäre bereits im Jahr 2014 gestellt worden. Dann hätte sie beim gleichen Todeszeitpunkt im Jahr 2020 eine Überlebenszeit von sechs Jahren nach der Diagnose gehabt. Wie Ihnen aus Abbildung 7.12 ersichtlich wird, ist der einzige Unterschied in beiden Krankheitsverläufen der, dass die Patientin durch das Screening früher von ihrer Diagnose erfahren hat. Die frühere Diagnose, die in diesem Fall durch die gewonnene Lead Time hervorgerufen wird, führt leider zu keinem längeren Überleben der Patienten. Von außen betrachtet scheint zwar eine längere Überlebenszeit gegeben zu sein, jedoch wirkt sich das für die Patientin nicht positiv aus. Dies ist ein Beispiel für den so genannten **Lead Time-Bias**.

Evaluation von Screening-Verfahren

Die oben genannten Beispiele systematischer Fehler (Bias), die eine Interpretation der Ergebnisse von Screening-Verfahren falsch beeinflussen können, machen deutlich, dass eine systematische Evaluation von Screening-Verfahren die Voraussetzung sein muss, um ein Screening-Programm für große Bevölkerungsgruppen zu initiieren. Erst unter Verwendung des geeigneten Studiendesigns und einer geeigneten Analyse können Fehler vermieden und Informationen darüber gewonnen werden, ob ein potentielles Screening-Programm auch die positiven Effekte erzeugt, die wir erwarten.

Von einem einfachen beobachtenden Vergleich der Überlebenszeit in gescreenten und nicht-gescreenten Erkrankungsfällen ist zunächst einmal abzuraten. Hier besteht die große Gefahr, dass sich starke Einschränkungen auswirken (z.B. Lead-Time-Bias, Diagnose-Bias, Length-Time-Bias). Ein deutlich besserer Weg ist hier die Verwendung eines randomisierten klinischen Studiendesigns. Eine entsprechend gut durchgeführte Studie vermeidet verschiedenste Formen von Bias und Confoundern und liefert relevante Werte zu Risiko und Effekt (siehe auch Kapitel 4).

Lassen Sie uns abschließend noch einmal zum oben genannten Beispiel des Screenings des Prostatakarzinoms zurückkehren. In den Gesundheitssystemen vieler Länder werden regelmäßige Vorsorgeuntersuchungen für Männer ab einem bestimmten Alter angeboten. Ein leicht aus dem Blut zu bestimmender Blutwert, der als Indikator im Zusammenhang zum Prostatakarzinom gesehen wird, ist das prostataspezifische Antigen (PSA). Die Aussagekraft und der Effekt des PSA-basierten Screenings des Prostatakarzinoms wird aber seit Jahren diskutiert. Verschiedene beobachtende epidemiologische Studien zeigen teilweise widersprüchliche Ergebnisse. Um dieses Problem zu lösen, wurden mehrere randomisierte klinische Studien durchgeführt.

Zwei der größten Studien ihrer Art wurden im Jahr 2009 in der sehr renommierten vor Zeitschrift „The New England Journal of Medicine" veröffentlicht. Bei beiden Studien handelte es sich um randomisierte klinische Studien (siehe auch Kapitel 3.5) Die erste (vgl. Schröder et al.) begann in den frühen 1990-er Jahren und 182.000 Männern (zwischen 50 und 74 Jahren, hauptsächlich zwischen 55 und 69 Jahren) konnten anhand von Registerdaten aus sieben europäischen Ländern in die Studie einbezogen werden. Die Interventionsgruppe wurde einmal alle vier Jahre nach PSA gescreent. Die zweite Studie (vgl. Andriole et al.) fand zwischen 1993 und 2001 statt. 76.693 Männer aus zehn Studienzentren in den USA nahmen teil. Bei ihnen wurden für einen Zeitraum von sechs Jahren jährlich PSA-Tests und alle vier Jahre eine digitale rektale Untersuchung durchgeführt.

Beide Studien zeigten eine deutlich erhöhte Anzahl an diagnostizierten Prostatakarzinomen. Die höhere Anzahl an diagnostizierten Prostatakarzinomen ist verbunden mit einem erhöhten Risiko wegen der Diagnose behandelt zu werden. Da die Behandlungen häufig mit starken Nebenwirkungen verbunden sind (z.B. Inkontinenz oder Impotenz) hat das teilweise starke Auswirkungen auf die Lebensqualität der Patienten. Bezogen auf die Überlebensrate bzw. Sterberate am Prostatakarzinom zeigte sich in beiden Studien in den ersten sieben Jahren kein Unterschied zwischen Interventions- und Kontrollgruppe. Im weiteren Beobachtungsverlauf zeigte sich in der ersten Studie eine diskret erhöhte Sterberate in der Kontrollgruppe und in der zweiten Studie eine diskret erhöhte Sterberate in der Interventionsgruppe. In beiden Studien waren die Unterschiede jedoch nicht signifikant.

Auch heute wird noch viel in Fachkreisen über den Wert eines PSA-Screenings diskutiert. Aus epidemiologischer Sicht scheint ein ausgeprägter präventiver Effekt eher unwahrscheinlich. Das Beispiel macht jedoch deutlich, dass die Beantwortung der Frage „to screen or not to screen?" nicht immer einfach ist. Es bleibt immer abzuwägen, ob der Einsatz von Screening-Verfahren den Teilnehmerinnen und Teilnehmern mehr nutzt oder gegebenenfalls sogar schadet.

Literatur:

Andriole GL/Crawford ED/Grubb RL 3rd/Buys SS/Chia D/Church TR/Fouad MN/Gelmann EP/Kvale PA/Reding DJ/Weissfeld JL/Yokochi LA/O'Brien B/Clapp JD/Rathmell JM/Riley TL/Hayes RB/Kramer BS/Izmirlian G/Miller AB/Pinsky PF/Prorok PC/Gohagan JK/Berg CD/PLCO Project Team. (2009) Mortality results from a randomized prostate-cancer screening trial. N Engl J Med.; 360(13):1310-9.

Beck-Bornholdt HP/Dubben HH. (2002) Der Hund, der Eier legt. Rowohlt Taschenbuch Verlag, Reinbek

Kostoulas P. (2021) Fixed cutt-offs? https://www.youtube.com/watch?v=1gQ-lLKl5CQ

Krämer A/Reintjes R. (2003) Infektionsepidemiologie. Methoden, Surveillance, Mathematische Modelle, Global Public Health. Springer-Verlag, Berlin, Heidelberg, New York

Lein I/Leuker C/Antao EM/von Kleist M/Jenny MA. (2020). SARS-CoV-2: Testergebnisse richtig einordnen. Dtsch Arztebl. 117(47): A-2304

Schröder FH/Hugosson J/Roobol MJ/Tammela TL/Ciatto S/Nelen V/Kwiatkowski M/Lujan M/Lilja H/Zappa M/Denis LJ/Recker F/Berenguer A/Määttänen L/Bangma CH/Aus G/Villers A/Rebillard X/van der Kwast T/Blijenberg BG/Moss SM/de Koning HJ/Auvinen A/ERSPC Investigators. (2009) Screening and prostate-cancer mortality in a randomized European study. N Engl J Med.; 360(13):1320–8.

Wilson JMG/Jungner G/ World Health Organization. (1968). Principles and practice of screening for disease. World Health Organization. https://apps.who.int/iris/handle/10665/37650

Kapitel 8: Ausbruchsuntersuchung oder „eine Salmonelle kommt selten allein"

„Die Epidemiologie ist die Wissenschaft, die die Verbreitung von Krankheiten untersucht und darauf aufbauend Maßnahmen zur Verhinderung und Kontrolle von Ausbrüchen entwickelt."

Dr. Anthony Fauci,
Berater der US-Regierung

Zusammenfassung

Eine epidemiologische Ausbruchsuntersuchung dient der schnellen Identifizierung und Überwachung von Krankheiten, die innerhalb einer definierten Population in einem bestimmten Zeitraum auftreten. Sie ist ein wichtiger Teil der epidemiologischen Forschung, da sie es ermöglicht, mögliche Ursachen für einen Ausbruch zu identifizieren und dadurch potenzielle künftige Ausbrüche zu verhindern. Hierbei ist ein schnelles und systematisches Vorgehen hilfreich. Dieses Kapitel informiert Schritt für Schritt über die Ziele, den Einsatz und die Planung von Ausbruchsuntersuchungen sowie über Methoden zur Durchführung und Meldung eines Ausbruchs. Darüber hinaus finden Sie einfache Beispiele dafür, wie verschiedene Studiendesigns zur Untersuchung eines Ausbruchs angewendet werden können.

8.1: Einführung

Ziel der Ausbruchsepidemiologie ist es, eine Epidemie zu untersuchen, um sie zu kontrollieren und eine weitere Ausbreitung der Krankheit zu verhindern und mit dem gewonnenen Wissen zukünftige ähnliche Ausbrüche zu vermeiden. Im Allgemeinen bedeutet ein Ausbruch ein plötzliches Auftreten eines einschneidenden Ereignisses wie z.B. ein Vulkanausbruch, während im epidemiologischen Sinne ein Ausbruch als plötzliche Zunahme der Krankheitshäufigkeit in Bezug auf Zeit, Ort und beobachtete Population definiert wird.

Im 18. und 19. Jahrhundert waren Epidemien verschiedener Krankheiten in Europa weit verbreitet. Mediziner die erste epidemiologische Überlegungen nutzten, wie Edward Jenner (1749–1823), der als Landarzt während der Pockenepidemie in England im späten 18. Jahrhundert eine vorbeugende Impfung entdeckte und John Snow (1813–1858), welcher kontaminiertes Wasser als Ursache von Cholera-Ausbrüchen in London in den 1850-er Jahren festgestellt hatte (siehe auch Kapitel 1), schufen zweifellos die Grundlagen moderner Ausbruchsuntersuchungen. Heute gibt es neue Herausforderungen für die Erforschung von verschiedensten Erkrankungen. Auch heute spielen Ausbruchsuntersuchungen eine entscheidende Rolle für das Verständnis der Natur und für die anschließende Bekämpfung oder Prävention verschiedenster, übertragbarer und nicht-übertragbarer Krankheiten.

Ausbruchsuntersuchungen sind traditionell *ein wesentlicher Bestandteil der Arbeit des öffentlichen Gesundheitsdienstes*. In den letzten Jahrzehnten wurden Tausende von Ausbrüchen bei Menschen und Tieren gemeldet und untersucht, darunter

Kapitel 8: Ausbruchsuntersuchung oder „eine Salmonelle kommt selten allein"

zahlreiche Ausbrüche von Cholera, Pest, Malaria, Pocken, Masern, Influenza, SARS (*severe acute respiratory syndrome*), Salmonellosen und verschiedenster lebensmittelbedingter Ausbrüche sowie seit 2020 natürlich auch Covid-19.

Definition eines Ausbruchs und Ziele von Ausbruchsuntersuchungen

Die Begriffe „Cluster", „Ausbruch" und „Epidemie" stehen in einem engen Zusammenhang und sollten differenziert verwendet werden. Dafür ist es wichtig die Definitionen zu kennen. Unter einem Cluster versteht man eine Anzahl von Krankheitsfällen bezogen auf Zeit und Raum. Diese Gruppe von Fällen kann der erwarteten Anzahl entsprechen. Bei einem Ausbruch handelt es sich auch um eine Anzahl von Krankheitsfällen bezogen auf Zeit und Raum jedoch ist hierbei die Anzahl der Fälle höher als erwartet. Die Definition einer Epidemie entspricht der eines Ausbruchs. Jedoch im Gegensatz zu einem Ausbruch impliziert der Begriff Epidemie häufig einen schwerwiegenden Verlauf bzw. mehr Gefahr als bei einem Ausbruch. Entsprechend werden diese beiden Begriffe auch unterschiedlich in der Risikokommunikation eingesetzt.

Typisch für Ausbrüche ist, dass sie in der Regel plötzlich und unerwartet auftreten und oft direkte Maßnahmen zum Schutz vor weiteren Erkrankungsfällen erfordern. Eine gut durchgeführte Ausbruchsuntersuchung kann mehreren Zielen dienen. Sie dient zunächst der Erkennung und Beseitigung der Ursache einer möglichen Epidemie und kann ggf. zur Anwendung von Postexpositionsprophylaxe für Kontaktpersonen führen. Des Weiteren führen Ausbruchsuntersuchungen oft zur Entdeckung neuer Infektionen und Krankheitsfällen. In den letzten Jahrzehnten wurden viele neue Erreger und Krankheiten entdeckt. Fast jedes Jahr kam eine neue Erkrankung bzw. Erreger dazu, der das Potential für große Ausbrüche bzw. Epidemien hat. Man denke nur an die Covid-19-Pandemie und dessen Virus (SARS-CoV-2).

Ausbruchsuntersuchungen können Informationen über die Ausbreitung bekannter Krankheitserreger in neue geografische Gebiete liefern. Die Ursachen für Einschleppungen wie Einwanderer, Touristen, importierte Tiere und kontaminierte Lebensmittel und Waren können ebenso Ergebnisse der Untersuchungen sein wie die Erweiterung des Wissens zu neuen Übertragungswegen. Beispielsweise wurde eine Infektion mit E. coli O157:H7 zuvor mit dem Verzehr von unzureichend gegartem Fleisch in Verbindung gebracht. In weiteren Ausbruchsuntersuchungen registrierte man jedoch auch andere Risikofaktoren für die Übertragung (u.a. nicht pasteurisierten Käse, Getränke, Schwimmbäder, Seen sowie die Übertragung von Person zu Person). Tabelle 8.1 gibt einen Überblick über typische Übertragungswege von Infektionserregern.

Tabelle 8.1: Übertragungswege von Infektionserregern. Quelle: nach Hawker J et al. (2018).

Direkte Übertragung (Mensch zu Mensch)	Direkte Übertragung (Tier zu Mensch)	Indirekte Übertragung
■ Tröpfcheninfektion ■ Mutter auf Kind (bei der Geburt) ■ Schleimhautkontakt ■ Hautkontakt	■ Kontakt mit dem Tier ■ Verzehr von nicht (ausreichend) gekocht/gegart/ gebratenem Fleisch	■ Über die Luft ■ Über Speisen ■ Über (Trink-)Wasser ■ Über Vektoren

Schließlich können Ergebnisse aus Ausbruchsuntersuchungen als Grundlage für die Entwicklung von Gesundheitsvorschriften und Präventionsleitlinien dienen. Wissenschaftliche Erkenntnisse ermöglichen es, allgemeine Schlussfolgerungen zu ziehen, neue Trends zu erkennen und Wege zu neuen Präventionsmaßnahmen aufzuzeigen. Die Untersuchung von Ausbrüchen ist daher ein wichtiger Bestandteil der Public-Health-Praxis.

Epidemiologische Aspekte der Planung und Durchführung von Ausbruchsuntersuchungen

Bei der Untersuchung eines Ausbruchs werden oft sowohl epidemiologische, mikrobiologische, toxikologische und klinische Methoden eingesetzt, um Hypothesen über die Ursachen des Ausbruchs zu entwickeln und diese dann zu testen. In den folgenden Abschnitten werden die wichtigsten epidemiologischen Aspekte der Planung und Durchführung einer Ausbruchsuntersuchung beschrieben und anhand von Beispielen erläutert.

Die Hauptkomponenten einer Ausbruchsuntersuchung sind im Flussdiagramm in Abbildung 8.1 zusammengefasst. Ausbruchsuntersuchungen fasen das gesamte Vorgehen epidemiologischer Forschung oft in einer Art Zeitraffer zusammen. Zu Beginn werden oft orientierende, qualitative Befragungen bei Betroffenen durchgeführt. Es folgt eine deskriptive Analyse aller gefundenen Fälle um die Situation hinsichtlich Zeit, Ort, Person und Ausmaß des Problems zu analysieren. Mit Hilfe dieser Informationen werden zielgerichtet Hypothesen generiert. Diese und weitere Schritte müssen nicht notwendigerweise in der beschriebenen Reihenfolge durchgeführt werden. Außerdem laufen oft mehrere Schritte gleichzeitig ab.

Kapitel 8: Ausbruchsuntersuchung oder „eine Salmonelle kommt selten allein"

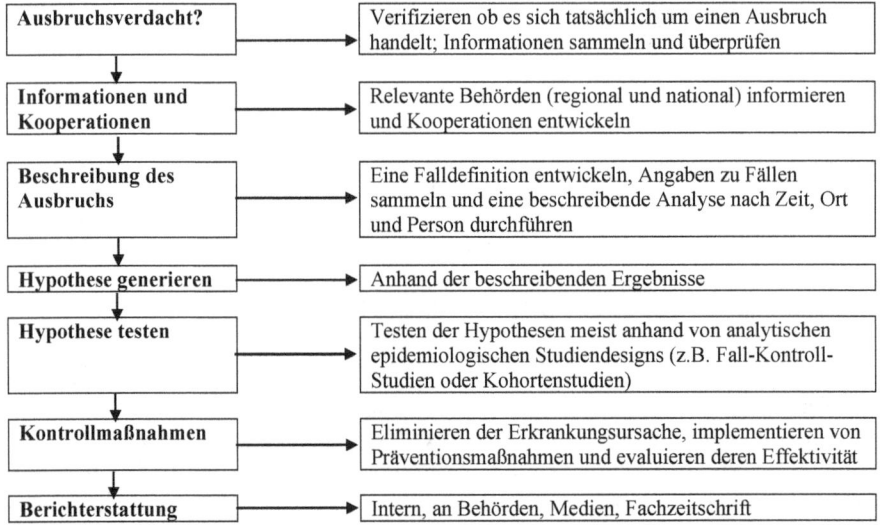

Abbildung 8.1: Flussdiagramm für Ausbruchsuntersuchungen und -management. Quelle: Reintjes R/Grein T (2003).

Ausbruchsverdacht

Ein Ausbruchsverdacht liegt vor, wenn Daten aus mehreren Fällen gemeinsame Merkmale aufweisen (z.B. Auftreten vieler Fälle einer Krankheit im gleichen Zeitraum, im gleichen Gebiet und mit ähnlichen Erscheinungsformen). Um das Vorliegen eines Ausbruchs zu beurteilen, sollte die Diagnose der Verdachtsfälle bestätigt und dann die Zahl der entdeckten Fälle mit der Ausgangsrate für die Krankheit und die Region verglichen werden. Mögliche Verzerrungen, die die Bewertung eines Ausbruchs beeinflussen können, müssen berücksichtigt werden; vor allem Änderungen in der Meldepraxis, Änderungen in der Populationsgröße, verbesserte Diagnoseverfahren, Screening-Kampagnen oder erhöhtes Interesse der Öffentlichkeit und der Medien an bestimmten Krankheiten. All dieses kann dazu beitragen, dass ein vermutlicher Ausbruch entdeckt wird ohne, dass es sich wirklich um einen Ausbruch handeln muss.

Informationen und Kooperationen

Im Fall, dass ein Ausbruch bestätigt wird, sollten die zuständigen Gesundheitsbehörden benachrichtigt werden um mögliche Kooperationen und Unterstützungen aktivieren zu können. Da oft ein dringender Handlungsbedarf besteht können allgemeine Kontroll- und Präventionsmaßnahmen bereits in der Anfangsphase der Ausbruchsuntersuchung initiiert werden. So können beispielsweise verdächtige Lebensmittel aus dem Handel genommen, kranke Personen, die gewerbsmäßig mit der Herstellung oder Verarbeitung von Lebensmitteln zu tun haben, in ihrer jeweiligen Tätigkeit eingeschränkt und ggf. isoliert werden oder die Bevölkerung über risikobehaftete Produkte informiert werden.

Beschreibung des Ausbruchs

Oft kann es anfänglich hilfreich sein, mehrere repräsentative Fallpersonen zu befragen. Diese qualitative Untersuchung mit offenen Fragen kann helfen, das Krankheitsbild zu verstehen und zusätzliche Informationen über die Betroffenen zu erhalten. Bei Ausbruchsuntersuchungen kommt der deskriptiven Epidemiologie eine der Schlüsselrollen zu. Sie bildet einen Ausbruch anhand der drei Standardvariablen Zeit, Ort und Person ab und ermöglicht das Aufstellen konkreter Hypothesen über Ursachen und -quellen sowie Übertragungswege. Die Komponenten des beschreibenden Prozesses werden in den folgenden Abschnitten erörtert.

Die Falldefinition

Sowohl für die Beschreibung eines Ausbruchs als auch für eine mögliche analytische Untersuchung ist es wichtig, eine praktikable Falldefinition zu erstellen. Eine epidemiologische Falldefinition umfasst, neben klinischen und gegebenenfalls labormedizinischen Kriterien, auch Angaben zu Zeit, Ort und personenbezogenen Orientierungsvariablen. Eine primäre Definition eines lebensmittelbedingten Ausbruchs kann beispielsweise wie folgt formuliert werden:

- Als Krankheitsfall gelten Personen mit den folgenden Symptomen: Erbrechen, Durchfall, Bauchschmerzen, Kopfschmerzen und Fieber, die nach dem Besuch einer Veranstaltung X auftreten.

Diese Definition impliziert keine gemeinsamen Risikofaktoren für betroffene Personen und hat eine hohe Sensibilität Krankheitsfälle zu erkennen. Im Laufe der Untersuchung sollte die Falldefinition jedoch überprüft und verfeinert werden, um die Spezifität zu erhöhen. Die vorherige Falldefinition eines lebensmittelbedingten Ausbruchs kann dann wie folgt umformuliert werden:

- Als Krankheitsfall gelten Personen mit Erbrechen oder Durchfall mit Beginn innerhalb von 4 Tagen (96 Stunden) nach Verzehr der bei Ereignis X servierten Speisen.

Hier hat die Definition eine höhere Spezifität und zielt darauf ab, Fälle von Gastroenteritis von anderen Erkrankungen zu differenzieren.

Ermittler können Fälle in „bestätigt" (z.B. in einem Labor bestätigt), „wahrscheinlich" (z.B. Fälle mit objektiven Anzeichen und Symptomen, die in der Falldefinition enthalten sind) und „verdächtig" (z.B. Fälle mit subjektiven Anzeichen und Symptomen, die in der Falldefinition enthalten sind) unterscheiden. Während des westafrikanischen Ebola-Ausbruchs 2014 empfahl die Weltgesundheitsorganisation (WHO) die Verwendung der folgenden dreistufigen Falldefinition:

Für **verdächtige** Fälle (*suspected*) wurde folgende Definition formuliert: „Jede Person, lebend oder verstorben, mit plötzlich beginnendem hohen Fieber, die Kontakt zu einem wahrscheinlichen oder bestätigtem Fall, oder toten oder erkranktem Tier ODER jede Person mit plötzlich auftretendem Fieber und mindestens drei der folgenden Symptome: Kopfschmerzen, Erbrechen, starker Gewichtsverlust/Appetitverlust, Durchfall, Lethargie, Magenschmerzen, Muskel- oder Gelenkschmer-

Kapitel 8: Ausbruchsuntersuchung oder „eine Salmonelle kommt selten allein"

zen, Schluckbeschwerden, Atembeschwerden, oder Schluckauf; oder jede Person mit unerklärlichen Blutungen ODER jeder plötzliche, unerklärte Todesfall.

Eine der Definitionen für **„wahrscheinliche"** Fälle (*probable*) von Ebola lautete wie folgt: Jeder Verdachtsfall, der von einem Kliniker bewertet wurde ODER jede Person, die an „verdächtigem" Ebola gestorben ist und eine epidemiologische Verbindung zu einem bestätigten Fall hatte, aber nicht getestet wurde und keine Laborbestätigung der Krankheit hatte.

Ein **„bestätigter"** Fall (*confirmed*) von Ebola liegt vor, wenn ein wahrscheinlicher oder vermuteter Fall als bestätigt eingestuft wird, dadurch dass eine Probe dieser Person im Labor positiv auf das Ebola-Virus getestet wird.

Finden von Fällen und Sammeln von Informationen

Normalerweise erfahren die Ermittler nur von einem Teil der Fälle, die während eines Ausbruchs auftreten. Die Hauptgründe dafür sind folgende:

- Nicht alle Kranken gehen zum Arzt. Viele von ihnen halten das nicht für nötig.
- Ärzte schicken nicht immer eine Probe zur mikrobiologischen Analyse an ein Labor.
- Laboruntersuchungen gelingt es nicht immer, einen ursächlichen Erreger zu identifizieren.
- Einige Patienten möchten nicht, dass sie gemeldet werden.
- Nicht alle positiven Befunde werden dem Gesundheitsamt gemeldet.

Daher gibt es zusätzlich zu den bereits bekannten Fällen auch Fälle, die möglicherweise übersehen wurden. Die Ermittler sollten nach ihnen suchen. Nur dann kann das Ausmaß eines Ausbruchs objektiv abgeschätzt und die Ausbruchspopulation gut definiert werden. Eine aktive Suche nach Fällen kann unter Verwendung bestimmter Fallfindungstechniken durchgeführt werden:

- Recherche in Meldedaten und Labordaten (z.B. Krankheitsübersichten, Morbiditätsmeldungen der örtlichen Gesundheitsämter)
- Befragung von Ärzten, Personal klinisch-mikrobiologischer Labors und Krankenhäusern, um Protokolle zu Krankheiten oder Diagnosen zu überprüfen, die für den aktuellen Ausbruch typisch sind
- Befragung bekannter Ausbruchsfälle, um Folgefälle zu finden (z.B. anhand von Gäste- oder Teilnehmerlisten einer Veranstaltung), öffentliche Ankündigungen in der lokalen Presse, im Radio und anderen Massenmedien.

Nachdem alle Fälle identifiziert sind, werden umfassende Informationen über sie gesammelt. Die Personen können entweder persönlich (oder telefonisch) befragt werden oder einen standardisierten Fragebogen zum Ausfüllen erhalten. Unabhängig von der Art der Erkrankung sind die folgenden grundlegenden Informationen erforderlich, um den Ausbruch beschreiben zu können:

- Fallidentifikationsangaben (Name, Adresse usw.),
- Demografischer Hintergrund,

- Klinische Informationen (Krankheitsbeginn, Zeitpunkt der Exposition gegenüber dem Infektionserreger, Anzeichen, Manifestation, Labortestergebnisse) und
- Mögliche Risikofaktoren (Exposition oder Faktoren, die die Wahrscheinlichkeit einer Erkrankung beeinflussen könnten).

Nach der Erhebung dieser Fallinformationen ist eine zeitliche, örtliche und personenbezogene Strukturierung der Daten möglich. Ziel der deskriptiven Epidemiologie ist es dabei, Antworten auf folgende Fragen zu finden:

- Was haben die Patienten gemeinsam?
- Gibt es eine zunehmende Häufigkeit in Bezug auf Geschlecht, Altersgruppen, Beruf sowie auf demographische oder geografische und zeitliche Variablen?

Um die Beantwortung dieser Fragen zu vereinfachen, ist es oft hilfreich, die gesammelten Daten in Diagrammen, Tabellen und Karten darzustellen.

Zeit: Epidemiekurven von Ausbrüchen

Zur grafischen Beschreibung von Fällen nach Zeitpunkt des Krankheitsbeginns kann eine Epidemiekurve gezeichnet werden, in der das Auftreten von Fällen über ein angemessenes Zeitintervall dargestellt wird. Grafisch wird eine solche Kurve konstruiert, indem man auf der y-Achse die Anzahl der Fälle und auf der x-Achse das Datum des Krankheitsbeginns aufträgt. Eine Epidemiekurve hilft, den zeitlichen Verlauf der Ereignisse zu verfolgen und gibt Hinweise auf Übertragungsmodi, Expositions- und Inkubationszeit der untersuchten Krankheit. Krankheitsfälle, deren zeitlicher Verlauf stark von dem der anderen Fälle abweicht („Ausreißer"), können evtl. wichtige Hinweise auf die Infektionsquelle geben. Drei Beispiele typischer Epidemiekurven sind in Abbildung 8.2a–c dargestellt.

Kapitel 8: Ausbruchsuntersuchung oder „eine Salmonelle kommt selten allein"

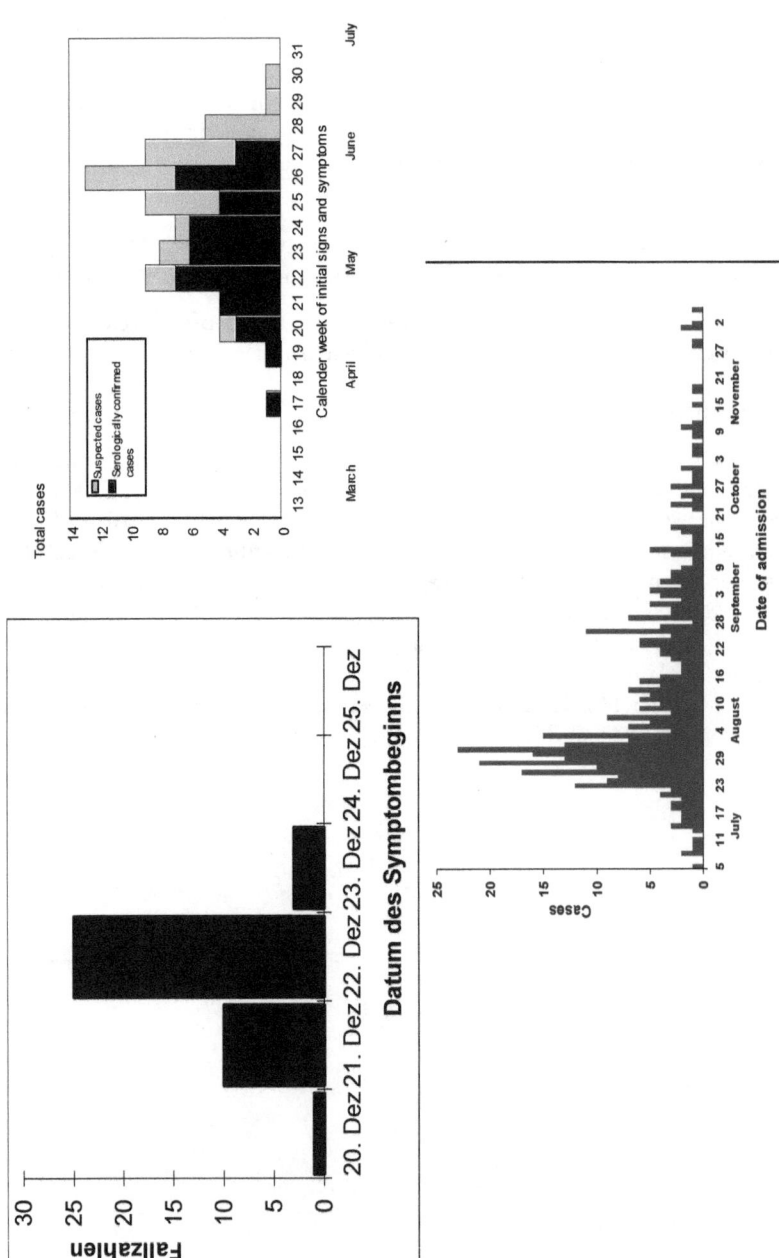

Abbildung 8.2: (a–c) Beispiele für Epidemiekurven; (a) bei einer Punktquelle (point source); (b) Gemeinschaftsquelle (common source); (c) Übertragung von Person zu Person. Quelle: Eigene Darstellung.

Die Kurven **a** und **b** in Abbildung 8.2 sind Beispiele für Ausbrüche mit gemeinsamen Quellen. Bei solchen Ausbrüchen sind die meisten Fälle einem gemeinsamen Risikofaktor ausgesetzt. Das Beispiel A stellen eine Epidemiekurve für einen Ausbruch mit einer Punktquelle dar. Hierbei gab es zu einem Zeitpunkt eine kurzzeitige Exposition, z. B. eine gemeinsame Feier, bei der ein kontaminiertes Lebensmittel von vielen Personen gegessen wurde. Abhängig von der Inkubationszeit erkranken in einem kurzen Zeitraum viele Personen und es zeigt sich ein starker Anstieg der Fälle in der epidemischen Kurve. Nach Ablauf der Inkubationszeit nimmt die Zahl der neuauftretenden Fälle schnell wieder ab. In diesem Fall endet die Epidemie, es sei denn, es treten sekundäre Fälle auf, was typisch für lebensmittelbedingte Ausbrüche ist. Das Beispiel **b** zeigt einen langsameren Anstieg der Fälle. Die neuauftretenden Fallzahlen bleiben über einen längeren Zeitraum auf einem hohen Niveau und fallen dann langsam wieder ab. Dieses ist typisch für eine kontinuierliche gemeinsame Exposition von Personen die über einen längeren Zeitraum existiert. Krankheitsfälle treten nach der Mindestinkubationszeit plötzlich auf, verschwinden aber nicht vollständig, weil immer mehr Personen der Infektionsquelle ausgesetzt sind. Kurve **c** veranschaulicht einen Ausbruch der beispielsweise für Masern, Grippe oder Windpocken typisch ist. Bei einem solchen propagierten Ausbruch kommt es zunächst zu einer Zunahme der Fälle nach der Exposition, dann zu einem Rückgang der Fallzahlen; später kommt es zu einem zweiten oder weiteren Wellen mit Anstiegen der Fälle, die schließlich durch Übertragung von Mensch zu Mensch infiziert werden.

Ort: Räumliche Verteilung

Die räumliche Beschreibung eines Ausbruchs kann nützliche Hinweise auf die geografische Verteilung der Fälle, die Größe eines Ausbruchs und unter besonderen Umständen auf die zugrunde liegende Quelle liefern. Dies kann beispielsweise Informationen über bestimmte Orte innerhalb der betroffenen Umgebungen (z.B. ein Krankenhaus, Restaurant, Schwimmbäder) oder den Ort, an dem betroffene Personen leben, geben. Es ist praktisch, geografische Informationen in Form von Karten darzustellen, beispielsweise Punktdichtekarten. Punktdichtekarten können dazu dienen, die geografische Ausdehnung des Problems grafisch darzustellen und Informationen zur Clusterbildung bereitzustellen. Die wahrscheinlich berühmteste Karte dieser Art wurde von Dr. John Snow gezeichnet und zeigt die Cholera-Todesfälle in der Nähe des Golden Square in London (wo der Ausbruch stattfand) im Jahr 1854 (siehe Kapitel 1, Abb. 1.5). Aus seiner Karte konnte man den Zusammenhang zwischen der Häufung von Cholera-Fällen um die Broad Street-Pumpe erkennen. Der Nachteil von Punktdichtekarten besteht jedoch darin, dass sie keine Informationen über die Anzahl der gefährdeten Personen in einem kartierten Gebiet liefern, was bei ungleicher Bevölkerungsdichte dieser Gebiete verwirrend sein kann. Eine andere Möglichkeit besteht darin, eine Karte zu erstellen, die gebietsspezifische Krankheitsraten anzeigt, beispielsweise Krankheitsangriffsraten pro 100 Einwohner, die Epizentren einer Epidemie zeigen. Diese Art der Darstellung wird Choroplethenkarten genannt (siehe Kapitel 2, Abb. 2.3).

In jedem Fall sind visuelle Darstellungen hilfreich, um mehr über die Ausbreitung eines Krankheitsausbruchs zu verstehen. Neben den oben genannten gibt es komplexere Verfahren [z.B. Geoinformationssysteme (GIS)], die sowohl geografische als auch andere Informationen kombinieren.

Auf eine einfache Art und Weise kann man auch die Angaben zu Zeit und Ort miteinander kombinieren. Dieses ist anhand eines Beispiels eines viralen Meningitis Ausbruches auf Zypern in Abbildung 8.3 dargestellt. In dieser epidemischen Kurve wird deutlich, dass der Ausbruch zunächst in Limassol begann und sich im Laufe der kommenden Wochen in anderen Städten ausbreitete. Dieses trägt deutlich zum besseren Verständnis des Verlaufs dieses Ausbruchs bei.

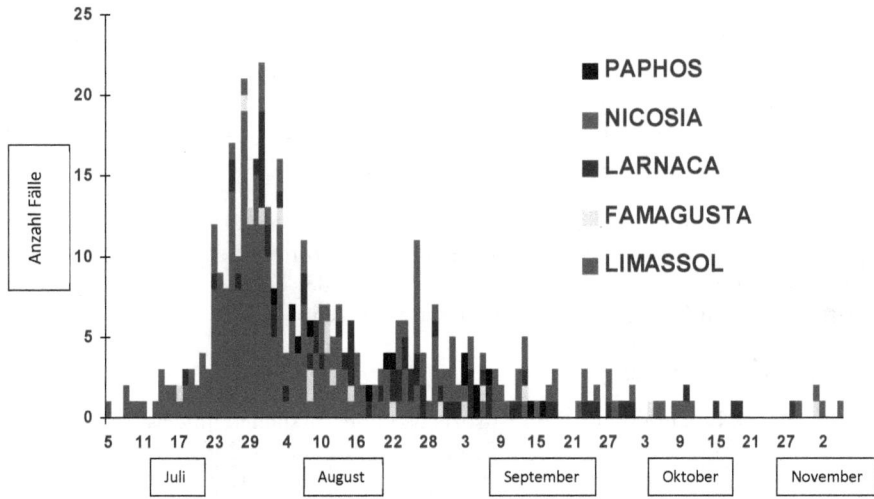

Abbildung 8.3: Epidemische Kurve zu viralen Meningitisfällen in Zypern, nach Zeitpunkt der Krankenhausaufnahme und Ort. Quelle: Dr. Ryan M WHO, persönliche Kommunikation.

Person: Darstellung der Ausbruchspopulation

Zur Darstellung der Ausbruchspopulation können personenbezogene Variablen verwendet werden. Eine hohe Fallhäufigkeit in einer bestimmten Bevölkerungsgruppe kann auf Hochrisikogruppen hindeuten (z.B. vermehrtes Auftreten von Fällen bei Arbeitern in einem bestimmten Teil einer Fabrik oder bei Besuchern eines örtlichen Restaurants). Zu den personenbezogenen Faktoren zählen demografische Merkmale (Alter, Geschlecht, ethnische Zugehörigkeit), Familienstand, persönliche Aktivitäten (Beruf, Gewohnheiten, Freizeitaktivitäten, Kenntnisse, Einstellungen und Verhalten), genetische Faktoren, physiologische Gegebenheiten (Ernährungszustand, Belastungen, Schwangerschaft etc.), aktuelle Krankheiten und Immunzustand. Darüber hinaus erfordern Untersuchungen bestimmter Krankheiten wie beispielsweise sexuell übertragbare Krankheiten oder HIV/AIDS die Verwendung von Variablen, die sich auf das Sexualverhalten, die Sexualpraktiken, die Anzahl der Sexualpartner und in bestimmten Fällen auch auf den intravenösen Drogenkonsum beziehen.

Formulierung einer Hypothese

Basierend auf den Erkenntnissen der deskriptiven Analyse der Fälle, der Laboranalyse, einer Begehung vor Ort und der klinischen Untersuchungen können die Untersucher qualifizierte Hypothesen zu Infektionsursache, möglicher Erregerquelle, Übertragungswege und spezifische Expositionen aufstellen. Nach der Entwicklung der ersten Hypothesen kann eine Liste potenzieller Risikofaktoren im Zusammenhang mit der Infektion erstellt werden.

Beispielsweise könnte eine mögliche Hypothese für eine epidemiologische Ausbruchsuntersuchung einer Durchfallerkrankung verursacht durch Salmonellen lauten: „Der Ausbruch des Krankheitserregers ist auf eine kontaminierte Lebensmittelquelle zurückzuführen." Als potenzielle Risikofaktoren könnten dann speziell alle möglichen Lebensmittel im Einzelnen aufgeführt werden, bei denen es zu einer Kontamination mit den Erregung gekommen sein kann.

Hypothese testen

Zur Erinnerung: Das Ziel einer Ausbruchsuntersuchung besteht grundsätzlich nicht nur darin, den Erreger zu identifizieren und zu beschreiben, sondern genauer gesagt, eine pathogene Quelle der Krankheit und Übertragungswege zu finden, um Kontroll- und Präventionsmaßnahmen zu entwickeln. Bei Ausbruchsuntersuchungen werden analytische Studien hauptsächlich eingesetzt, um unabhängig von Labormethoden den Infektionsherd und die Ursache für die Entstehung des Ausbruchs zu beurteilen.

Charakteristisch für analytische epidemiologische Studien ist die Verwendung einer Vergleichsgruppe, die es ermöglicht, einen möglichen Zusammenhang zwischen bestimmten Expositionen und der untersuchten Krankheit zu quantifizieren. Die beiden am häufigsten verwendeten Studiendesigns sind Fall-Kontroll-Studien und Kohortenstudien. Methodische Aspekte dieser und anderer Arten epidemiologischer Studien werden in den Kapiteln 3.1 bis 3.5 vorgestellt.

Auswahl eines geeigneten Studiendesigns

Die Wahl eines geeigneten Studiendesigns kann von verschiedenen Faktoren abhängen, wie beispielsweise dem Zeitpunkt der Untersuchung, verfügbaren Ressourcen, Erfahrungen der Untersucher, der Größe der betroffenen Population, der Expositionsprävalenz und der Krankheitsinzidenz. Die Vor- und Nachteile der unterschiedlichen zur Verfügung stehenden Studiendesigns muss gut abgewogen werden. Hierbei spielen sowohl epidemiologische Aspekte wie auch pragmatische Überlegungen eine Rolle. Fragen wie: *Kann mit dem gewählten Studiendesign die Forschungsfrage eindeutig beantwortet werden? Welche Störfaktoren könnten die Untersuchung und dadurch die Ergebnisse beeinflussen? Lässt sich eine entsprechende Untersuchung in der Praxis umsetzen?* sollten umfassend in der Planungsphase erörtert werden.

Historische Kohortenstudien

Tritt ein Ausbruch in einer begrenzten, geschlossenen Bevölkerungsgruppe auf (z.B. Teilnehmer einer Feier, einer Party oder Patienten eines Krankenhauses), kann eine Kohortenstudie basierend auf der historisch bestehenden Kohorte anderen Studiendesigns vorgezogen werden (siehe auch Kapitel 3). In einer solchen Studie wird die Gesamtpopulation in Personen, die gegenüber dem potenziellen Risikofaktor exponiert waren, und Personen, die gegenüber dem Risikofaktor nicht exponiert waren, eingeteilt. Anschließend werden die risikospezifischen Inzidenzen (englisch: Attack rate) in beiden Gruppen berechnet und verglichen. Die risikospezifische Attack rate wird normalerweise in Prozent dargestellt:

$$Erkrankungsrate (Attackrate) = \frac{Anzahl\,neuer\,Krankheitsfälle\,während\,des\,Zeitintervalls}{Risikopopulation\,zu\,Beginn\,des\,Zeitintervalls} \times 100$$

Beispiel einer Kohortenstudie bei einem hypothetischen lebensmittelbedingten Ausbruch

Nach der Teilnahme an einem Hochzeitsessen erkrankten viele der Gäste an Symptomen wie Übelkeit, Erbrechen und Durchfall. Alle 150 Personen, die am Hochzeitsessen teilnahmen, wurden nach den verzehrten Speisen und Getränken befragt und ob sie danach erkrankten. Die Ermittler vermuteten, dass einige Lebensmittel oder Getränke mit Staphylokokken-Bakterien kontaminiert sein könnten. Anhand der Falldefinition wurden die Attack Rate für bestimmte Lebensmittel (z.B. Lebensmittel X) berechnet und verglichen (Tabelle 8.2).

Tabelle 8.2: 2 x 2-Tabelle einer hypothetischen Kohortenstudie zur Untersuchung eines Ausbruchs nach einer Hochzeitsfeier. Quelle: Eigene Darstellung.

Risikofaktor	Erkrankt	Nicht erkrankt	Attack rate (%)
Speise gegessen	40	10	40 / 50 = 80
Speise nicht gegessen	10	90	10 / 100 = 10

Von insgesamt 50 Personen, die Lebensmittel X aßen, erkrankten 40 (Attack rate 40 / 50 = 80%). Die Inzidenz derjenigen, die das Lebensmittel X nicht aßen, betrug 10 / 100 oder 10%. Lebensmittel X wurde aus folgenden Gründen als möglicher Risikofaktor für die Krankheit angenommen:

- Die nahrungsmittelspezifische Angriffsrate bei denjenigen, die Nahrung X aßen, war sehr hoch (80%).
- Die lebensmittelspezifische Angriffsrate bei denjenigen, die das Lebensmittel X nicht aßen, war niedrig (10%), und daher war die Differenz („Risikodifferenz") zwischen den Angriffsraten hoch (70%).
- Die Mehrheit der Fälle aß Lebensmittel X (40 / 50 oder 80%).

Zusätzlich lässt sich das Relative Risiko (RR), also das Verhältnis der Attack Raten bzw. Inzidenzen, berechnen (siehe auch Kapitel 4). In unserem Beispiel rechnet man RR = 80 / 10 = 8. Ein relatives Risiko von 8 zeigt an, dass Personen, das Lebensmittel X gegessen haben, eine 8-mal höhere Wahrscheinlichkeit hatten, krank zu werden, als diejenigen, die dieses Lebensmittel nicht gegessen hatten. Mit statistischen Signifikanztests kann der Einfluss des Zufalls beurteilt werden (siehe auch Kapitel 4).

Fall-Kontroll-Studie

Eine Fall-Kontroll-Studie wird sehr oft als Studiendesign in einer Ausbruchsuntersuchung verwendet, wenn die Ausgangspopulation sehr groß ist und nur ein Teil der Risikopopulation in eine Studie einbezogen werden kann oder wenn die ursprüngliche Risikopopulation nicht gut genug definiert ist, um eine zu verfolgende Kohorte zu bestimmen. In einer Fall-Kontroll-Studie wird die Verteilung der Expositionen in der Fallgruppe mit der in einer Gruppe von der Erkrankung nicht betroffener Personen (Kontrollen) verglichen (siehe Kapitel 3). Ziel von Fall-Kontroll-Studien ist es, Unterschiede in den Risikofaktoren zu finden, denen zwei untersuchte Gruppen (Fälle und Kontrollpersonen) in der Vergangenheit ausgesetzt waren. Der Fragebogen zur Befragung der Personen ist in beiden Gruppen identisch.

Beispiel einer Fall-Kontroll-Studie bei einem hypothetischen lebensmittelbedingten Ausbruch

Betrachten wir nun das obige Beispiel (Tab. 8.2) aus dem Blickwinkel einer Fall-Kontroll-Studie. Dies bedeutet insbesondere, dass die beiden betroffenen Gruppen von „Fällen" und „Kontrollen" aus größeren Populationen unbekannter Größe beprobt wurden. 90% aller Fälle aßen Lebensmittel X, verglichen mit nur 40% der Kontrollpersonen (Tabelle 8.3). Dies deutet darauf hin, dass der Verzehr von Lebensmittel X mit der Krankheit assoziiert ist.

Tabelle 8.3: 2 x 2-Tabelle einer hypothetischen Fall-Kontroll-Studie zur Untersuchung eines Ausbruchs nach einer Hochzeitsfeier. Quelle: Eigene Darstellung.

Risikofaktor	Fälle	Kontrollen
Speise gegessen	40	10
Speise nicht gegessen	10	90
Anteil exponiert	*80%*	*10%*

Wir vergleichen die Odds des Nahrungsverzehrs in der Gruppe der Fälle (40 / 10) mit den Odds des Nahrungsverzehrs in der Gruppe der Kontrollpersonen (10 / 90). Das Quotenverhältnis berechnet sich daher als

$$Odds\ Ratio = \frac{exponierte\ Fälle * nichtexponierte\ Kontrollen}{exponierte\ Kontollen * nichtexponierte\ Fälle}$$

Somit ergibt die Berechnung folgendes Ergebnis: OR = 40 x 90 / 10 x 10 = 36 Ein Odds Ratio von 36 deutet auf einen starken Zusammenhang zwischen Erkrankung und Verzehr des Lebensmittels X hin. Ähnlich wie bei Kohortenstudien lässt sich der potenzielle Einfluss des Zufalls mit Hilfe statistischer Tests berechnen (siehe auch Kapitel 3 und 4).

Kontrollmaßnahmen

Wie bereits erwähnt, besteht das Hauptziel einer Ausbruchsuntersuchung darin, einen aktuellen Ausbruch zu stoppen und zukünftige Ausbrüche oder Epidemien zu vermeiden. Um einen Ausbruch zu stoppen, muss die Infektionsquelle entfernt oder Übertragungswege blockiert werden. Um eine weitere Ausbreitung der Infektion zu vermeiden, ist es notwendig, dass die Bedingungen, die den Ausbruch verursacht haben, mit Hilfe geeigneter langfristiger Maßnahmen und struktureller Veränderungen beseitigt werden. Die Untersuchung gilt erst dann als abgeschlossen, wenn die vorbeugenden Maßnahmen ergriffen wurden und sich ihre Wirksamkeit erwiesen hat.

Spezifische Maßnahmen, die zur Kontrolle der Infektionsquelle durchgeführt werden können, sind z.B. Rückruf kontaminierter Produkte, Schließung einer Produktionsstätte, Reinigung oder Desinfektion, Entfernung von Personen aus der Infektionsquelle, Behandlung der infizierten Personen. Um die Übertragung zu unterbinden, können Maßnahmen wie Impfung oder Verbesserung der Hygiene, Unterbrechung der Übertragung in die belebte oder unbelebte Umwelt, Informations- und Aufklärungskampagnen ergriffen werden.

In dem Beispiel aus Kapitel 5, dem Q-Fieber-Ausbruch in Dortmund, ging einige Jahre vor dem hier beschriebenen Ausbruch ein ähnliches Ereignis zuvor. Damals wurde der Ausbruch nur geschrieben und die ursächliche Quelle nicht näher untersucht. Als Konsequenz wurden auch keine größeren Maßnahmen durchgeführt was letztendlich dann zu dem hier beschriebenen Ausbruch führte. Die Ergebnisse der analytischen Ausbruchsuntersuchung konnten dazu beitragen effektive Maßnahmen anzuordnen und weitere Q-Fieber-Ausbrüche zu vermeiden.

Berichterstattung

Natürlich sollte jede Ausbruchsuntersuchung durch das Verfassen eines Berichts und die Weitergabe der Ergebnisse an die beteiligten Parteien abgeschlossen werden. Zunächst sollten die Ergebnisse der Untersuchungen sorgfältig dokumentiert und in Form eines ausführlichen Zwischen- und Abschlussberichts an alle beteiligten Behörden sowie an die Mitarbeiter der betroffenen Einrichtung übermittelt werden. Studienergebnisse sollten auch in Form von mündlichen Informationen oder Berichten an alle Informanten, interessierten lokalen, regionalen und nationalen Gesundheitsämter gemeldet werden. Darüber hinaus sollten die Bevölkerung, in denen der Ausbruch aufgetreten ist, und die Studienteilnehmer und Studienteilnehmerinnen eine Rückmeldung über das Ergebnis der Untersuchung erhalten; die Öffentlichkeit kann über die Nachrichtenmedien informiert werden. Die wissenschaftlichen Inhalte der Untersuchung sollen durch Veröffentlichungen in Fachzeitschriften und Bulletins der Fachwelt zugänglich gemacht werden, damit alle von den gewonnenen Erfahrungen und Erkenntnissen profitieren können.

Schlussfolgerungen

Angesichts der zunehmenden Häufigkeit von Epidemien und Ausbrüchen ist ein systematisches und gezieltes Handeln erforderlich, um Beweise zu sammeln und Entscheidungsprozesse zu unterstützen. Eine Ausbruchsuntersuchung erfordert die Anwendung von Methoden der deskriptiven und ggf. analytischen Epidemiologie. Die Untersuchung und Behandlung des Ausbruchs umfasst mehrere Schritte, darunter die Festlegung der Falldefinition und Fallfindungstechniken, die Erfassung von Daten und die Beschreibung der Fälle in Bezug auf Zeit, Ort und betroffene Personen. In der Regel ist eine Analyse erforderlich. Obwohl in einer Ausbruchsuntersuchung gefundene Zusammenhänge nicht automatisch als ursächlich angesehen werden können, liefert die gleichzeitige Verwendung einer gut geplanten epidemiologischen Untersuchung und klinischer und Laborbefunde sehr oft valide Informationen über Ursachen und Übertragungswege von Krankheiten, die für die Entscheidungsfindung hilfreich sind.

Um all diese Schritte praktisch nachvollziehen zu können empfehle ich Ihnen die Übung im folgenden Kapitel anhand eines eindrucksvollen Beispiels aus Hamburg nachzuvollziehen. Wie im ersten Kapitel können Sie in den Fußspuren ihrer Kolleginnen und Kollegen Erfahrungen anhand realer Daten und Ereignisse sammeln. Viel Erfolg!

Literatur

Gregg MB (2002) The principles of an epidemic field investigation. In: Detels R/McEwen J/Beaglehole R/Tanaka H. Oxford textbook of public health, 2, The methods of public health, 4th ed. Oxford University Press, New York

Hawker J/Begg NT/Blair I/Reintjes R/Ekdahl K/Edeghere O/van Steenbergen JE. (2018) Communicable Disease Control Handbook. 4rd edition. Blackwell Publishing, Oxford

Reintjes R/Grein T. (2003). Ausbruchsuntersuchungen. In: Krämer A/Reintjes R. (eds) Infektionsepidemiologie. Springer, Berlin, Heidelberg.

Reintjes, R/Zanuzdana A. (2009). Outbreak Investigations. In: Krämer A/Kretzschmar M/Krickeberg K. (eds) Modern Infectious Disease Epidemiology. Statistics for Biology and Health. Springer, New York, NY

Kapitel 9: Ein großer Ausbruch in Hamburg

„Wir sind dafür da, um zu warnen. Viele Verbraucher haben die Warnung befolgt. Das hat viele Menschen davor bewahrt, krank zu werden."

Andreas Hensel im Juni 2011,
Präsident des Bundesinstituts für Risikobewertung,

Zusammenfassung

Diese Fallstudie basiert auf einem wahren Ereignis welches Hamburg im Speziellen, aber auch weit über die Stadtgrenzen viele Menschen beschäftigt hat. Zur Erstellung wurden nach einer intensiven Literaturrecherche die Ereignisse zu großen Teilen rekonstruiert und soweit es ging die Originaldaten verwendet. Aus didaktischen und datenschutzrechtlichen Gründen wurden jedoch einige Dinge angepasst und Namen sowie Personen teilweise frei erfunden. Ziele dieser Übung im Anschluss an die inhaltlichen, fachlich darstellenden Kapitel dieses Lehrbuchs sind, dass Sie während dieser Übung mit eigenen Erfahrungen mehr selbst erfahren über die Schritte einer epidemiologischen Untersuchung und die Rollen, die verschiedene Beteiligte spielen, sowie das Beschreiben, Analysieren und Interpretieren epidemiologischer Daten.

Nutzen Sie diese praxisnahe Gelegenheit und diskutieren Sie die epidemischen Hinweise auf die mögliche Quelle des Ausbruchs sowie geeigneter Maßnahmen die umgesetzt werden sollten. Es wird empfohlen den Text immer nur bis zu einer hervorgehobenen Frage zu lesen, sich dann Gedanken zur Beantwortung der Frage zu machen und diese ggf. schriftlich festzuhalten und erst dann weiterzulesen. Im Text werden Sie dann jeweils Antworten finden, die entweder dem Vorgehen bei der ursprünglichen Untersuchung entsprechen oder von mir ergänzt wurden. Bei methodischen Fragen empfiehlt es sich in den entsprechenden Kapiteln in diesem Buch nachzulesen. Kapitel 8 hat den engsten Bezug zu dieser Übung. Ihnen also viel Vergnügen, vertiefende Erkenntnisse und Erfolg bei Ihrem ersten Fall als epidemiologische Detektivin bzw. Detektiv.

Hintergrund: Hamburg – „Das Tor zur Welt"

Die Freie und Hanse Hamburg ist die zweitgrößte Stadt und besitzt den größte Hafen Deutschlands. Sie ist zudem eine der reichsten Städte Deutschlands. Neben seinem maritimen Geist zeichnet es sich durch lebendige Viertel mit multikulturellen Restaurants, maritimer Architektur, unverwechselbaren Möwenschreien und dem einzigartigen Unterhaltungsvierteln aus. In Hamburg leben rund 2 Mio. Menschen und in der norddeutschen Metropolregion Hamburg sind es ca. 5 Mio. Die Stadt besteht aus 7 Bezirken und ist in 104 Viertel unterteilt. Sie ist im Norden von Schleswig-Holstein und im Süden von Niedersachsen umgeben. Die Hamburger Hauptwasserstraße, die Elbe, verbindet die Stadt mit der Nordsee. Neben seinem Status als wichtiges europäisches Zentrum für Handel, Wissenschaft und Bildung ist es ein beliebtes touristisches Ziel.

Kapitel 9: Ein großer Ausbruch in Hamburg

EHEC und HUS in Hamburg

Mittwoch, 19. Mai

Sie sind Epidemiologe des Hamburger Gesundheitsamtes. Es ist kurz vor 17 Uhr am Mittwoch den 19. Mai, und Ihre Arbeit ist fast beendet, als der Chef der inneren Medizin der Hamburger Elbklinik (Name geändert) Sie telefonisch kontaktiert. Fünf pädiatrische Patienten mit einer Krankheit, die durch Dehydration, Schwäche, blutigen Durchfall und Niereninsuffizienz gekennzeichnet ist, wurden gerade in die Elbklinik aufgenommen. Das klinische Bild wurde als hämolytisch-urämisches Syndrom (HUS) klassifiziert. Alle Kinder zeigten erste Symptome von krampfartigen Schmerzen im Unterbauch, Übelkeit und Erbrechen mit nur gering erhöhter Temperatur. Einige Stunden bis drei Tage nach dem Einsetzen der ersten Symptome hatten die fünf Kinder blutigen Durchfall. Erste Blutuntersuchungen zeigen Anzeichen einer Infektion und einer Entzündung. Mit dem Einsetzen von HUS stiegen die Hinweise auf eine beeinträchtigte Nierenfunktion sowie Anzeichen einer schweren Bluterkrankung. Drei der Kinder leben in Hamburg Altona und zwei in Hamburg Nord. Drei von ihnen gehörten derselben Familie an. Keines war in den letzten Wochen außerhalb Deutschlands verreist.

Hier ein paar Hintergrundinformationen zu EHEC und HUS.

Factsheet EHEC

Enterohaemorrhagic Escherichia coli (EHEC) ist ein humanpathogenes E. coli-Bakterium, das hämorrhagische Kolitis (blutigen Durchfall) verursachen kann, welches auch zu schweren Erkrankungen führen kann, einschließlich das hämolytisch-urämischem Syndrom (HUS), das hauptsächlich bei Kindern auftritt, und zum Tod führen kann.

HUS (siehe unten) ist eine schwere, lebensbedrohliche Komplikation im Zusammenhang mit einer EHEC-Infektion, hauptsächlich des Serotyps O157:H7. Die Infektion kann jedoch auch asymptomatisch bleiben oder nur leichte Symptome verursachen, wie z.B. eine Durchfallerkrankung, die oft von Bauchkrämpfen und Erbrechen begleitet wird. Normalerweise werden etwa 1/3 der Fälle in Krankenhäuser eingeliefert.

Die ***Inkubationszeit*** beträgt normalerweise **sechs Stunden bis zehn Tage (am häufigsten 2–4 Tage)**. Patienten können den Erreger für 2–62 Tage (mittlerer Zeitraum 5–40 Tage) ausscheiden und sind potenziell infektiös, solange der Erreger im Stuhl nachgewiesen werden kann. EHEC gehört zu den Shigatoxin-produzierenden E. coli (STEC). Das natürliche Reservoir von EHEC-Bakterien ist Wiederkäuer, insbesondere Rinder, wurden aber auch bei Schafen, Ziegen, Hirschen, Pferden, Schweinen, Kaninchen, Vögeln, Hunden und Fliegen gefunden. Die ***Übertragung*** kann ***primär durch kontaminierte Lebensmittel*** (z.B. Rindfleisch, insbesondere Hackfleisch, roher Salat, Obst, Gemüseprodukte) oder Wasser, direkten Kontakt mit Tieren, sekundäre fäko-orale Übertragung von infizierten Fällen oder durch berufliche Exposition, hauptsächlich bei Pflege- und Laborpersonal, erfolgen. Die meisten Fälle treten sporadisch auf oder beschränken sich auf enge Kontakte, aber selbst Einzelfälle erfordern eine sofortige Untersuchung und Kontrolle. Pro Jahr werden in Deutschland nach Angaben des Robert Koch-Instituts etwa 800 bis 1.200 Fälle gemeldet.

Die höchste berichtete Inzidenz wird *bei Kindern unter fünf Jahren* beobachtet, und es gibt eine höhere Rate bei Frauen. Die Infektion nimmt im Sommer tendenziell zu, wobei ein Höhepunkt häufig im August oder September beobachtet wird.

Die Diagnose basiert auf einer Stuhlkultur, die mit größerer Wahrscheinlichkeit erfolgreich ist, wenn sie innerhalb von vier Tagen nach Auftreten der Symptome erhoben wird. Weiterhin existieren Verfahren zur Untersuchung von Lebensmittel-, Wasser-, Umwelt- und Tierproben auf Kontamination. In Deutschland erfordert die Falldefinition der Shigatoxin-produzierenden E. coli-Gastroenteritis (ohne HUS) neben dem Labornachweis das Vorhandensein mindestens eines der folgenden Symptome: Durchfall (drei oder mehr weiche Stühle in 24 Stunden), Bauchkrämpfe, oder Erbrechen.

Die **Behandlung** basiert auf einem adäquaten Flüssigkeits- und Elektrolytersatz und der Überwachung der HUS-Entwicklung. Die Verwendung von Antibiotika zur Behandlung von E. coli (hauptsächlich O157) wird normalerweise nicht empfohlen und kann mit einem erhöhten Risiko für die Entwicklung von HUS verbunden sein.

Krankheitsverdacht, Erkrankung und Tod durch EHEC-Infektion sind gemäß § 6 Infektionsschutzgesetz (IfSG) durch den behandelnden Arzt **meldepflichtig**. Darüber hinaus ist der EHEC-Nachweis nach § 7 IfSG durch **Laboratorien anzeigepflichtig**. Das elektronische Meldesystem in Deutschland umfasst seit 2001 standardisierte Daten zu HUS- und EHEC-Fällen. Meldungen werden an das Gesundheitsamt übermittelt. Die Falldaten werden dann gesichtet und in Hamburg an das Zentrum für Infektionsepidemiologie des Instituts für Hygiene und Umwelt (HU) übermittelt. Auf nationaler Ebene werden die Daten weiter an das Robert Koch-Institut (RKI) übermittelt.

Quellen:
Hawker, J.; Begg, N.; Reintjes, R. et al. Communicable disease control and health protection handbook; 4th edition.; Wiley-Blackwell: Hoboken, N.J, 2019; ISBN 978-1-119-32805-6.
Frank, C.; Werber, D.; Cramer, J.P. et al. Epidemic Profile of Shiga-Toxin–Producing Escherichia coli O104:H4 Outbreak in Germany. N. Engl. J. Med. 2011, 365, 1771–1780.
Tahden, M.; Manitz, J.; Baumgardt, K. et al. Epidemiological and Ecological Characterization of the EHEC O104:H4 Outbreak in Hamburg, Germany, 2011. PLOS ONE 2016, 11, e0164508.
Burger, R. EHEC O104:H4 IN GERMANY 2011: A large outbreak of bloody diarrhea and haemolytic uraemic syndrome by shiga toxin-producing E.Coli via contaminated food; National Academies Press (US), 2012;

Factsheet HUS

Das hämolytisch-urämische Syndrom (HUS) ist eine schwere gesundheitliche Komplikation, die als Trias aus hämolytischer Anämie (plötzlicher Abfall der roten Blutkörperchen), Thrombozytopenie (ungewöhnlich niedriger Blutplättchenspiegel) und Nierenfunktionsstörung beschrieben wurde. HUS bleibt eine der Hauptursachen für akute Nierenschäden bei Kindern und wird zunehmend als Ursache für Nierenversagen bei Erwachsenen gesehen. Sie tritt häufig nach einer Magen-Darm-Infektion auf (z.B. durch Clostridium, Shigella, Shigatoxin-produzierende Escherichia coli (STEC) und andere Erreger verursacht wird). Die meisten Infektionen sind mit der Aufnahme von kontaminierten Lebensmitteln oder Wasser verbunden.

Zu den **Symptomen** des HUS gehören Bauchschmerzen, Erbrechen, blutiger Durchfall und Schwäche, begleitet von schweren, potenziell lebensbedrohlichen Komplikationen wie Nierenversagen, kognitiver Beeinträchtigung und Multiorganversagen. Die Symptome entwickeln sich normalerweise ein bis zwei Wochen nach der Erstinfektion (normalerweise 5–10 Tage). Bei infizierten Patienten entwickeln normalerweise in 2–11% der Fälle ein HUS, wobei das höchste Risiko bei kleinen Kindern besteht.

Die **Diagnose** basiert auf dem klinischen Bild, mit Labortests zur Beurteilung der Nierenfunktion, der Anzahl roter Blutkörperchen und Blut oder Proteine im Urin, sowie Stuhlkulturen zur Bestimmung der Diagnose HUS.

Die **Behandlung** umfasst unterstützende Maßnahmen, insbesondere Flüssigkeitsersatz und Nierenunterstützung, z.B. durch Bluttransfusion, Dialyse oder Plasmapherese, und Behandlung der neurologischen Manifestation der Krankheit.

Die **Inzidenz** in der Allgemeinbevölkerung, einschließlich Erwachsener, beträgt etwa ein bis zwei Fälle pro 100.000 Einwohner. In Deutschland werden nach Angaben des Robert Koch-Instituts jedes Jahr 50–100 HUS-Fälle gemeldet, wobei die höchste Inzidenz bei Kindern unter fünf Jahren auftritt. Die übliche Anzahl erwarteter HUS-Fälle liegt bei null bis zwei Fällen pro Tag.

Krankheitsverdacht, Erkrankung und Tod durch HUS sind nach § 6 Infektionsschutzgesetz (IfSG) durch den behandelnden Arzt **meldepflichtig**. Das elektronische Meldesystem in Deutschland umfasst seit 2001 standardisierte Daten zu HUS-Fällen. Ärztinnen und Ärzte sind verpflichtet, klinische Symptome, die mit einem durchfallassoziierten HUS vereinbar sind, bei einem Patienten unter Angabe des Wohnortes an das zuständige Gesundheitsamt zu melden. Die Falldaten werden in Hamburg dann gesichtet und an das Zentrum für Infektionsepidemiologie des Instituts für Hygiene und Umwelt (HU) übermittelt. Auf nationaler Ebene werden die Daten weiter an das Robert Koch-Institut (RKI) übermittelt.

Quellen:
Hawker, J.; Begg, N.; Reintjes, R. et al. Communicable disease control and health protection handbook; 4th edition.; Wiley-Blackwell: Hoboken, N.J, **2019**; ISBN 978-1-119-32805-6.
Ullrich, S.; Bremer, P.; Neumann-Grutzeck, C. et al. Symptoms and Clinical Course of EHEC O104 Infection in Hospitalized Patients: A Prospective Single Center Study. PLoS ONE **2013**, 8, e55278.
Frank, C.; Werber, D.; Cramer et al. Epidemic Profile of Shiga-Toxin–Producing Escherichia coli O104:H4 Outbreak in Germany. N. Engl. J. Med. **2011**, 365, 1771–1780.
Tahden, M.; Manitz, J.; Baumgardt, K. et al. Epidemiological and Ecological Characterization of the EHEC O104:H4 Outbreak in Hamburg, Germany, **2011**. PLOS ONE 2016, 11, e0164508.

Da die beschriebenen Symptome durch verschiedene Krankheitserreger verursacht werden können, schlagen Sie vor, Stuhlkulturen zu untersuchen, um nach pathogenen Bakterien oder Viren als Erreger für diese Erkrankungsfälle zu suchen. Sie wenden sich an Ihre Kollegen vom Hamburger Institut für Hygiene und Umwelt (HU), um die Laborbewertung zu unterstützen.

Um die aktuelle Situation besser zu verstehen, entscheiden Sie sich, aktuelle Berichte und Materialien zum Auftreten von HUS in Deutschland nachzulesen. Nachdem Sie die Epidemiologie von HUS und ihr Auftreten in Deutschland gelesen haben, erfahren Sie, dass HUS-Fälle normalerweise das ganze Jahr über in geringer Anzahl auftreten, ohne dass dies normalerweise auf eine außergewöhnliche Häufung oder andere ungewöhnliche Ereignisse zurückzuführen ist.

Frage 1 Deutet die aktuelle Situation auf einen Ausbruch hin?
Was sind Ihre nächsten Schritte, die Sie verfolgen?

Sie fordern eine Zusammenfassung aller in der Elbklinik festgestellten Fälle von blutigem Durchfall und HUS-Komplikationen an und erfassen alle HUS-Meldungen aus Hamburg seit dem 1. Mai über das nationale elektronische Meldesystem SurvNet@RKI.

Da diese fünf Fälle bereits die durchschnittliche Anzahl der in Deutschland pro Tag gemeldeten HUS-Fälle überschritten haben, stellen Sie fest, dass es sich vermutlich um einen Ausbruch handelt und beschließen sich an Ihre Kollegen vom Nationalen Gesundheitsamt, dem Robert Koch-Institut (RKI), zu wenden um das Auftreten der gehäuften Fälle zu melden und diesen Vorfall zu untersuchen. Darüber hinaus sind die für den Verbraucherschutz zuständigen nationalen Behörden – darunter die Bundesanstalt für Risikobewertung (BfR), das Bundesamt für Verbraucherschutz und Lebensmittelsicherheit (BVL) und das Bundesministerium für Gesundheit (BMG) – über die aktuelle HUS-Ausbruchsuntersuchung zu informieren, um die Labordiagnostik und die Risikokommunikation zu unterstützen.

Donnerstag, 20. Mai
Gesamtzahl gemeldeter Fälle: HUS = 70

Nach der Ankunft des RKI-Teams in Hamburg beginnen Sie mit der Überprüfung der Gesundheitsberichte, die von der Elbklinik und anderen Gesundheitseinrichtungen und Labors gesammelt wurden. Sie erfahren, dass abgesehen von kleinen Kindern, die normalerweise als die Gruppe mit dem höchsten Risiko für HUS-Komplikationen bei früheren Ausbrüchen identifiziert wurden, insgesamt 55 Patienten, von denen die meisten 20 Jahre oder älter waren, seitdem 1. Mai mit Symptomen von blutigem Durchfall ins Krankenhaus eingeliefert wurden. Erst gestern wurden 11 neue Patienten ins Krankenhaus eingeliefert. Insgesamt konnten bis zum Abend des 19. Mai in Hamburg 70 Fälle von HUS identifiziert werden. Es ist sehr ungewöhnlich, eine so hohe Anzahl von HUS an einem Ort zu sehen, insbesondere bei Erwachsenen.

Um die Ausbruchsituation zu untersuchen, bilden Sie und Ihre Kollegen ein Untersuchungsteam für diesen Ausbruch.

Frage 2 Wen werden Sie in Ihr Ausbruchsermittlungsteam einbeziehen?

Um einen Ausbruch effektiv untersuchen zu können sollte ein entsprechendes Untersuchungsteam sowohl Personen mit dem geeigneten Fachwissen zur untersuchten Erkrankung als auch zur betroffenen Bevölkerung und Region verfügen. Das bedeutet, dass in unserem Fall Personen mit guten bakteriologischen, epidemiologischen und lokalen Kenntnissen hilfreich wären. Zusätzlich sollten auch Personen mit entsprechenden Kompetenzen für den öffentlichen Gesundheitsschutz und eine Kontaktperson für die Öffentlichkeitsarbeit dem Team angehören. Letztere kann vor allem dafür sorgen, dass die Informationen die an die Öffentlichkeit gelangen auf demselben Wissensstand sind und vor allem kann eine zentrale Ansprechperson für die Medien dafür sorgen, dass das restliche Team sich auf ihre Arbeit bei der Untersuchung des Ausbruchs konzentrieren kann.

Tagsüber erhalten Sie einen Bericht vom HU-Labor: Testergebnisse von Stuhlproben der 59 Patienten, die seit dem 1. Mai in der Elbklinik mit Symptomen von Durchfall, blutigem Durchfall und HUS im Krankenhaus liegen, werden verfügbar. Die Ergebnisse der mikrobiologischen Tests zeigten ein Wachstum von enterohämorrhagischen Escherichia coli-Bakterien (EHEC) bei 11 von 12 pädiatrischen Patienten aus der Elbe-Klinik. 46 von 47 erwachsenen Patienten wurden ebenfalls positiv auf EHEC-Infektionen getestet. Ein weiteres Screening identifizierte das Vorhandensein von Shiga-ähnlichem Toxin (stx2), das mit der Entwicklung von HUS-Komplikationen als Folge einer Infektion verbunden ist. Von den 59 Patienten entwickelten 36 den schwereren Krankheitsverlauf einer HUS, die meisten davon sind weibliche Erwachsene. Eine genauere Charakterisierung des Erregers wurde vom nationalen Referenzlabor angefordert, um weitere Hinweise zur angemessenen Behandlung und zum Ausbruchsmanagement zu geben.

In Bezug auf HUS fassen Sie alle Hintergrundinformationen zur EHEC-Infektion zusammen, die beide in Deutschland meldepflichtige Krankheiten sind. Darüber hinaus überprüfen Sie alle Fallberichte zur bestätigten EHEC-Infektion seit dem 1. Mai in Hamburg mit dem elektronischen Meldesystem SurvSys@RKI. Sie erfahren, dass bis zum 19. Mai insgesamt 325 Fälle mit Verdacht auf eine EHEC-Infektion gemeldet wurden. Sie kommen schnell zu dem Schluss, dass sofortige Maßnahmen erforderlich sind, um eine weitere Ausbreitung des Ausbruchs zu verhindern. In einem ersten Schritt entwickelt Ihr Team auf der Grundlage der aktuellen Ergebnisse eine Falldefinition im Kontext der Ausbruchsituation, um die Fälle zu definieren, die wahrscheinlich mit dem Ausbruch zusammenhängen.

Frage 3 Wie würden Sie einen Fall definieren? Bitte definieren Sie folgende Definitionen:
(a) Verdächtiger Fall,
(b) wahrscheinlicher Fall,
(c) bestätigter Fall

Folgende Falldefinitionen wurden im Kontext des EHEC-/HUS-Ausbruchs angewendet:

Verdächtiger Fall

Jede Person, die am oder nach dem 1. Mai folgende Symptome entwickelt hat:

(a) STEC-Durchfall, definiert als akutes Auftreten von Durchfall oder blutigem Durchfall UND mindestens eines der folgenden Laborkriterien:
  - Isolierung eines E. coli-Stammes, der Shigatoxin (stx2) produziert oder das stx2-Gen enthält
  - Direkter Nachweis von Nukleinsäure des stx2-Gens im Stuhl ohne Stammisolierung

(b) STEC HUS, definiert als hämolytisch-urämisches Syndrom, definiert als akutes Nierenversagen und mindestens eines der folgenden klinischen Kriterien
  - Mikroangiopathische hämolytische Anämie (Verlust roter Blutkörperchen durch Zerstörung)
  - Thrombozytopenie (abnormal niedrige Werte der Blutplättchen)

Wahrscheinlicher Fall
Jede Person, die die Kriterien für einen verdächtigen Fall von STEC-Durchfall oder STEC HUS erfüllt UND während des Expositionszeitraums von 14 Tagen vor Krankheitsbeginn mindestens eines der folgenden epidemiologischen Kriterien aufwies

- sich in Deutschland oder einem anderen Land aufhalten, in dem sich ein bestätigter Fall wahrscheinlich angesteckt hat
- Verzehr von Lebensmitteln aus Deutschland
- enger Kontakt (z.B. im Haushalt) zu einem bestätigten Epidemiefall

Bestätigter Fall
Jede Person, die die Kriterien eines verdächtigen Falls erfüllt UND Isolierung eines STEC-Stammes, der die epidemiologischen Kriterien für einen wahrscheinlichen Fall erfüllt.
Ausschlusskriterien
STEC-Stämme, die Stx1 produzieren oder positiv für das stx1-Gen sind, sind ausgeschlossen.
Expositionszeitraum
Die Expositionsdauer wurde ab dem 21. April definiert. Ab dem 1. Mai wurden Daten zu Krankenhausfällen erhoben.

Sie und Ihr Team beginnen damit die aktuellen Details über den Ausbruch zusammenzufassen. Zwischen dem 1. und 19. Mai wurden in Hamburg insgesamt 164 bestätigte EHEC-Fälle und 70 bestätigte HUS-Fälle gemeldet. Auf der Grundlage

Kapitel 9: Ein großer Ausbruch in Hamburg

von Berichten aus Krankenhäusern und Labors wurden Informationen zu den demografischen Merkmalen, klinischen Anzeichen und Symptomen, dem Datum des Ausbruchs der Krankheit und ihrer Dauer gesammelt. Nach der Adresse der Teilnehmer werden alle Fälle auf Hamburger Bezirksebene zusammengefasst. Die Epidemiologin Ihres Teams erstellte die epidemiologische Kurve und eine Ausbruchskarte von Hamburg, die die Inzidenz von EHEC-Gastroenteritis und HUS in Hamburg zeigt.

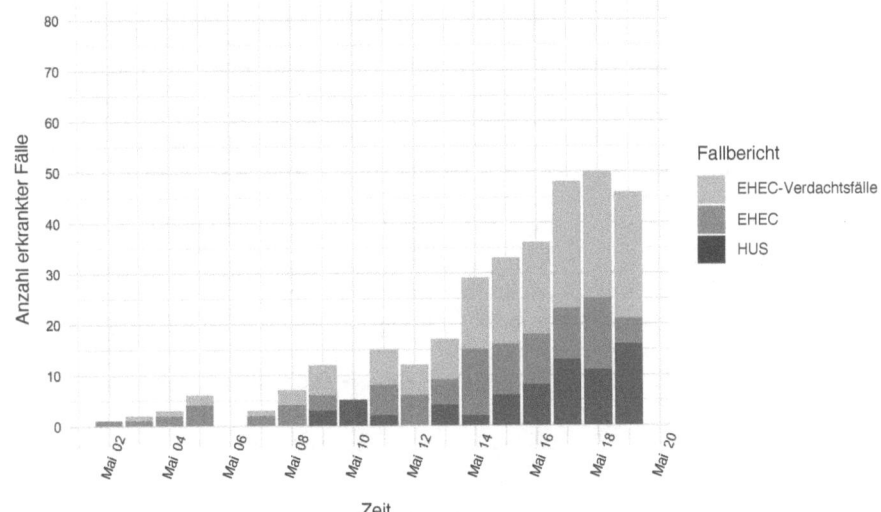

Abbildung 9.1: Epidemiekurve von EHEC/HUS in Hamburg, Stand 20. Mai. Von Annabel Koenen-Rindfrey, Lizenz CC BY 4.0

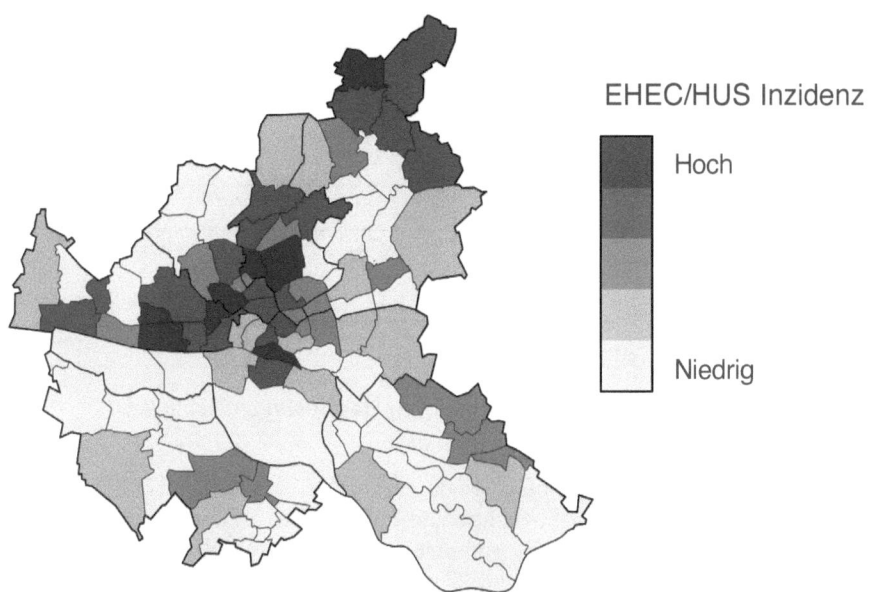

Abbildung 9.2: Räumliche Verteilung von EHEC/HUS in Hamburg, Stand 20. Mai. Von Annabel Koenen-Rindfrey, Lizenz CC BY 4.0

Tabelle 9.1: Alters- und Geschlechterverteilung von EHEC/HUS Fällen in Hamburg, Stand 20. Mai

	Anzahl (N)	Alter		Geschlecht (% weiblich)	Gemeldete Todesfälle
EHEC	164	Durchschnitt = 40,2 Jahre		61%	0
		<5 Jahre	9	51%	
		5–19	11	49%	
		20–34	53	74%	
		35–49	48	69%	
		50–64	23	64%	
		65–80	12	62%	
		>80	8	58%	

175

Kapitel 9: Ein großer Ausbruch in Hamburg

HUS	70	Durchschnitt = 39,2 Jahre		75%	0
		<5 Jahre	4	82%	
		5–19	8	58%	
		20–34	24	77%	
		35–49	17	82%	
		50–64	9	73%	
		65–80	5	65%	
		>80	3	88%	

Frage 4 Was können Sie aus der Beschreibung des Ausbruchs schließen? Bitte interpretieren Sie die Ergebnisse.

Die epidemiologische Beschreibung zeigt, dass der Ausbruch tatsächlich Anfang Mai begonnen hatte, fast zwei Wochen vor dem Datum, an dem Sie von der Elbklinik benachrichtigt wurden. Sie kommen zu dem Schluss, dass es anscheinend zu einer erheblichen Verzögerung bei der Benachrichtigung kommt und dass die Fallzahlen möglicherweise sogar höher sind als tatsächlich gemeldet. Die meisten Fälle scheinen im Nordwesten Hamburgs aufzutreten, hauptsächlich in den Stadtteilen Hamburg-Nord, Eimsbüttel, Altona und Wandsbek. Insgesamt scheinen junge Erwachsene (20–50 Jahre) und vermehrt Frauen ein höheres Risiko für EHEC-Infektionen und HUS-Komplikationen haben. Das Durchschnittsalter der EHEC-Patienten beträgt 40,2 Jahre, wobei 61% weiblich sind, und 39,2 Jahre bei HUS-Patienten, von denen 75% weiblich sind.

Sie und Ihr Team erstellen einen Untersuchungsplan, um den lebensmittelbedingten Ausbruch zu verstehen und möglichst die Infektionsquelle zu finden.

Frage 5 Finden Sie die richtige Reihenfolge für die Schritte der Untersuchung des Ausbruchs.

a. Die Entscheidung, dass der Ausbruch beendet ist
b. Überprüfung ob es möglicherweise ein Ausbruch ist
c. Testen der Hypothesen durch analytische Studien und Labortests
d. Anwendung von Kontrollmaßnahmen einschließlich
   – Rückruf von Produkten,
   – Entfernen der Kontaminationsquelle,
   – Überarbeitung des Produktionsprozesses
e. Fälle definieren und finden
f. Generieren von Hypothesen durch explorative Interviews

Sie und Ihr Team erklären sich bereit, einen ersten Bericht über den EHEC-Ausbruch durch das RKI zu veröffentlichen, um das Bewusstsein von Krankenhäusern, Labors und Ärzten in der Region und in anderen Teilen Deutschlands zu schärfen. Die Reihenfolge der Untersuchungsschritte sollte lauten: b; e; f; c; d; a.

Die analytische Ausbruchuntersuchung

Freitag, 21. Mai
Gesamtzahl gemeldeter Fälle: vermutliche EHEC-Fälle = 393; bestätigte HUS-Fälle = 91; bestätigte EHEC-Fälle = 198

Das Team beginnt mit der Befragung von Krankenhauspatienten und Ärzten, um die potenzielle Ursache des Ausbruchs zu ermitteln. Während der Interviews mit Patienten möchten Sie sich über die von ihnen verzehrten Lebensmittel aus den letzten 25 Tagen informieren, da HUS zwei bis 14 Tagen nach Auftreten von Durchfall und einer Inkubationszeit von maximal zehn Tagen auftritt. In der Elbklinik konnten Sie und Ihre Kollegen mit acht Patienten sprechen:

Hinweis:
Hier finden Sie die Zusammenfassung der Befragung von acht Krankenhauspatienten zu deren Nahrungsmittelkonsum der letzten 25 Tage. **Patient A:** männlich, 38 Jahre alt; isst regelmäßig viel frisches Obst und Gemüse, wie Äpfel, Erdbeeren, Pilze oder Kartoffeln, selten Fleisch (wenn, meistens Rind und Huhn), aber viel Käse. Er hat meistens in der Kantine seiner Firma zu Mittag gegessen, wo er die Salattheke und Desserts bevorzugte. **Patientin B:** weiblich, 24 Jahre alt; liebt alle Arten von Gemüse, manchmal auch Früchte wie Erdbeeren, Wassermelonen und Grapefruits. Befolgt strikt eine vegane Ernährung mit Waren vom lokalen Markt: Rette die Tiere, rette den Planeten! **Patient C:** männlich, 6 Jahre alt; erinnert sich, erst kürzlich einen riesigen Hamburger mit Pommes gegessen zu haben, was sein Lieblingsessen ist. Allerdings gab es in seiner Familie auch Äpfel, Bananen, Karotten, Tomaten und Spinat, was ihm nicht so schmeckte. **Patientin D:** weiblich, 31 Jahre alt; als Halbitalienerin isst sie regelmäßig geröstetes mediterranes Gemüse, viel Pasta und manchmal auch Fleisch und Käse; nie wieder Rohkäse, nachdem sie einmal in Italien krank wurde. In ihrem Lieblingsrestaurant in Altona isst sie gerne Burger und frische Salate zu Abend. **Patientin E:** weiblich, 7 Jahre alt; weiß, dass sie Kartoffeln, Tomaten, Gurken, Blumenkohl, einige Früchte wie Aprikosen und Bananen und manchmal auch Fleisch isst. Sie und ihre Mutter mögen es jedoch nicht, wenn ihr Vater rohes Fleisch isst, wie beispielsweise Mettbrötchen. **Patientin F:** weiblich, 32 Jahre alt; Mutter von Patient E, konzentriert sich auf eine gesunde Ernährung für ihr Kind und ihren Ehemann mit viel frischem Obst und Gemüse; sie haben manchmal Fleisch – ihr Mann sogar rohes Fleisch – Eier und Käse. **Patient G:** männlich, 61 Jahre alt; schwört auf seine Ernährung mit regionalem Gemüse, Eiern und Fleisch vom lokalen Markt; war noch nie krank! **Patientin H:** weiblich, 56 Jahre alt; Ehefrau von Patient G; folgt den Ernährungsgewohnheiten ihres Mannes, vermeidet jedoch aufgrund ihres hohen Cholesterinspiegels strikt, Fleisch oder Eier zu essen.

Frage 6 Welche Hypothese können Sie aus den Ergebnissen der qualitativen Befragung generieren?

Aus den Angaben der Patienten und Patienten wird ersichtlich, dass verschiedene Lebensmittel von Salaten, inklusive Tomaten und Gurken, über Hamburger bis hin zu rohem Fleisch, Eier und Käse wie auch Obst gegessen wurden. Auf Basis unseres Vorwissens zu möglichen Krankheitsursachen für eine EHEC-Infektion lässt sich also zu diesem Zeitpunkt noch keine klare Aussage treffen. Unsere Hypothese sollte also als Infektionsquelle verschiedene Lebensmittel berücksichtigen. Diese sollten wir bei der weiteren Untersuchung somit berücksichtigen und diese dann in einer quantitativen Analyse auswerten.

Zusätzlich zu den Interviews sammeln Ihre Kollegen anhand eines Lebensmittelfragebogens Informationen zur Lebensmittelgeschichte von weiteren Krankenhauspatienten. Am Freitagabend, dem 21. Mai, steigt die Zahl der EHEC/HUS-Fälle im Krankenhaus auf 353. Sie erfahren auch vom ersten Fall, der an HUS-Komplikationen in der Elbe-Klinik gestorben ist.

Samstag, 22. Mai
Gesamtzahl gemeldeter Fälle: vermutliche EHEC-Fälle = 484; bestätigte HUS-Fälle = 109; bestätigte EHEC-Fälle = 244; Todesfälle = 1

Am frühen Samstag erhalten Sie die Ergebnisse aus dem Lebensmittelfragebogen. Unter Verwendung dieser Ergebnisse wurde eine erste Fall-Kontroll-Studie durchgeführt, um die Lebensmittelexposition zu identifizieren, die einen großen Teil der in der Elbe-Klinik hospitalisierten infizierten Fälle erklären könnte.

Rückblick zu Fall-Kontroll-Studien (siehe auch Kapitel 3): Der Ansatz wird verwendet, um Patienten mit einer Krankheit oder einem interessierenden Ergebnis (Fälle) mit Patienten zu vergleichen, die das Ergebnis nicht präsentieren (Kontrolle). Fall-Kontroll-Studien blicken zeitlich zurück, um zu vergleichen, wie häufig die Exposition gegenüber einem Risikofaktor in jeder Gruppe vorliegt, um einen möglichen Zusammenhang zwischen dem Risikofaktor und der Krankheit/dem interessierenden Ergebnis berechnen zu können. Das Maß für einen möglichen Zusammenhang wird als Odds Ratio (OR) bezeichnet: Wenn OR >1, kann die Exposition ein Risikofaktor sein, wenn OR <1, kann die Exposition ein Schutzfaktor sein.

In dieser ersten Fall-Kontroll-Studie zur Untersuchung des Ausbruchs umfasst die Gruppe der Fälle 15 Krankenhauspatienten gemäß der Falldefinition, die während des Untersuchungszeitraums identifiziert wurden. Die Kontrollgruppe umfasst 17 Kontrollpersonen, Mitglieder derselben Familie oder Personen, die normalerweise mit der Familie gegessen haben und die gemäß der Falldefinition keine Anzeichen für HUS oder eine EHEC-Infektion hatten. Die Teilnehmer wurden nach ihrem Verzehr der gängigsten Lebensmittel befragt. Aus den Ergebnissen der Sondierungsinterviews in der Elbklinik und der ersten Fall-Kontroll-Studie können Sie erste Schlussfolgerungen ziehen.

Expositionen:

- Verzehr von Hamburgerfleisch
- Verzehr von anderen nicht durchgegarten oder rohen Fleischprodukten
- (z.B. Mettbrötchen)
- Verzehr von Rohmilch oder Milchprodukten (z.B. Rohkäse, Sahne)
- Verzehr von Salaten
- Verzehr von Mahlzeiten mit rohen Früchten (z.B. Obstsalat, Desserts)

Fälle:

15 stationäre Patienten des Elbklinikums, die laut Falldefinition blutigen Durchfall, EHEC-assoziierte HUS oder EHEC-Gastroenteritis entwickelten.

Kontrollpersonen:

17 gesunde Teilnehmer ohne Anzeichen von blutigem Durchfall, HUS- oder EHEC-Gastroenteritis, Mitglieder derselben Familie oder desselben Haushalts oder Personen, die normalerweise mit den Patienten oder der Familie zu Abend gegessen haben.

Auszug aus den Unterlagen zur Berechnung:

Konsum von Hamburgerfleisch

		Krank	
		+	-
Exposition	+	a	b
	-	c	d

Odds Ratio = $\frac{a/b}{c/d} = \frac{a*d}{b*c}$

		Krank	
		+	-
Exposition	+	3	8
	-	12	9

Odds Ratio = $\frac{3*9}{8*12} = 0{,}28$

Tabelle 9.2: Untersuchungsergebnisse vom 22. Mai – bivariate Analyse

konsumierte Lebensmittel	Exponierte Fälle (Anzahl exponierter / Gesamtzahl)	Exponierte Kontrollpersonen (Anzahl exponierter / Gesamtzahl)	Odds Ratio (95%-iges Konfidenzintervall)
nicht vollständig gegarte Fleischprodukte	4 / 15	12 / 17	0,15 (0,03–0,71)
Hamburgerfleisch	3 / 15	8 / 17	0,28 (0,06–1,37)
rohe Milch oder Milchprodukte	5 / 15	7 / 17	0,71 (0,17–3,03)
Speisen mit rohen Früchten	9 / 15	5 / 17	3,6 (0,83–15,63)
Salate	11 / 15	5 / 17	6,6 (1,4–31,05)

Frage 7 Wie würden Sie die Ergebnisse interpretieren?
Welche Schlussfolgerungen können Sie aus den Interviews und der Fall-Kontroll-Studie ziehen?

Rohmilch oder Fleischprodukte scheinen bei den aktuellen Ausbruchsereignissen keine Rolle zu spielen. Stattdessen zeigte die Analyse der Fall-Kontroll-Studie einen Zusammenhang mit dem Verzehr von rohen Früchten (nicht signifikant) und Salaten (signifikant).

Sechsundfünfzig neue bestätigte Fälle von HUS- und EHEC-Gastroenteritis wurden in Hamburg ins Krankenhaus eingeliefert. Bis zum 22. Mai wurden insgesamt 566 vermutete EHEC-Fälle nur in Hamburg identifiziert. Insgesamt wurden 1.857 Fälle von bestätigter EHEC-Gastroenteritis und HUS auch aus anderen deutschen Bundesländern gemeldet, darunter Bremen, Schleswig-Holstein, Niedersachsen und Nordrhein-Westfalen, was auf eine weitere Ausbreitung des Ausbruchs hinweist.

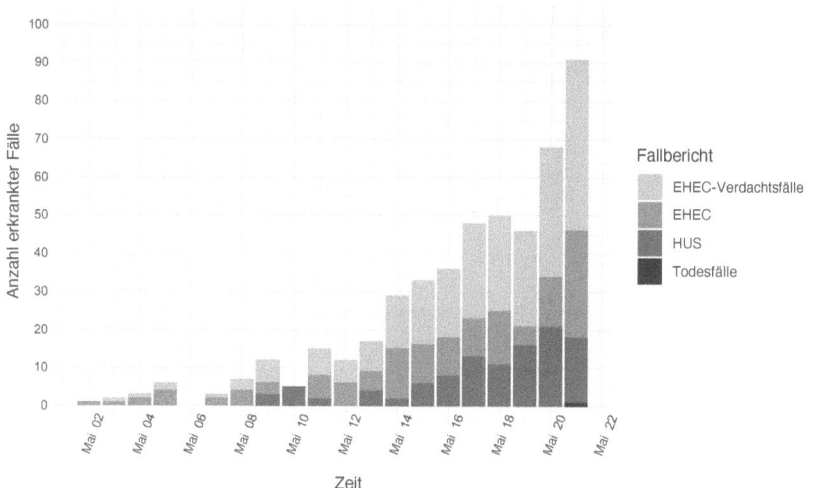

Abbildung 9.3: Epidemiekurve von EHEC/HUS in Hamburg, Stand 21. Mai. Von Annabel Koenen-Rindfrey, Lizenz CC BY 4.0

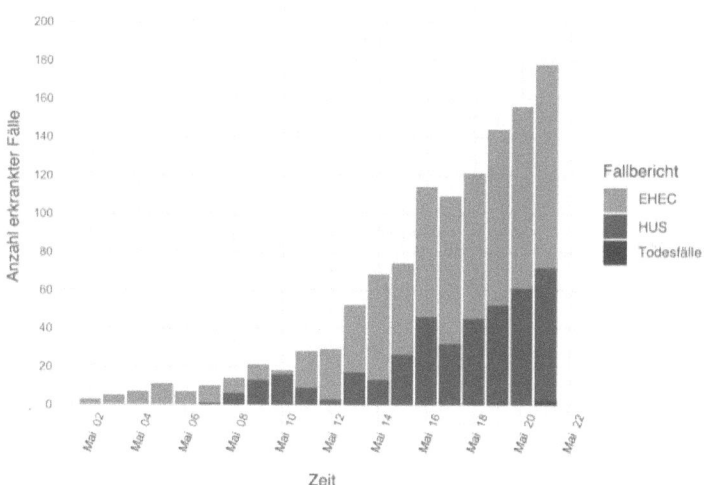

Abbildung 9.4: Epidemiekurve von EHEC/HUS in Deutschland, Stand 21. Mai. Von Annabel Koenen-Rindfrey, Lizenz CC BY 4.0

Frage 8 Was sind die wichtigsten Aussagen, die Sie aus den aktuellen Berichten ziehen können?

Obwohl der Ausbruch mehrere Bundesländer betrifft, scheint die Mehrzahl der gemeldeten Fälle mit einer Exposition in Norddeutschland zusammenzuhängen. Sie und Ihr Team fassen die Ergebnisse zusammen, um eine Warnung an das

Kapitel 9: Ein großer Ausbruch in Hamburg

Frühwarn- und Reaktionssystem (EWRS) des Europäischen Zentrums für die Prävention und die Kontrolle von Krankheiten (ECDC), der Europäischen Behörde für Lebensmittelsicherheit (EFSA) und der Weltgesundheitsorganisation (WHO) zu senden.

Sonntag, 23. Mai

Gesamtzahl gemeldeter Fälle: Vermutliche EHEC-Fälle = 566; bestätigte HUS-Fälle = 124;
bestätigte EHEC-Fälle = 285; Todesfälle = 1

Da die erste Untersuchung die Liste potenzieller pflanzlicher Lebensmittel, die für den Ausbruch ursächlich sein können, nicht eingrenzen konnte, sind weitere epidemiologische Studien erforderlich. Ihr Team bereitet weitere Ausbruchsuntersuchungen in zwei Kantinen und einem Restaurant vor.

Frage 9 Welche Studiendesigns eignen sich am besten, um die Fragestellung zu untersuchen?

Zunächst wird eine zweite Fall-Kontroll-Studie in zwei Kantinen eines Hamburger Unternehmens durchgeführt, um die Ursache des Ausbruchs weiter einzugrenzen. Die Fallgruppe besteht aus 28 Mitarbeitern, die in den jeweiligen Kantinen Lebensmittel gekauft und gemäß der Falldefinition blutigen Durchfall, HUS- oder EHEC-Gastroenteritis entwickelt haben. Die Kontrollgruppe umfasst 81 gesunde Mitarbeiter, die in der Kantine Lebensmittel gekauft haben ohne danach Anzeichen von blutigem Durchfall, HUS- oder EHEC-Gastroenteritis zu entwickeln. Darüber hinaus werden verschiedene Lebensmittelproben aus dem Küchenabfall der Patienten entnommen und zur mikrobiologischen Untersuchung an die Referenzlabors geschickt.

Montag, 24. Mai

Gesamtzahl gemeldeter Fälle: vermutliche EHEC-Fälle = 638; bestätigte HUS-Fälle = 134;
bestätigte EHEC-Fälle = 322; Todesfälle = 3

Fünf Tage, nachdem Sie den ersten Bericht einer Gruppe von HUS-Patienten erhalten haben, erfahren Sie vom RKI, wie der EHEC-Ausbruchsstamm charakterisiert werden kann, der mit Hilfe der Universitätsklinik Münster identifiziert werden konnte. Im Vergleich zu anderen EHEC-Serotypen, die in der Vergangenheit Ausbrüche verursachten, wies der aktuelle Ausbruchsstamm O104: H4 zahlreiche Besonderheiten auf, was ihn besonders selten macht.

Später am Tag erhalten Sie die Daten, die durch die kantinenbasierte Fall-Kontroll-Studie gesammelt wurden.

Frage 10 Was ist das Assoziationsmaß, das Sie für die Analyse dieser Studie verwenden können? Bitte berechnen und interpretieren Sie die Ergebnisse.

Expositionen: Salatkonsum, einschließlich Gurke, Tomaten und Blattsalat
Dessertkonsum
Obstkonsum
Spargelkonsum

Fallgruppe: 28 Mitarbeiter, die in den jeweiligen Kantinen Lebensmittel gekauft und gemäß Falldefinition blutigen Durchfall, HUS- oder EHEC-Gastroenteritis entwickelt haben.

Kontrollen: 81 gesunde Mitarbeiter, die Lebensmittel in der Kantine ohne Anzeichen von blutigem Durchfall, HUS- oder EHEC-Gastroenteritis gekauft haben.

Da es sich um eine Fall-Kontroll-Studie handelt, können wir als Maß für eine mögliche Assoziation zwischen Erkrankungsstatus und Exposition nur die Odds Ratio berechnen (siehe auch Kapitel 3 und 4).

1. 2 x 2-Tabelle – Salat (inkl. Gurke, Tomate und Blattsalat)

		Krank	
		+	-
Exposition	+	18	10
	-	20	61

OR =

2. 2 x 2-Tabelle – Desserts

		Krank	
		+	-
Exposition	+	8	20
	-	18	63

OR =

3. 2 x 2-Tabelle – Obst

		Krank	
		+	-
Exposition	+	3	25
	-	13	68

OR =

4. 2 x 2-Tabelle – Spargel

		Krank	
		+	-
Exposition	+	4	24
	-	19	62

OR =

Die Ergebnisse zeigen, dass die Wahrscheinlichkeit, dass Mitarbeiter, die an blutigem Durchfall erkrankt waren während des Untersuchungszeitraums mehr als fünfmal so wahrscheinlich in der Kantine einen Salat konsumiert hatten als Mitarbeiter, die nicht erkrankt waren. Aus der Salatbar wurden Lebensmittelproben entnommen, um sie auf EHEC-Kontamination zu testen.

Ergebnisse der 2 x 2-Tabellen: Salat OR = 5,49; Dessert OR = 1,4; Obst OR = 0,63; Spargel OR = 0,54

An diesem Tag wurden in Hamburg 47 neue bestätigte Fälle von HUS- und EHEC-Gastroenteritis gemeldet. Bis zum 24. Mai wurden Ihrem Team insgesamt 3 an HUS verstorbene Patienten gemeldet, darunter zwei jüngere, zuvor gesunde Frauen.

Dienstag, 25. Mai

Gesamtzahl gemeldeter Fälle: vermutliche EHEC-Fälle = 692; bestätigte HUS-Fälle = 146;
bestätigte EHEC-Fälle = 351; Todesfälle = 3

Die Laborergebnisse der getesteten Lebensmittelproben aus dem Küchenabfall der Patienten sowie der beiden Kantinen in Hamburg sind heute verfügbar. Die Mehrzahl der Gurkenproben war positiv für die Kontamination mit EHEC-Bakterien, 3 von 4 aus Spanien importierten Sorten. Darüber hinaus zeigten Tomaten und Blattsalat Hinweise auf eine geringe EHEC-Kontamination, die zusammen mit Gurken die Hauptzutaten von Salaten waren. Ähnliche Ergebnisse wurden aus den Kantinenproben berichtet.

Die Zahl der neu gemeldeten Fälle nahm weiter zu. Insgesamt wurden in Hamburg 497 Fälle von EHEC- und HUS-Infektionen bestätigt. Am 25. Mai wurden keine weiteren Todesfälle aufgrund von HUS-Komplikationen gemeldet. Vor diesem Hintergrund wird eine erste Pressemitteilung herauszugeben, in der Fachleute und die Öffentlichkeit über die laufenden Ermittlungen informiert und das Bewusstsein für Lebensmittelsicherheit geschärft werden.

Frage 11 Welche Empfehlungen zur öffentlichen Gesundheit können aus den jüngsten Erkenntnissen gezogen werden?

Es wird kommuniziert, dass der aktuelle EHEC-Ausbruch mit dem Verzehr von Gurken, insbesondere aus Spanien importierten, sowie von Tomaten und Blattgemüse zusammenhängen könnte. Um eine weitere Ausbreitung des Ausbruchs zu verhindern, werden die Sicherheitsbestimmungen der Öffentlichkeit und dem Lebensmittelsektor mitgeteilt:

a) *Über die üblichen Hygienemaßnahmen in Bezug auf persönliche Hygiene und Lebensmittelsicherheit hinaus (Hände gründlich waschen vor dem Umgang mit Lebensmitteln und Essen und nach dem Toilettenbesuch sowie Waschen von frischen Produkten, die ohne weitere Wärmebehandlung gegessen werden sollen), wird den Verbrauchern empfohlen Essen Sie keine rohen Tomaten, Gurken und grünen Salate mit Schwerpunkt auf Norddeutschland. Personen mit Durchfall sollten strenge Händehygiene anwenden, insbesondere bei Kontakt mit Säuglingen und immundefizienten Personen. Personen mit blutigem Durchfall wird empfohlen, sofort einen Arzt aufzusuchen.*

b) *Über die üblichen Küchenhygienemaßnahmen hinaus wird Lebensmittelunternehmen, einschließlich Restaurants und Cateringunternehmen, empfohlen, jede Portion roher Gurken, Tomaten und grüner Salat sorgfältig zu prüfen.*

Die fünf Schlüssel der WHO für sichere Lebensmittel werden empfohlen:

(1) achten Sie auf Sauberkeit!
(2) trennen Sie rohe und gekochte Lebensmittel
(3) erhitzen Sie Lebensmittel gründlich (mindestens $\geq 70\,°C$)
(4) lagern Sie Lebensmittel bei sicheren Temperaturen
(5) Verwenden Sie sichere Lebensmittel

Zu diesem Zeitpunkt wurde der aktuelle EHEC-Ausbruch als der größte in Deutschland eingestuft und ist, gemessen an der Anzahl der HUS-Fälle, der weltweit größte Ausbruch dieser Art. Die offiziellen Empfehlungen wirkten sich unmittelbar auf das Verbraucherverhalten aus.

Mittwoch, 26. Mai

Gesamtzahl gemeldeter Fälle: vermutete EHEC-Fälle = 742; bestätigte HUS-Fälle = 154;
bestätigte EHEC-Fälle = 378; Todesfälle = 3

Kapitel 9: Ein großer Ausbruch in Hamburg

Zusätzlich zur kantinenbasierten Fall-Kontroll-Studie wird eine rezeptbasierte Restaurant-Kohortenstudie durchgeführt, in der Gäste und Mitarbeiter befragt werden, um die Infektionsgefahr durch den Verzehr der bestellten Mahlzeiten zu ermitteln. Die Kohortenstudie umfasst Teilnehmer, die während des Untersuchungszeitraums vom 11. bis 16. Mai im selben Restaurant zu Abend gegessen haben. Nach Interviews mit dem Restaurantteam wurden Informationen zu den von den Gästen verzehrten Mahlzeiten und den für die jeweiligen Mahlzeiten verwendeten Zutaten gesammelt. Durch Überprüfung der Auftragsbücher des Restaurants und mit Unterstützung des Gesundheitsamtes wurden die Teilnehmer identifiziert.

Am heutigen Mittwoch erhalten Sie die Protokolle der Kohortenstudie. Es konnten acht Gruppen mit insgesamt 158 Teilnehmern identifiziert werden, die während des Untersuchungszeitraums im selben Restaurant speisten und sich an das Gericht erinnerten, das sie im Restaurant gegessen hatten. Insgesamt 34 Personen aus den acht Gruppen erkrankten gemäß der Falldefinition an blutigem Durchfall oder EHEC bzw. HUS. Basierend auf den Interviewaussagen entwickeln Sie eine Liste von Menüpunkten, die mit dem EHEC-Ausbruch in Verbindung gebracht werden könnten.

Zusammen mit Ihrem Team besuchen Sie das Restaurant, um den Küchenchef und die Mitarbeiter, die während des Untersuchungszeitraums die jeweiligen Mahlzeiten zubereitet haben, zu befragen. Ihre Aufgabe ist es, Informationen über die Mengen der einzelnen Zutaten für die einzelnen Gesichte zu sammeln. Basierend auf den Aussagen erstellen Sie eine Tabelle, in der die potenzielle Expositionen und die jeweiligen Fälle unter den exponierten und nicht exponierten Gruppen aufgeführt sind. Mit dem Kohortenstudien-Design können relative Risiken (RR) berechnet werden.

Frage 12 Bitte berechnen und interpretieren Sie die Ergebnisse.

Liste der identifizierten Mahlzeiten

Gartensalat mit rohen Tomaten, Gurken, Rucola und Sprossen
Orientalischer Salat mit Chinakohl, Radicchio, Eisbergsalat und Sprossen

Studienpopulation

158 Teilnehmer, die während der festgelegten Ausbruchszeit vom 11. bis 16. Mai im Restaurant zu Abend gegessen haben; Insgesamt 34 Restaurantgäste entwickelten blutigen Durchfall, HUS- oder EHEC-Gastroenteritis gemäß der Falldefinition.

1. 2 x 2-Tabelle – Tomaten

		Krank	
		+	-
Exposition	+	13	35
	-	18	92

RR =

2. 2 x 2-Tabelle – Gurken

		Krank	
		+	-
Exposition	+	13	35
	-	18	92

RR =

3. 2 x 2-Tabelle – Sprossen

		Krank	
		+	-
Exposition	+	34	84
	-	1	39

RR =

4. 2 x 2-Tabelle – Rucola

		Krank	
		+	-
Exposition	+	13	35
	-	18	92

RR =

5. 2 x 2-Tabelle – Chinakohl

		Krank	
		+	-
Exposition	+	16	37
	-	14	91

RR =

6. 2 x 2-Tabelle – Radieschen

		Krank	
		+	-
Exposition	+	16	37
	-	14	91

RR =

7. 2 x 2-Tabelle – Eisberg-Salat

		Krank	
		+	-
Exposition	+	16	37
	-	14	91

RR =

Die Ergebnisse zeigen, dass Kunden, denen Mahlzeiten mit Sprossen serviert wurden, ein signifikant höheres Risiko hatten, an EHEC-Gastroenteritis und EHEC-assoziiertem HUS zu erkranken, als Menschen, denen keine Sprossen serviert wurden.

Ergebnisse der 2 x 2-Tabellen: Tomaten RR = 1,66; Gurken RR = 1,66; Sprossen RR = 11,5; Rucola RR = 1,66; Chinakohl RR = 2,26; Radieschen RR = 2,26; Eisberg-Salat RR = 2,26.

Währenddessen ...

Am 31. Mai sank die Zahl der neuen Fälle von EHEC-Gastroenteritis und HUS-Komplikationen schließlich auf ein Niveau von nur 9 gemeldeten Neuerkrankungen in Hamburg, ohne dass Fälle von HUS bestätigt wurden. Schließlich zeigten Vorsichtsmaßnahmen und ein verstärktes Bewusstsein bei der Bevölkerung und Ärzten Wirkung.

Weitere Befragungen und epidemiologische Studien, die in Bremen, Lübeck und Bremerhaven durchgeführt wurden, bestätigen Ihre Ergebnisse. Die Ergebnisse von insgesamt 18 epidemiologischen Studien (6 Fall-Kontroll-Studien, 7 Kohortenstudien und 5 explorative Befragungen) lieferten starke Hinweise dafür, dass Sprossen die Hauptursache für den aktuellen EHEC-Ausbruch zu sein scheinen.

Schlussfolgerung

Samstag, 31. Juli

Gesamtzahl gemeldeter Fälle: vermutete EHEC-Fälle = 1093; bestätigte HUS-Fälle = 203;
bestätigte EHEC-Fälle = 578; Todesfälle = 13

Da Anfang Juli nur noch sporadische EHEC-Infektionen berichtet wurden und seit dem 11. Juli in Deutschland keine Fälle von HUS mit einem offensichtlichen Zusammenhang mit dem Ausbruch von O104: H4 gemeldet worden waren, wurde die Untersuchung abgeschlossen. Bis zum 31. Juli wurden in Deutschland insgesamt 1093 vermutete EHEC-Fälle gemeldet. Allein in Hamburg wurden 578 bestätigte Fälle von EHEC-Gastroenteritis und 203 bestätigte Fälle von EHEC-assoziiertem HUS mit insgesamt 13 Todesfällen identifiziert. Die Gesamtzahl der in Deutschland verstorbenen Patienten beträgt 64. Die Ergebnisse der Ausbruchsuntersuchung in Deutschland zeigten, dass der Ausbruch zwischen der letzten Aprilwoche und dem Monat Mai in Norddeutschland aufgetreten zu sein scheint. Nach Untersuchungen auf europäischer Ebene wurden Sprossen als verantwortliches Vehikel identifiziert.

Als letzten Schritt erstellt Ihr Team einen Abschlussbericht der Ausbruchsuntersuchung, in dem die Details des Untersuchungsprozesses zusammengefasst sind. Am 27. Juli erklärte das Robert Koch-Institut das Ende des EHEC-Ausbruchs in Deutschland.

Der hier beschriebene EHEC-Ausbruch von 2011 war der größte registrierte EHEC-Ausbruch in Deutschland und aufgrund der enormen Rate von HUS-Fällen der weltweit größte Ausbruch von HUS. Insgesamt gab es im Ausbruchszeitraum 2011 im Vergleich zu den Vorjahren einen 67-fachen Anstieg von HUS-Fällen und einen 17-fachen Anstieg der gemeldeten EHEC-Fälle. Der Ausbruch von O104: H4 EHEC zeigte, wie schnell sich ein durch Lebensmittel übertragener Krankheitserreger ausbreiten und schwere Krankheiten und Todesfälle verursachen kann, selbst in einem Land wie Deutschland. Es zeigt ferner die Bedeutung angemessener Überwachungssysteme für die Früherkennung von Ausbrüchen und eines schnellen Meldesystems. Schwierigkeiten bei der mikrobiologischen Diagnostik neuer oder signifikant veränderter Infektionserreger, wie sie bei diesem EHEC-Ausbruch zu beobachten waren, können jedoch zu einer Verzögerung der Erkennung von Ausbrüchen und der Anwendung von Kontrollmaßnahmen führen, was zu einer möglichen Kapazitätsüberlastung des Gesundheitssystems führen kann.

Der Ausbruch hatte enorme Folgen für die betroffenen Patienten, aber auch wirtschaftlich, da der Verbrauch und Export von Salaten und Salatzutaten, insbesondere aus Spanien, stark zurückging.

Schlusswort

Herzlichen Glückwunsch, hiermit haben Sie ihren ersten realistischen Fall einer epidemiologischen Ausbruchsuntersuchung erfolgreich abgerundet. Sie haben die Grundlagen epidemiologischen Denkens angewendet und einen Überblick über die wichtigsten Aspekte der Epidemiologie kennen gelernt. Es spricht also nichts dagegen, dass sie auch in Zukunft medizinische und gesundheitswissenschaftliche Fragestellungen systematisch analysieren und bewerten. Das folgende Glossar soll Ihnen zum kurzzeitigen Nachschlagen von Fachbegriffen behilflich sein und sie an die wichtigsten Aspekte, die in diesem Buch vorgestellt wurden, erinnern. Sie finden viele Verweise an die entsprechenden Stellen in diesem Buch. Die abschließende Sammlung von Wiederholungsfragen gibt Ihnen die Möglichkeit Teilaspekte der Fakten und Zusammenhänge, die in diesem Buch vorgestellt wurden, in Form eines Quiz zu wiederholen. Hiermit sollten Sie gerüstet sein die Welt der Epidemiologie weiter zu entdecken. Und mit einem besseren Verständnis der Grundlagen sollte auch der Spruch, der mich während meiner ganzen Weiterbildungszeit als Epidemiologe begleitet hat für Sie prägend sein: *„Epidemiology is fun or it is not Epidemiology"*.

> Vorlage für diese Übung war die „EDDi Case Study and Investigation Notebook", erstellt von Juliane Bönecke, Ralf Reintjes, Ranjeet Dhonkal, Norbert G. Schwarz und Dewi Ismajani Puradiredja (Lizenz CC BY-SA 4.0) im Rahmen der Hamburg Open Online University (HOOU). Die Übung steht gleichermaßen unter der Lizenz CC BY-SA 4.0 zur Verfügung und kann unter den durch diese Lizenz geregelte Bedingungen genutzt und verwertet werden.

Literatur zum Ausbruch:

Appel B. (2012) EHEC outbreak 2011: Investigation of the outbreak along the food chain; Bundesinstitut für Risikobewertung, Eds.; BfR: Berlin, ISBN 978-3-938163-90-0.

Askar M/Faber MS/Frank C/Bernard H/Gilsdorf A/Fruth A/Prager R/Hohle M/Suess T/Wadl M/Krause G/Stark K/Werber D. (2011) Update on the ongoing outbreak of haemolytic uraemic syndrome due to Shiga toxin-producing Escherichia coli (STEC) serotype O104, Germany, May 2011. In: Eurosurveillance, 16(22):pii=19883

Buchholz, U/Bernard, H/Werber, D/Böhmer MM/Remschmidt C/Wilking H/Deleré Y/an der Heiden M/Adlhoch C/Dreesman J/Ehlers J/Ethelberg S/Faber M/Frank C/Fricke G/Greiner M/Höhle M/Ivarsson S/Jark U/Kirchner M/Koch J/Krause G/Luber P/Rosner B/Stark K/Kühne M. (2011) German Outbreak of Escherichia coli O104:H4 Associated with Sprouts. In: N. Engl. J. Med. 365: 1763–1770.

Burger, R (2012) EHEC O104:H4 in Germany 2011: A large outbreak of bloody diarrhea and haemolytic uraemic syndrome by shiga toxin-producing E.Coli via contaminated food. IN: National Academies Press (US)

European Centre for Disease Prevention and Control EU case definition: HUS caused by epidemic strain Shiga toxin 2-producing Escherichia Coli Available online: https://www.ecdc.europa.eu/en/all-topics-zescherichia-coli-ecolithreats-and-outbreaksoutbreak-stec-0104h4-2011/eu-case-definition (accessed on Nov 2, 2019).

Frank, C/Werber, D/Cramer, JP/Askar M/Faber M/an der Heiden M/Bernard H/Fruth A/ Prager R/Spode A/Wadl M/Zoufaly A/Jordan S/Kemper MJ/Follin P/Müller L/King LA/ Rosner B/Buchholz U/Stark K/Krause G/HUS Investigation Team. (2011) Epidemic Profile of Shiga-Toxin–Producing Escherichia coli O104:H4 Outbreak in Germany. In: N. Engl. J. Med. 365: 1771–1780.

Hawker J/Begg N/Reintjes R/Ekdahl K/Edeghere O/van Steenbergen JE. (2019) Communicable disease control and health protection handbook; 4th edition.; Wiley-Blackwell: Hoboken, N.J, ISBN 978-1-119-32805-6.

Köckerling E/Karrasch L/Schweitzer A/Razum O/Krause G. (2017) Public Health Research Resulting from One of the World's Largest Outbreaks Caused by Entero-Hemorrhagic Escherichia coli in Germany 2011: A Review. In: Front. Public Health, 5: 332.

Manitz J/Kneib T/Schlather M/Helbing D/Brockmann D. (2014) Origin Detection During Food-borne Disease Outbreaks – A Case Study of the 2011 EHEC/HUS Outbreak in Germany. In: PLOS Curr. Outbreaks.

Robert-Koch-Institut (2019) Falldefinitionen des Robert Koch-Instituts zur Übermittlung von Erkrankungs- oder Todesfällen und Nachweisen von Krankheitserregern

Rosner B/Bernard H/Werber, D/Faber M/Stark K/Krause G. (2011) Epidemiologie des EHEC O104:H4/HUS-Ausbruchs in Deutschland, Mai bis Juli 2011. In: J. für Verbraucherschutz Leb. 6: 473–481.

Tahden, M/Manitz, J/Baumgardt, K/Fell G/Kneib T/Hegasy G. (2011) Epidemiological and Ecological Characterization of the EHEC O104:H4 Outbreak in Hamburg, Germany. In: PLOS ONE 2016, 11, e0164508.

Dankwort

Sehr viele Leute haben dazu beigetragen, dass ich die Gelegenheit hatte mich mit der Epidemiologie im Laufe meines Lebens vertraut zu machen. Ich hatte die Gelegenheit von vielen der Besten zu lernen, was zu einem großen Teil in die guten Aspekte dieses Buches eingeflossen ist. Vielen Dank hierfür! Die Simplifikationen und möglichen Undeutlichkeiten im Text sind jedoch von mir verursacht.

Viele Jahre Lehrerfahrung in Tampere, Hamburg, Bielefeld, Nijmegen und in internationalen Kursen in vielen Ländern der Welt waren eine gute Lehrzeit für die Vermittlung epidemiologischer Kenntnisse. Ich bin vielen Studentinnen und Studenten für Ihre Fragen und Kommentare, die einen geschärften Blick aufs Detail gefördert haben, sehr dankbar. Bei der Erstellung einiger Teile dieses Buches konnte ich auf Lehrmaterialien, die ich zum Teil zusammen mit langjährigen Kolleginnen und Kollegen erstellt hatte, zurückgreifen. Besonders hervorzuheben sind hierbei Juliane Bönecke, Gunnar Paetzelt und Johann Popp. Euch vielen Dank für die vielen stimulierenden fachlichen Gespräche und die tolle kollegiale Zusammenarbeit.

Ganz entscheidend für das tatsächliche Zustandekommen des Buches, nachdem die Idee schon viele Jahre in meinem Kopf bestand, ist der Nomos-Verlag in Person von Herrn Alexander Hutzel. Vielen Dank für das Vertrauen, die Unterstützung und die Geduld auch während der Verzögerungen durch die Covid-19 Pandemie.

Kapitel 10: Epidemiologisches Mini-Wörterbuch = Glossar ausgewählter epidemiologischer Begriffe

Das Glossar ist alphabetisch geordnet und soll Ihnen helfen epidemiologische Begriffe, die Sie für die Bearbeitung dieses Buches benötigen, einfach und schnell nachschlagen zu können. Mit diesem kurzen Glossar erhebe ich nicht den Anspruch alle wichtigen Begriffe der Epidemiologie abzudecken. Hierfür gibt es spezielle Epidemiologiewörterbücher. Jedoch hoffe ich Ihnen hiermit behilflich zu sein sich einen Überblick über die Grundlagen der Epidemiologie zu verschaffen.

A	Absolutes Risiko	Die Wahrscheinlichkeit, mit der ein Ereignis, eine Erkrankung oder der Tod während eines bestimmten Zeitraumes in einer Studienpopulation eintritt (siehe auch *Inzidenz* und Kapitel 2).
	Aggregatdaten	Daten, die durch Zusammenfassung (Aggregierung) aus Individualdaten entstehen, z.B. durch Aufsummierung oder Bildung von Durchschnittswerten. Beispiel: Durchschnittlicher Schokoladekonsum pro Kopf und Jahr in Deutschland (siehe Kapitel 3.1).
	Analytische Epidemiologie	Bereich der Epidemiologie, der versucht, durch systematisches Überprüfen von Studienhypothesen Hinweise auf Krankheitsursachen oder Schutzfaktoren zu erhalten (siehe Kapitel 3).
	Attributables Risiko (engl. attributable risk)	Der Anteil einer Erkrankung unter den Exponierten, welcher der Exposition zugeordnet werden kann. Entspricht der Differenz der absoluten Risiken (z.B. kumulative Inzidenz oder Mortalität) bei Exponierten abzüglich der bei Nicht-Exponierten. Dabei wird angenommen, dass andere Ursachen unter Exponierten und Nicht-Exponierten die gleiche Wirkung haben und sich keine Interaktionen auswirken (siehe Kapitel 4.1).
	Ausbruch (engl. outbreak)	plötzliche Zunahme der Anzahl von Fällen einer Infektionskrankheit, die möglicherweise auf eine gemeinsame Infektionsquelle zurückzuführen ist und den für die Jahreszeit und die Region den Erwartungswert überschreitet (siehe Kapitel 8).
B	Bias	Systematischer Fehler in einer Studie der zur Verzerrung der Studienergebnisse führen kann. Das englische Wort *Bias* ist im Deutschen mittlerweile etabliert. Nach Ursache des systematischen Fehlers werden verschiedene Arten von Bias unterschieden. Die wichtigsten Kategorien sind *Selektionsbias* – Auswahlfehler (z.B. Responder Bias, also selektive Teilnahme etc.) und *Informationsbias* (z.B. Recall Bias, also selektive Erinnerung etc.) (sieh Kapitel 4.3).
	Bradford-Hill-Kriterien	Die von Sir Austin Bradford Hill (1897–1991) in Jahre 1965 aufgestellten Kriterien können bei der Beurteilung, ob einer Assoziation ein Kausalzusammenhang zu Grunde liegt, behilflich sein (siehe Kapitel 6).

Kapitel 10: Epidemiologisches Mini-Wörterbuch

C	Chance	Im Allgemeinen bezieht sich der Begriff „Chance" auf die Wahrscheinlichkeit, dass ein bestimmtes Ereignis eintritt oder nicht eintritt. Chance wird oft als Verhältnis der Anzahl der günstigen Ergebnisse zur Gesamtzahl der möglichen Ergebnisse ausgedrückt. Z.B. ist die Chance, bei einem Münzwurf Kopf zu bekommen, 1 / 2 oder 0,5, da es zwei mögliche Ergebnisse gibt (Kopf oder Zahl) und nur eins davon günstig ist (Kopf). Die Chance, bei einem Würfelwurf eine Sechs zu bekommen, ist 1 / 6 oder etwa 0,17, da es sechs mögliche Ergebnisse gibt (eins bis sechs) und nur eines davon günstig ist (Sechs). In der Epidemiologie und medizinischen Diagnostik bezieht sich der Begriff „Chance" oft auf die Wahrscheinlichkeit, dass eine Person eine bestimmte Krankheit oder ein bestimmtes Ereignis entwickelt oder nicht entwickelt. Chance kann als Odds Ratio ausgedrückt werden, um das Verhältnis von Personen, die das Ereignis erleben, zu Personen, die das Ereignis nicht erleben, zu quantifizieren.
	Cluster	Eine Anzahl von Fällen eine Erkrankung bezogen auf Raum und Zeit. Ein Cluster kann der erwarteten Häufigkeit an Fällen entsprechen. Dieses ist vor allem bei endemischen Erkrankungen der Fall (siehe Kapitel 8).
	Confounder/ Confounding	Der Begriff wird aus dem lateinischen Verb *confundere* = *vermischen* abgeleitet. Es handelt sich um eine Verzerrung des Studienergebnisses, die dadurch hervorgerufen wird, dass das Maß des Effektes einer Exposition auf ein Krankheitsrisiko (z.B. Relatives Risiko) verfälscht wird, weil ein Zusammenhang zwischen der Exposition und einem (oder mehreren) anderen Faktor vorliegt, der selbst das Krankheitsrisiko beeinflusst (siehe Kapitel 4.4).
D	Deskriptive Epidemiologie	Ein beschreibender Teil der Epidemiologie, der sich mit der Beschreibung der Häufigkeiten von Erkrankungen und deren Verteilung in Bevölkerungen beschäftigt (siehe Kapitel 2 und 3).
E	Effektmodifikator	Von Effektmodifikation spricht man, wenn der Effekt einer Intervention oder Exposition auf die Zielvariable sich in verschiedenen Studienpopulationen unterscheidet. Der beobachtete Effekt beruht darauf, dass in dieser Situation ein vorhandener Effekt der beobachteten Exposition gleichzeitig von einer zweiten Expositionsvariablen abhängt. (siehe auch *Interaktion* und Kapitel 4.4).
	Endemie	Krankheit die in bestimmten Gebieten regelmäßig auftritt, einheimisch ist (siehe Kapitel 8).
	Epidemie	Ausbruch, der einen großen Teil der Bevölkerung erfasst. Der Begriff Epidemie impliziert, mehr noch als der Begriff Outbreak, dass es sich bei der Situation um eine gefährliche Situation handelt (siehe Kapitel 8).

Kapitel 10: Epidemiologisches Mini-Wörterbuch

	Epidemiologie	Wissenschaftsdisziplin die sich mit der Häufigkeit und Verteilung von Krankheiten bzw. Gesundheitszuständen sowie den sie beeinflussenden Faktoren in der Bevölkerung beschäftigt. Epidemiologie ist eine wichtige Grundlage für die gesundheitspolitische Planung, die Qualitätssicherung der Versorgung und die Gesundheitsberichterstattung und somit eine Kerndisziplin der Gesundheitswissenschaften (siehe Einleitungskapitel).
	Erkrankungsrate (engl. attack rate)	Anteil einer Population, der innerhalb einer gewissen Zeitspanne (z.B. während eines Ausbruchs) an einer Krankheit erkrankt (siehe Kapitel 2).
	experimentelle Epidemiologie	Teil der Epidemiologie, der sich mit der Testung experimentell, kontrollierbaren Faktoren befasst wie z.B. Interventionen im Rahmen kontrollierter Studien, randomisierte klinische Studien oder bevölkerungsbezogener Interventionsstudien (siehe Kapitel 3.5).
	Exposition	Faktoren, denen Personengruppen ausgesetzt sind und die einen Einfluss auf ein Outcome (z.B. eine Krankheit) haben können. Schädigende Expositionen nennen wir Risikofaktoren, das Risiko mindernde Faktoren nennen wir Schutzfaktoren (siehe Kapitel 3).
F	Fall-Kontroll-Studie	Ein retrospektives epidemiologisches Studiendesign, bei dem Personen mit einer bestimmten Krankheit (Fälle) mit geeigneten Kontrollpersonen, die nicht an dieser Krankheit erkrankt sind, bezüglich verschiedener Expositionen in der Vergangenheit verglichen werden. Sie dient der Ermittlung von Hinweisen auf Ursachen einer Krankheit. Das zu berechnende Maß für eine mögliche Assoziation ist die Odds Ratio (siehe Kapitel 3.4).
	Fehler 1. Art (α-Fehler)	Ein statistischer Test entdeckt einen Unterschied, obwohl er in der Realität nicht vorhanden ist. Die Nullhypothese wird zu Unrecht abgelehnt (siehe Kapitel 4.2).
	Fehler 2. Art (β-Fehler)	Ein statistischer Test entdeckt keinen Unterschied, obwohl in Wirklichkeit ein Unterschied besteht. Die Nullhypothese wird zu Unrecht angenommen (siehe Kapitel 4.2).
H	Historische Kohorte	Hierbei handelt es sich um eine epidemiologische Studie bei der auf eine in der Vergangenheit bereits definierten Kohorte zurückgegriffen wird und diese in der Gegenwart wie eine klassische Kohortenstudie ausgewertet wird. Somit handelt es sich wie bei der klassischen Kohortenstudie um ein prospektives Studiendesign (siehe Kapitel 3.3).
I	Interaktion	Das Zusammenwirken von zwei oder mehr Faktoren im Sinne der Verstärkung oder Verhinderung eines Effektes (siehe Kapitel 4.4).

Kapitel 10: Epidemiologisches Mini-Wörterbuch

	Interventionsstudien	Studien der experimentellen Epidemiologie, Bei der die Effekte einer Intervention auf das Vorkommen des Outcomes untersucht werden (siehe Kapitel 3.5).
	Inzidenz	Zahl neuauftretender Fälle in einer definierten Bevölkerung pro Zeiteinheit, bezogen auf die definierte Bevölkerung (meist pro 100.000). Das entspricht dem *Absoluten Risiko* (siehe Kapitel 2).
	Inzidenzrate bzw. Inzidenzdichte	Hierbei handelt es sich um die Rate, mit der neue Fälle in einer Bevölkerungsgruppe auftreten. Der Zähler ist die Zahl der neuen Ereignisse die in einer definierten Zeiteinheit auftreten. Der Nenner ist die Bevölkerungsgruppe bei der das Ereignis in dieser Zeiteinheit auftreten kann, was auch als Personenzeit (person-time) angegeben werden kann. Häufig wird die Inzidenzrate mit der folgenden Formel berechnet:

$$\frac{\textit{Anzahl neuaufgetretener Ereignisse in einer definierten Zeiteinheit}}{\textit{Anzahl exponierter Personen in der definierten Zeiteinheit}} \times 100.000$$

J	John Snow	(1813–1858) war Arzt, Pionier bei der Epidemiologie und gilt als erster ärztlicher Spezialist für Anästhesie. Besondere Bekanntheit erhielt er für seine Untersuchungen zur Ursache der Cholera Mitte des 19. Jahrhunderts (siehe Kapitel 1).
K	Kausalität	Beschreibt die Beziehung zwischen Ursache und Wirkung. Ein kausaler Zusammenhang wird als ursächlich angesehen (siehe Kapitel 6).
	Kohortenstudie (engl. cohort study):	Beobachtung einer bestimmten Gruppe von exponierten und nicht exponierten Personen über einen längeren Zeitraum hinsichtlich des Auftretens eines oder mehrerer Outcomes. Von ihrer Vorgehensweise sind Kohortenstudie immer prospektiv. Kohortenstudien sind eine wichtige Methode der analytischen Epidemiologie. (Siehe Kapitel 3.3)
	Konfidenzintervall	Der Bereich, der aus den erhobenen Daten berechnet werden kann, der mit einer bestimmten Wahrscheinlichkeit (in der Regel 95%) den tatsächlichen Wert eines epidemiologischen Messergebnisses (z.B. Prävalenz, Inzidenz oder Relatives Risiko) enthält (siehe Kapitel 4.2).
	Korrelationsstudien	Siehe *ökologische Studien*.
	Konsistenz	Übereinstimmung bei wiederholten Messungen (siehe Kapitel 6).

	Korrelationskoeffizient	Mathematisches Maß für einen linearen Zusammenhang zweier Variablen. Der Korrelationskoeffizient wird mit dem Buchstaben r bezeichnet und kann Werte von +1 bis −1 annehmen, wobei r = +1 einen perfekten positiven und r = −1 einen perfekten negativen linearen Zusammenhang zweier Variablen anzeigt. Der Korrelationskoeffizient findet vor allem in ökologischen Studiendesigns Anwendung (siehe Kapitel 3.1).
	Kumulative Inzidenz	Anzahl aller Neuinfektionen in einer Population innerhalb eines gewissen Zeitraumes (siehe Kapitel 2).
L	Letalität (engl. case fatality rate)	Ein Maß für den Schweregrad einer Krankheit. Anteil der Fälle einer bestimmten Krankheit, die innerhalb eines bestimmten Zeitraumes tödlich enden. Es entspricht der Zahl durch die Krankheit bedingte Todesfälle in einem bestimmten Zeitraum dividiert durch die Zahl der in diesem Zeitraum diagnostizierten Fälle dieser Krankheit, multipliziert mal 100 (siehe Kapitel 2).
	Lebenserwartung	Durchschnittliche Zahl der Jahre, die ein Individuum bestimmten Alters voraussichtlich leben wird, wenn sich die Sterblichkeitsrate nicht ändert.
M	Matching	Gezielte Auswahl von Studienteilnehmern so, dass potentielle Confounder über die Studiengruppen gleich verteilt sind. Zu jedem Fall mit einer zu berücksichtigenden Exposition werden Kontrollen mit der gleichen Exposition gesucht. Somit ist das Ziel von Matching die Kontrolle von bekannten (und teilweise auch unbekannten, assoziierten) Einflussfaktoren (siehe Kapitel 4.4).
	Mantel-Haenszel-Schätzer	Ist ein statistischer Schätzer, der verwendet wird, um den Effekt einer bestimmten Exposition auf ein bestimmtes Ergebnis zu berechnen, nachdem andere potenziell störende Variablen oder Confounding-Faktoren berücksichtigt wurden. Er schätzt die relative Risikorate oder die Odds Ratio, die den Zusammenhang zwischen Exposition und Ergebnis darstellt, nachdem andere Variablen berücksichtigt wurden. Er berechnet den Schätzer, indem er die Daten in so genannte Strata unterteilt, die auf der Kombination von Exposition und den potenziell störenden Variablen basieren, und dann die Strata-spezifischen Schätzer gewichtet, um einen Gesamtschätzer zu erhalten. Besonders bei Studien bei denen Fälle und Kontrollen gematcht wurden wird diese Analysemethode eingesetzt.
	Meta-Analyse	Quantitatives Verfahren, mit dem die Ergebnisse verschiedener epidemiologischer Studien mit gleicher Thematik und Studiendesign zusammengefasst werden. Ziel einer Meta-Analyse ist es, einen Überblick über den aktuellen Stand der Forschung zu erhalten und einen umfassenden Trend der Ergebnisse zu identifizieren.

	Miasma-Theorie	Diese besagt, dass Krankheiten durch schlechte Luft, welche sich in niedrig gelegenen Regionen ansammelt, verursacht würde. Diese Theorie war in der Mitte des 19. Jahrhunderts die vorherrschende Theorie für die Krankheitsentstehung von Krankheiten wie z.B. bei der Cholera. Sie wurde spätestens durch die aufkommende Bakteriologie abgelöst (siehe Kapitel 1).
	Mismatched Framing	Der englische Begriff, der auch im Deutschen verwendet wird, beschreibt eine oft missverständliche Darstellung von Studienergebnissen. Nutzen und Schaden werden hierbei in unterschiedlichen Risikoformaten ausgedrückt. Nutzen werden häufig als Relatives Risiko und Schaden häufig als absolutes Risiko dargestellt. Das kann zu einer Fehlinterpretation von Ergebnissen führen.
	Morbidität	Anteil der Bevölkerung, der von einer Erkrankung betroffen ist (siehe Kapitel 2).
	Mortalität	Anteil der Bevölkerung, der an eine Erkrankung verstirbt (siehe Kapitel 2).
	Multivariate Analysen	Statistische Verfahren, bei denen die Abhängigkeit einer Zielvariablen (meist das Auftreten einer Krankheit) von mehreren Erklärungsvariablen (meist potentielle Risikofaktoren) simultan im Rahmen so genannter multivariater Modelle (z.B. Regressionsmodell) berechnet wird (siehe Kapitel 5).
N	negativer Vorhersagewert (engl. negative predictive value)	Wahrscheinlichkeit, dass bei der Anwendung eines diagnostischen Tests in einer Population die Infektion nicht vorliegt, wenn der Test Ausgang negativ ist (siehe Kapitel 7.1).
	Nullhypothese	Die Nullhypothese H0 beim statistischen Test besagt, dass ein in einer Stichprobe gefundene Effekt auf zufällige Streuung zurückzuführen ist und somit in der Grundgesamtheit nicht besteht.
	Number Needed to Treat (NNT)	Der englische Begriff, der auch im Deutschen verwendet wird, beschreibt die Anzahl der Patienten, die behandelt werden müssen, um *ein* zusätzliches schlechtes Ergebnis (z.B. Tod) zu vermeiden (siehe Kapitel 3.5).

O	Odds Ratio	Der aus dem Englischen stammende Begriff kann ins Deutsche ungefähr mit dem Begriff Chancenverhältnis oder Chancenquotient übersetzt werden. Die Odds Ratio wird vor allem zur Auswertung von Fall-Kontroll-Studien berechnet. Sie ist ein Maß für das Relative Risiko und beschreibt die Chance bei einer gegebenen Erkrankung gegenüber einer untersuchten Exposition gewesen zu sein. Aus der entsprechenden Vierfeldertafel werden die „Odds" für eine Exposition bei Fällen (A / B) und Kontrollen (C / D) verglichen. Aus deren Quotient (Ratio) errechnet sich die Odds Ratio wie folgt: Odds Ratio = (A / B) / (C / D) = (A x D) / (B x C). (siehe Kapitel 4.1).
	ökologische Studien	Epidemiologisches Studiendesign, das auch *Korrelationsstudie* genannt wird, bei dem Aggregatdaten verschiedener Bevölkerungen sowohl für Expositionen und auch Erkrankungshäufigkeiten verwendet werden. Häufig verwendete Aggregationseinheiten sind im geografischen Sinne administrative Einheiten wie Landkreise, Bundesländer oder Länder und im zeitlichen Sinne Jahreszusammenfassungen. Dieses Studiendesign wird häufig am Anfang einer Untersuchung zur Testung einer Hypothese eingesetzt. Die verwendeten Daten wurden meist für andere Zwecke erhoben. Die Aussagekraft der Ergebnisse dieses Studiendesigns kann leicht durch andere Faktoren beeinflusst sein (siehe *ökologischer Trugschluss*) (siehe Kapitel 3.1).
	ökologischer Trugschluss (engl. ecologic fallacy)	Wenn wie in ökologischen Studien nur Aggregatdaten für gesamte Bevölkerungsgruppen verwendet werden, sind keine Rückschlüsse auf Individuen möglich. Mitgliedern einer Population werden Merkmale zugeschrieben, die sie als Einzelpersonen oft nicht besitzen. Ausschließlich Durchschnittswerte für eine Populationen finden Anwendung. Rückschlüsse auf Individuen sind somit problematisch da die Variabilität zwischen Individuen nicht berücksichtigt wird (siehe Kapitel 3.1).
	Outcome	Ein gesundheitliches Ereignis bzw. der Endpunkt einer epidemiologischen Untersuchung (siehe Kapitel 3).

P	p-Wert	Ein statistisches Maß, das die Wahrscheinlichkeit angibt, dass ein beobachteter Effekt oder ein Ergebnis in einer Stichprobe aufgrund des Zufalls auftritt. Es ist ein wichtiges Konzept in der Hypothesentestung, bei denen man versucht, eine Aussage über eine größere Population aufgrund von Beobachtungen in einer Stichprobe zu treffen. Der p-Wert wird oft als Wahrscheinlichkeit interpretiert und liegt zwischen 0 und 1. Je kleiner der p-Wert ist, desto unwahrscheinlicher ist es, dass das beobachtete Ergebnis allein aufgrund des Zufalls aufgetreten ist. Ein typischer p-Wert-Schwellenwert, der in vielen wissenschaftlichen Disziplinen verwendet wird, ist 0,05 oder 5%. Wenn der p-Wert kleiner als 0,05 ist, wird das Ergebnis als „signifikant" angesehen, was bedeutet, dass es unwahrscheinlich ist, dass es durch Zufall zustande gekommen ist. Wenn der p-Wert größer als 0,05 ist, wird das Ergebnis als „nicht signifikant" betrachtet und es wird angenommen, dass es durch Zufall zustande gekommen sein könnte. Es ist jedoch wichtig zu beachten, dass der p-Wert allein nicht ausreicht, um eine Entscheidung zu treffen oder eine Schlussfolgerung zu ziehen. Der p-Wert sollte immer im Zusammenhang mit anderen Faktoren wie der Stichprobengröße, der Teststärke, dem Vorwissen und der wissenschaftlichen Bedeutung des Ergebnisses interpretiert werden (siehe Kapiteln 4 und 5).
	Pandemie	Eine Epidemie die sich über mehrere Kontinente ausbreitet (siehe Kapitel 8).
	Personenzeit (engl. person-time)	Hierbei handelt es sich um die Summe individueller Zeiteinheiten die Personen der Studienpopulation mit der zu untersuchenden Exposition exponiert waren.
	positiver Vorhersagewert (engl. positiv predictive value)	Wahrscheinlichkeit, dass bei der Anwendung eines diagnostischen Tests in einer Population die Infektion vorliegt, wenn der Testausgang positiv ist (siehe Kapitel 7.1).
	Prävalenz	Anteil der Bevölkerung, der zu einem bestimmten Zeitpunkt von einer Krankheit betroffen ist (= *Punktprävalenz*). Wird eine längere Zeiteinheit gewählt, so kann z.B. über eine Wochen- oder auch Monatsprävalenz gesprochen werden (= *Periodenprävalenz*) (siehe Kapitel 2).
	Prävalenzratio	Hierbei handelt es sich der Formel nach um eine Art relatives Risiko mit dem Unterschied, dass man das Prävalenzratio als Maß eher in Querschnittstudien nutzt und das Relative Risiko als Maß in Kohortenstudien, wenn man mit Inzidenzdaten rechnet.
	Prävalenzstudie	Siehe *Querschnittsstudie*.

	Prävention	Verhütung von Krankheit. Man unterscheidet *primäre Prävention* (= Erhaltung der Gesundheit und Verhinderung von Krankheit), *sekundäre Prävention* (= Früherkennung mit dem Ziel der Heilung) und *tertiäre Prävention* (= Reduktion von Behinderung).
Q	Querschnittsstudie (engl. Cross-sectional study)	auch *Prävalenzstudie* genannt: Epidemiologisches Studiendesign bei dem Beobachtungen über Expositionen zu möglichen Risikofaktoren und Krankheiten in einer definierten Population zum gleichen Zeitpunkt erhoben werden (siehe Kapitel 3.2).
R	Randomisierung	Zuordnung von Patienten nach Zufallsprinzip (z.B. durch Münzwurf) zu Untersuchungs- oder Kontrollgruppen in randomisierten klinischen Studien. Dieses Verfahren sichert, wenn es fehlerfrei durchgeführt wird, die Vergleichbarkeit der zu vergleichenden Gruppen hinsichtlich vieler Faktoren (so genannte Strukturgleichheit) mit Ausnahme der experimentellen Intervention (siehe Kapitel 3.5).
	randomisierte klinische Studie (engl. randomised controlled trial, RCT)	Ein sorgfältig geplantes, in Übereinstimmung mit ethischen Richtlinien durchgeführtes Experiment zur Überprüfung von Hypothesen mittels einer Zufallszuteilung der Studienteilnehmer in mindestens zwei Gruppen. Dieses Studiendesign bietet die höchste Evidenzstufe zum Beleg der möglichen Wirksamkeit einer Intervention (siehe Kapitel 3.5).
	Rate	Ein Ausdruck der Häufigkeit mit der ein Ereignis in einer definierten Population auftritt. Raten setzen sich aus dem Zähler, dem Nenner und der definierten Zeiteinheit, in der Ereignisse auftreten, zusammen.

$$\frac{\textit{Anzahl von Ereignissen in einer definierten Zeiteinheit}}{\textit{Durchschnittliche Bevölkerungszahl während der Zeiteinheit}} \times 100$$

Bei Vergleichen sind Raten rohen Zahlen vorzuziehen.

Relatives Risiko (engl. relativ risk/ risk ratio)

Verhältnis zwischen dem Risiko der exponierten und dem Risiko der nicht exponierten an einer Krankheit zu erkranken. Aus der entsprechenden Vierfeldertafel werden die absoluten Risiken zu erkranken für Exponierte (a / a+b) und Nicht-Exponierte (c / c+d) verglichen. Aus deren Quotient (Ratio) errechnet sich das Relative Risiko wie folgt:

RR = (a / a+b) / (c / c+d)

(siehe Kapitel 4.1).

	Reliabilität	Die Reliabilität beschreibt das Ausmaß der Stabilität eines Resultates, wenn die zugrunde liegende Messung unter identischen Bedingungen mehrfach wiederholt wird. Mangelnde Reliabilität ist die Folge von Unterschieden bei Untersuchern und/oder ihren Geräten sowie der biologischen intra-individuellen Variabilität.
	Residual Confounding	Dieser englische Begriff beschreibt Verzerrung, die auch nach (missglückten) Versuchen, Confounding (Störfaktoren) bei der statistischen Analyse zu kontrollieren, weiterhin besteht. Residual Confounding entsteht, wenn unzureichende Informationen über die Störfaktoren vorhanden sind oder diese falsch kategorisiert oder missklassifiziert werden (siehe Kapitel 4.4).
	retrospektive Kohortenstudie	Siehe historische Kohorte (Kapitel 3.3).
	Richard Doll	Sir William Richard Shaboe Doll (1912–2005) war Arzt und Epidemiologe. Er war einer der ersten die einen Zusammenhang zwischen Rauchen und Lungenkrebs untersuchten (siehe Kapitel 2).
	Risikofaktor	Merkmal einer Person, das zu einem erhöhten Risiko führt eine Erkrankung zu erwerben (z.B. Übergewicht und Diabetes). Ein Risikofaktor muss nicht unmittelbare Ursache einer Gesundheitsstörung sein (siehe Kapitel 3).
S	Screening-Programm	Untersuchungen großer Bevölkerungsgruppen, mit der Absicht Personen zu entdecken, die eine bestimmte Krankheit haben, ohne davon zu wissen und ohne charakteristische Symptome zu zeigen (siehe Kapitel 7.2).
	Sensitivität	Wahrscheinlichkeit eines diagnostischen Tests bei der Anwendung bei einer infizierten Person einen positiven Nachweis zu liefern (siehe Kapitel 7.1).
	Sentinel	Dieser englische Begriff beschreit eine Form der Surveillance bei einer Stichprobe aus der Gesamtpopulation.
	Spezifität	Wahrscheinlichkeit eines diagnostischen Tests bei der Anwendung bei einer nicht infizierten Person einen negativen Nachweis zu liefern (siehe Kapitel 7.1).
	Sterblichkeit	Siehe auch *Mortalität*. In einer Bevölkerung jährlich gestorbene Personen, bezogen auf die mittlere jährliche Bevölkerung in dieser Region. Meist ausgedrückt als Rohe Sterberate (siehe Kapitel 2).
	Surveillance	Laufende systematische Erhebungen, Analysen und Interpretationen von Gesundheitsdaten, die für die Planung, Durchführung und Evaluation von Public Health Maßnahmen von grundlegender Bedeutung sind.
	Survey	Ein Survey ist eine oft als Querschnittsstudie durchgeführte, nicht experimentelle Erhebung zu einem Komplex von interessierenden Merkmalen. Ein Bevölkerungs-Survey kann als Interview, als schriftliche Befragung, als medizinische Untersuchung oder auch als Kombination der genannten Formen durchgeführt werden.

U	Ursache	Ein vorangegangenes Ereignis, ein Zustand oder eine Eigenschaft, die notwendig für das Auftreten der Erkrankung war, in dem Moment in dem sie aufgetreten ist.
V	Validität	Ausmaß der Übereinstimmung von Resultaten einer Studie und dem, was sie zu messen vorgibt.
W	Wahrscheinlichkeit	In Bezug auf das Relative Risiko gibt an, wie wahrscheinlich es ist, dass eine Person in der Expositionsgruppe im Vergleich zur Vergleichsgruppe eine bestimmte Krankheit oder ein bestimmtes Ereignis entwickelt. Eine Wahrscheinlichkeit von 1 bedeutet dabei, dass das Risiko in beiden Gruppen gleich groß ist, während eine Wahrscheinlichkeit von mehr als 1 darauf hindeutet, dass das Risiko in der Expositionsgruppe höher ist als in der Vergleichsgruppe. Eine Wahrscheinlichkeit von weniger als 1 zeigt dagegen an, dass das Risiko in der Expositionsgruppe geringer ist als in der Vergleichsgruppe (siehe Kapitel 4).

Kapitel 11: Wiederholungsfragen

Kapitel 1

Frage 1.1: Wer gilt als erster Pionier der Epidemiologie?

a) Richard Doll
b) Paul Smith
c) John Snow
d) Austin Bradford Hill

Frage 1.2: Welche Aussage über die Arbeit von Dr. John Snow zur Cholera trifft zu?

a) Er hat gezeigt, dass Cholera von Moskitos übertragen wird
b) Er hat gezeigt, dass Cholera durch die Luft übertragen wird
c) Er hat gezeigt, dass Cholera durch das Trinken von kontaminiertem Wasser übertragen wird
d) Er hat gezeigt, dass Cholera durch den Verzehr von rohem Fisch übertragen wird

Kapitel 2

Frage 2.1: Die Häufigkeit von Asthma unter Kindern in Schleswig-Holstein wurde in einer Studie erhoben. Eine repräsentative Stichprobe der Kinder wurde im November 2022 untersucht. Das Maß der Häufigkeit von Asthma das in dieser Studie ermittelt werden konnte ist ein Schätzwert für:

a) Das attributable Risiko
b) Das absolute Risiko
c) Die Prävalenz
d) Die Inzidenz

Frage 2.2: Während der zweiten September Woche nahmen 87 Personen in einer kleinen Gemeinde (Einwohnerzahl 460) an einem Empfang teil. Es wurde ein Buffet angeboten, dessen Gerichte verschiedene Teilnehmer selbst zubereitet hatten. Innerhalb von drei Tagen erkrankten 39 Teilnehmer an einer Salmonelleninfektion. Die kumulative Inzidenz unter den Teilnehmern lag bei:

a) 0,45%
b) 8,5%
c) 18,9%
d) 44,8%

Kapitel 11: Wiederholungsfragen

Frage 2.3: Letzte Woche wurden in Ihrer Stadt 38 Fälle von Masern gemeldet. Die Stadt hat 50.000 Einwohner. Wie hoch lag die Maserninzidenz in der letzten Woche?

a) 3,8/100.000 Einwohner
b) 19/100.000 Einwohner
c) 38/100.000 Einwohner
d) 76/100.000 Einwohner

Frage 2.4: In einer Studie werden zufällig ausgewählte Personen aus einem Landkreis untersucht. Von 1.000 Teilnehmern an dieser Untersuchung hatten 50 Diabetes. Das Verhältnis 50/1.000 wird bezeichnet als:

a) Inzidenz
b) Prävalenz
c) Letalität
d) Mortalität

Frage 2.5: Die Inzidenz einer Erkrankung ist unter Männern fünfmal so hoch wie bei Frauen. Doch die Punktprävalenz zeigt keinen Geschlechterunterschied. Die wahrscheinlichste Erklärung ist, dass:

a) die Dauer der Erkrankung ist bei Frauen länger
b) die Erkrankung führt bei Frauen öfter zum Tode
c) die Sterberate unter Frauen ist höher
d) erkrankte Frauen erhalten weniger angemessene medizinische Hilfe

Frage 2.6: Wenn eine neu entwickelte Behandlungsmethode den Tod der Patienten verhindert, aber sie nicht von der Erkrankung heilt, tritt folgendes ein:

a) die Prävalenz der Erkrankung sinkt
b) die Inzidenz der Erkrankung steigt
c) die Prävalenz der Erkrankung steigt
d) Die Inzidenz der Erkrankung sinkt

Frage 2.7: Eine Epidemiologin ist daran interessiert herauszufinden, wie viele Personen im letzten Jahr in Hamburg neu mit HIV diagnostiziert wurden. Mit welchem Maß würde sie dieses messen?

a) Inzidenz
b) Prävalenz
c) Odds Ratio
d) Remissionsrate

Kapitel 3

Ökologische Studien

Frage 3.1: Forscher haben mehrere Korrelationsstudien durchgeführt und berechneten jeweils einen Korrelationskoeffizienten. Frage: Bei welcher Studie liegt ein Fehler vor?

a) r = 0,8
b) r = 1,6
c) r = -0,4
d) r = 1
e)

Antwort: b.) da der Korrelationskoeffizient r nur einen Wert von −1 bis +1 annehmen kann.

Frage 3.2: Welche der folgenden Punktwolken kommt einem Korrelationskoeffizienten von +1 am ehesten nah?

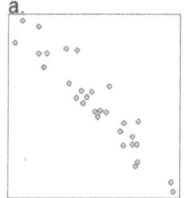 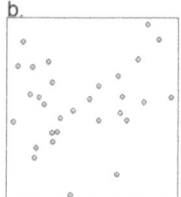 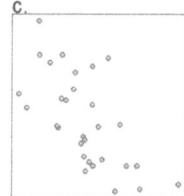 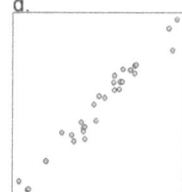

Antwort: d

Querschnittstudien

Die Häufigkeit von Asthma unter Kindern in Schleswig-Holstein wurde in einer Studie erhoben. Eine repräsentative Stichprobe der Kinder wurde im November 2022 untersucht. Die folgende Tabelle enthält die Ergebnisse:

Alter der Kinder im November 2022 (Jahren)	Anzahl untersuchter Kinder	Anzahl von Asthmatikern
1–3	200	14
4–6	171	27
7–9	160	34
10–12	164	39
Gesamt	695	114

Frage 3.3: Das Maß der Häufigkeit von Asthma das in dieser Studie ermittelt werden konnte ist ein Schätzwert für:

a) Attributables Risiko
b) Absolutes Risiko
c) Prävalenz
d) Inzidenz

Frage 3.4: Die Bewohner dreier Dörfer, deren Wasserversorgung aus drei unterschiedlichen Quellen erfolgt, wurden gebeten, an einer Untersuchung zur Identifizierung von Cholera-Trägern teilzunehmen. Da vor kurzem mehrere Choleratodesfälle aufgetreten waren, unterzogen sich praktisch alle zu diesem Zeitpunkt anwesenden Einwohner der Untersuchung. Der Anteil der Träger unter den Bewohnern wurde berechnet und verglichen. Nennen Sie den Studientyp.

a) Querschnittsstudie
b) Fall-Kontroll-Studie
c) Kohortenstudie
d) Experimentelle Studie

Kohortenstudie

Frage 3.5: Was ist ein Vorteil bei einer Kohortenstudie?

a) Dieses Studiendesign ist ideal bei seltenen Outcomes
b) Ein kurzes Follow-Up ist immer ausreichend
c) Die Zeitliche Abfolge bei Exposition und Outcome ist klar
d) Sie ist effizient für seltene Erkrankungen und bei langen Latenzzeiten

Frage 3.6: Was ist kein Vorteil einer historischen Kohortenstudie?

a) Man kann verschiedene Outcomes, verursacht durch eine Exposition untersuchen
b) Inzidenzen können berechnet werden
c) Ein möglicher Bias, der durch die Selektion von Kontrollen in einer Fall-Kontroll-Studie entstehen könnte, kann vermieden werden
d) Ein möglicher Recallbias kann minimiert werden

Frage 3.7: Bei der Untersuchung eines verdächtigten Faktors bezüglich dessen Zusammenhang zur Entstehung einer Erkrankung anhand einer Kohortenstudie ist es entscheidend, dass:

a) Die untersuchten exponierten und nicht exponierten Gruppen sich so gut wie möglich im Hinblick auf mögliche konfundierende Faktoren gleichen
b) Die Studiengruppen gleichgroß sind

c) Bei Studienbeginn Kranke und Gesunde unter dem gleichen Risiko stehen, dem Faktor ausgesetzt zu sein

d) Die Studiengruppen mit und ohne diese Faktoren für die Allgemeinbevölkerung repräsentativ sind

Fall-Kontroll-Studie

Frage 3.8: Welches der folgenden Studiendesigns ist am geeignetsten, wenn das Outcome, also die Erkrankung selten ist:

a) Interventionsstudie

b) Kohortenstudie

c) Fall-Kontroll-Studie

d) Querschnittstudie

Antwort: Fälle werden anhand des Erkrankungsstatus ausgewählt. Wenn eine Erkrankung oder ein Outcome selten ist benötigt man für eine Kohortenstudie, Interventionsstudie oder Querschnittstudie eine große Anzahl von Studienteilnehmern damit auch genügend Erkrankungsfälle untersucht werden können.

Frage 3.9: Fall-Kontroll-Studien sind ...

a) prospektiv

b) retrospektiv

c) experimentelle Studien

d) longitudinale Studien

Frage 3.10: In einer Studie mit 500 Fällen und 500 Kontrollen wurde der vermutete ursächliche Faktor bei 400 der Fälle und 100 der Kontrollen gefunden. Das absolute Risiko der Personen mit dem Risikofaktor ist

a) 40%

b) 16%

c) 20%

d) dies kann mit diesen Daten nicht berechnet werden

Frage 3.11: Welche der folgenden Aussagen trifft bei einer Fall-Kontroll-Studie nicht zu?

a) Die Zahl der Kontrollen kann größer sein als die der Fälle.

b) Kontrollen aus der Grundgesamtheit der untersuchten Bevölkerungsgruppe sind immer den Kontrollen aus einem Krankenhaus vorzuziehen.

c) Kontrollen sollten die Personen einer Grundgesamtheit repräsentieren ohne das Outcome aufzuweisen, welches der Falldefinition entspricht.

d) Dieses Studiendesign dient nicht der Untersuchung multipler Outcomes.

Kapitel 11: Wiederholungsfragen

Frage 3.12: In einer Fall-Kontroll-Studie zu Risikofaktoren für Brustkrebs werden 253 Fälle und 493 Kontrollpersonen befragt. 132 Fälle und 51 Kontrollpersonen berichten, dass sie über einen längeren Zeitraum orale Kontrazeption betrieben haben. Welches Maß für den Zusammenhang zwischen Brustkrebs und oraler Kontrazeption würden Sie berechnen?

a) Odds Ratio
b) Relatives Risiko
c) Risikodifferenz
d) Brustkrebsprävalenz

Frage 3.13: Welches Ergebnis erhalten Sie, wenn Sie mit den Zahlen aus Frage 3.12 eine Odds Ratio berechnen sollten?

a) 3,3
b) 0,7
c) 9,5
d) 1,1

Frage 3.14: In einer Fall-Kontroll-Studie wurde untersucht, ob Drogenmissbrauch bei AIDS-Kranken einen Einfluss auf die Letalität hat. Welche Maßzahl eignet sich am besten, um den Einfluss des Drogenmissbrauchs auf das Letalitätsrisiko zu quantifizieren?

a) Odds ratio
b) Relatives Risiko
c) Absolute Risikoreduktion
d) Positiver Vorhersagewert

Frage 3.15: Was ist kein Vorteil einer historischen Kohortenstudie?

a) Man kann verschiedene Outcomes verursacht durch eine Exposition untersuchen
b) Inzidenzen können berechnet werden
c) Ein möglicher Bias, der durch die Selektion von Kontrollen in einer Fall-Kontroll-Studie entstehen könnte, kann vermieden werden
d) Ein möglicher Recallbias kann minimiert werden

RCT

Frage 3.16: Eine randomisierte, kontrollierte Studie (RCT) zeichnet sich dadurch aus, dass ...

a) Dieses Studiendesign immer nur für klinische Studien verwendet wird.
b) Die Zuteilung von Studienteilnehmern zur Interventionsgruppe bzw. zur Kontrollgruppe strikt durch das Zufallsprinzip erfolgt.

c) Zur Auswertung der Ergebnisse keine statistischen Tests verwendet werden müssen um den Einfluss des Zufalls auf das Studienergebnis zu bewerten.
d) Sie einer klassischen Fall-Kontroll-Studie entspricht.

Frage 3.17: Die Quantifizierung seltener, unerwünschter Wirkungen eines neuen Arzneimittels erfolgt vorwiegend in

a) Phase-I-Studien
b) Phase-II-Studien
c) Phase-III-Studien
d) Phase-IV-Studien.

Frage 3.18: Welche der folgenden Aussagen ist falsch? In einer Interventionsstudie, welche die Wirkung eines neuen Medikaments untersucht,

a) hilft die Randomisierung der Behandlung die Vergleichbarkeit zwischen Interventionsgruppe und Kontrollgruppe zu garantieren.
b) ist es gut, die Studienteilnehmer nicht wissen zu lassen welcher Studiengruppe sie angehören.
c) ist es wichtig die Zahl der „loss to follow-up" möglichst gering zu halten.
d) hilft die Randomisierung der Behandlung sicherzustellen, eine repräsentative Stichprobe der Normalbevölkerung auszuwählen.

Fragen 3.19 – 3.23: Suchen Sie für jede der folgenden Fragestellungen ein am besten passendes epidemiologisches Studiendesign aus. Jedes Studiendesign kann einmal, mehrmals, oder gar nicht ausgewählt werden. Wählen Sie das effektivste und das am besten geeignete Studiendesign.

Frage 3.19: Gibt es einen Zusammenhang zwischen Arten der Kinderbetreuung und dem plötzlichen Kindstod, welcher sehr selten auftritt?

Frage 3.20: Werden durch eine neue Behandlungsmethode die Symptome von Migränepatienten stärker gelindert?

Frage 3.21: Besteht ein Zusammenhang zwischen einer arbeitsbedingten Exposition mit einer giftigen Chemikalie, welche in einem hoch spezialisierten Herstellungsprozess verwendet wird, und einem erhöhten Krebsrisiko?

Frage 3.22: Zeigt sich im Vergleich mehrerer Länder ein Zusammenhang zwischen einem Modell verbesserter Wasserversorgung und der Kindersterblichkeit aufgrund von Durchfallerkrankungen?

Frage 3.23: Wie viele Fahrradfahrer in Hamburg tragen Fahrradhelme?

Kapitel 4

Frage 4.1: Eine hohe Anzahl von nicht antwortender Studienteilnehmer (non-response) in einer Fall-Kontroll-Studie ist problematisch:

a) weil kein statistisch signifikantes Ergebnis erzielt werden kann
b) weil die nicht antwortenden Studienteilnehmer sich womöglich von den anderen Studienteilnehmern in wichtigen Merkmalen unterscheiden
c) nur, wenn der Anteil größer als 50% ist
d) nur, wenn die Interviewer nicht verblendet für die Untersuchte Hypothese sind

Frage 4.2: Die Stärke einer Assoziation zwischen einer Exposition und einer Erkrankung kann am besten gemessen werden durch

a) Inkubationszeit
b) Inzidenz einer Erkrankung in der Gesamtbevölkerung
c) Prävalenz des potentiellen Risikofaktors
d) Relatives Risiko

Frage 4.3: Welche Aussage trifft nicht zu? In einer epidemiologischen Studie wird eine Assoziation (OR = 5,2) zwischen Krankheitsfällen und einer Exposition (z.B. Rauchen) beobachtet. Die beobachtete Assoziation kann folgende Ursache haben:

a) Es ist ein Effekt des Zufalls.
b) Es liegt ein systematischer Fehler im Studiendesign (Bias) zugrunde.
c) Es handelt sich um das Ergebnis von Verzerrungen durch eine dritte Variable (Confounding).
d) Es besteht ein kausaler Zusammenhang.
e) Keine der zuvor genannten Gründe trifft zu.

Frage 4.4: Um bei der Durchführung einer epidemiologischen Studie Confounding zu vermeiden oder in der Analyse zu kontrollieren ist welche der folgenden Strategien ungeeignet?

a) Matching
b) Blinding
c) Stratifikation
d) Restriktion
e) multivariate Analyse/logistische Regression

Bias

Frage 4.5: Welche Aussagen zu Bias sind richtig?

1. Bei p-Werten >0,05 ist von Bias auszugehen.
2. Bias ist ein systematischer Fehler bei der Planung und/oder Durchführung einer Studie.
3. Bias kann durch die konsequente Anwendung randomisierter Studiendesigns vermieden werden.
4. Bias kann Kausalzusammenhänge vortäuschen, wenn in Wirklichkeit kein Zusammenhang besteht.
5. Bias kann einen in Wirklichkeit bestehenden Kausalzusammenhang verschleiern.

a) Die Antworten 1, 4 und 5 sind richtig
b) Die Antworten 2, 4 und 5 sind richtig.
c) Die Antworten 2 und 3 sind richtig.
d) Nur die Antwort 1 ist richtig.
e) Alle Antworten sind richtig.

Confounding

Frage 4.6: Welche Aussage zu Confounding trifft nicht zu?

a) Ein Confounder kann einen Zusammenhang vortäuschen, der in Wirklichkeit nicht vorhanden ist.
b) Eine Randomisierung kann helfen, Confounding zu vermeiden.
c) Confounding kann durch eine bivariate Analyse kontrolliert werden.
d) Ein Confounder kann einen in Wirklichkeit vorhandenen Zusammenhang verschleiern.
e) Confounding kann mit einer stratifizierten Analyse kontrolliert werden.

Frage 4.7: Was ist der Unterschied zwischen Confounding und Effektmodifikation?

a) Es gibt keinen Unterschied. Effektmodifikation ist das deutsche Wort für Confounding.
b) Confounding verzerrt das Ergebnis und Effektmodifikation täuscht einen Zusammenhang vor.
c) Effektmodifikation liegt dann vor, wenn zwei Confounder miteinander interagieren.
d) Effekmodifikation ist eine statistisch nicht signifikante Form von Confounding.
e) Ein Effektmodifikator hat tatsächlich einen Einfluss darauf, in welchem Ausmaß die Exposition auf die Erkrankung wirkt. Ein Confounder dagegen verfälscht die Ergebnisse.

Frage 4.8: Aus den Ergebnissen einer Fall-Kontroll-Studie lässt sich die Odds Ratio (OR) wie folgt berechnen (a = Anzahl exponierter Fälle, b = Anzahl exponierter Kontrollen, c = Anzahl nicht exponierter Fälle, d = Anzahl nicht exponierter Kontrollen):

a) a x b / c x d
b) d x c / a x b
c) a x d / b x c
d) a x c / b x d
e) b x c / a x d

Kapitel 5

Frage 5.1: Welche Aussage zur Modellierung einer logistischen Regression trifft zu?

a) Die Auswahl der Variablen für das Regressionsmodell sollte auf Basis von theoretischen Überlegungen, Odds Ratios und p-Werten erfolgen.
b) Die Auswahl der Variablen sollte nur aufgrund von p-Werten erfolgen um Bias zu vermeiden.
c) Es sollten nur Variablen berücksichtigt werden, die in der bivariaten Analyse statistisch signifikante Ergebnisse aufweisen.
d) Die Auswahl der berücksichtigten Variablen wird vor Beginn der Datenerhebung getroffen.
e) Variablen, die in der stratifizierten Analyse keine Anzeichen von Confounding gezeigt haben, werden im Regressionsmodell nicht berücksichtigt.

Frage 5.2: Was ist der Unterschied zwischen Confounding und Effektmodifikation?

a) Ein Effektmodifikator hat tatsächlich einen Einfluss darauf, in welchem Ausmaß die Exposition auf die Erkrankung wirkt. Ein Confounder dagegen verfälscht die Ergebnisse.
b) Es gibt keinen Unterschied. Effektmodifikation ist das deutsche Wort für Confounding.
c) Confounding verzerrt das Ergebnis und Effektmodifikation täuscht einen Zusammenhang vor.
d) Effektmodifikation liegt dann vor, wenn zwei Confounder miteinander interagieren.

Frage 5.3: Bei der Stratifikation liegt ein Confounder vor, wenn

a) die Effektschätzer der Strata vom rohen Wert abweichen, aber nicht voneinander
b) die Effektschätzer der Strata vom rohen Wert und voneinander bewachen

c) die Effektschätzer der Strata nicht vom rohen Wert und nicht voneinander abweichen

d) keine Aussage ist korrekt

Frage 5.4: In welcher Reihenfolge sollten die folgenden Analyseschritte bei einer epidemiologischen Untersuchung in der Regel ausgeführt werden?

a) deskriptive Analyse, multivariate Analyse, Stratifikation
b) Delphi-Analyse, Stratifikation, multivariate Analyse, bivariate Analyse
c) bivariate Analyse, multivariate Analyse, Stratifikation, deskriptive Analyse
d) deskriptive Analyse, bivariate Analyse, stratifizierte Analyse, multivariate Analyse
e) deskriptive Analyse, bivariate Analyse, Delphi-Analyse, multivariate Analyse

Kapitel 6

Frage 6.1 Welche Aussage zu Ursachen trifft nicht zu? Jede Ursache kann:

a) notwendig sein
b) hinreichend sein
c) notwendig und hinreichen sein
d) weder notwendig noch hinreichen sein
e) keine der Aussagen trifft zu

Frage 6.2 Was ist kein Kausalitätskriterium nach Bradford Hill?

a) Kohärenz
b) Spezifität
c) Sensibilität
d) Temporalität
e) Biologischer Gradient (Dosis-Wirkungs-Beziehung)

Kapitel 7

Frage 7.1: Wenn ein Test eine große Anzahl an Getesteten als negativ (nicht erkrankt) erkennt obwohl sie eigentlich erkrankt sind, spricht das für...

a) Eine geringe Sensitivität des Tests
b) Eine hohe Sensitivität des Tests
c) Eine geringe Spezifität des Tests
d) Eine hohe Spezifität des Tests

Kapitel 11: Wiederholungsfragen

Frage 7.2: Welches der genannten Kriterien zur Beurteilung der Güte eines diagnostischen Tests ist von der Prävalenz der zu erkennenden Krankheit abhängig?

a) Prädiktiver Wert eines positiven Befundes
b) Sensitivität
c) Spezifität
d) Power des Testverfahrens
e) Reliabilität der Untersuchung

Frage 7.3: Das Screening auf Darmkrebs geschieht in der Regel mithilfe des Hämokkulttest, mit dem man Blut im Stuhl nachweisen kann. Die Prävalenz bei über 50-jährigen, symptomfreien Personen liegt bei 0,3%. Die Sensitivität liegt bei 50%, die Spezifität bei etwa 97%. Gehen Sie von 10.000 Personen aus, an denen der Test durchgeführt wird und ergänzen Sie die folgende Tabelle und berechnen Sie den negativ prädiktiven Wert.

	Darmkrebs vorhanden	Nicht vorhanden	
Testergebnis positiv		285	
Testergebnis negativ		9.685	
		9.970	10.000

Der negative Vorhersagewert (NPV) beträgt: _____

Frage 7.4: Wodurch unterscheidet sich die vorklinische Phase von der klinischen Phase eines Erkrankungsverlaufs?

a) Patienten klagen über Symptome, haben aber noch keinen Arzt aufgesucht
b) Patienten wurden bisher nur ambulant behandelt
c) Patienten sind symptomfrei
d) Patienten wurden ins Krankenhaus eingewiesen

Kapitel 8

Frage 8.1: Die folgende epidemische Kurve einer Ausbruchsuntersuchung ist typisch für

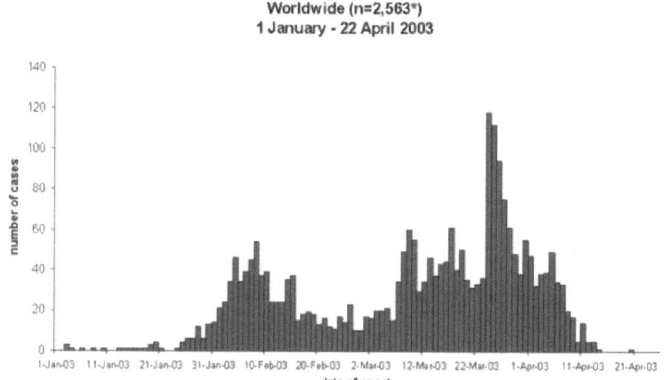

a) Eine Punktquelle (point source)
b) Eine Gemeinschaftsquelle (common source)
c) Übertragung von Person zu Person (person to person transmission)
d) Lässt sich nicht eindeutig zuordnen

Kapitel 11: Wiederholungsfragen

Lösungen:

1.1) C; 1.2) C; 2.1) C; 2.2) D; 2.3) B; 2.4) B; 2.5) A; 2.6) C; 2.7) A

3.1) B; 3.2) D; 3.3) C; 3.4) A; 3.5) C; 3.6) D; 3.7) A; 3.8) C; 3.9) B; 3.10) D

3.11) B; 3.12) A; 3.13) C; 3.14) A; 3.15) D; 3.16) B; 3.17) D; 3.18) D;

3.19) Fall-Kontroll-Studie; 3.20) RCT; 3.21) Kohortenstudie;

3.22) ökologische Studie; 3.23) Querschnittstudie

4.1) B; 4.2) D; 4.3) E; 4.4) B; 4.5) B; 4.6) C; 4.7) E; 4.8) C

5.1) A; 5.2) A; 5.3) A; 5.4) D; 6.1) E; 6.2) C;

7.1) A; 7.2) A; 7.3) 97%; 7.4) C; 8.1) C

Stichwortverzeichnis

Die Angaben verweisen auf die Seitenzahlen des Buches.

4
4-Feldertafel 90

5
5-Jahres-Überlebensrate 42, 47

A
Abhängigkeit 101, 137
absolutes Risiko 27, 28, 66, 68, 91, 93, 198, 205, 209
Aggregatdaten 53, 57, 61, 193, 199
Analogie 129, 131
Analyse 24, 57, 77, 83, 84, 86, 89, 100, 101, 105–108, 110, 113–118, 120, 121, 143, 148, 153, 156, 161, 165, 178, 180, 183, 197, 198, 202, 212–215
Assoziation 56, 63, 64, 85, 90, 99–101, 106, 107, 109, 113, 114, 116, 117, 120, 121, 123, 129, 130, 183, 193, 195, 212
attributable Fraktion 93
attributables Risiko 68, 72, 93, 205
Ausbruch 28–30, 74, 78, 79, 81, 103, 114–117, 121, 151–156, 159–165, 167, 171–174, 176–178, 180–182, 185, 186, 189, 190, 193–195, 217
Ausbruchsuntersuchung 29, 116, 151–154, 161, 163–165, 171, 189, 190, 217
Ausbruchsverdacht 154
Auswahl eines geeigneten Studiendesigns 161

B
Beobachter-Bias 103, 104
Beobachtung 23, 25, 29, 30, 39, 40, 50, 53, 66, 70, 81–83, 89, 90, 97, 104, 113, 114, 124, 129, 130, 149, 196, 200, 201
Beobachtungszeitraum 40, 66, 130
Berichterstattung 37, 101, 164
Berkson's fallacy 102
bevölkerungsbezogenes attributable Risiko 93

Bias 51, 75, 76, 79, 82, 83, 89, 100–105, 113, 114, 123, 131, 146–148, 169, 193, 208, 210, 212–214
biologischer Gradient 130
bivariate Analyse 180, 213, 215
Bradford Hill, Austin 70, 71, 128–131, 193, 205, 215
Bradford-Hill-Kriterien 123, 128, 131
British Doctors Study 128

C
Causal Pie Model 126
Chance 68, 78, 93–95, 97, 107, 142, 194, 199
Chancenverhältnis 68, 78, 93–95
Cholera 23–30, 58–60, 123–125, 130, 151, 152, 159, 196, 198, 205, 208
Compliance 84
Confounding 51, 82, 104–106, 108, 111, 113, 114, 117–119, 121–123, 194, 197, 202, 212–214
Covid-19-Pandemie 41, 84, 152
cross-sectional study 61
Cut-off-Wert 135, 136, 140

D
Datenanalyse 102, 105, 116, 121
Datenauswertung 114
Datenerhebung 26, 57, 61, 69, 101, 103, 104, 214
Diagnose-Bias 146, 148
diagnostische Tests 134, 198, 200, 202, 216
Doll, Richard 70–72, 74, 128, 202, 205
Dosis-Wirkungs-Beziehung 128, 215

E
ecologic fallacy 57
Effekt 30, 45, 73, 82, 84, 89, 95, 97, 99, 101, 102, 104–111, 113, 114, 118, 119, 121, 122, 125, 130, 146–149, 194–198, 200, 212–215

Stichwortverzeichnis

Effektmodifikation 104, 108–111, 118, 119, 121, 194, 213, 214
Effektmodifikator 108–111, 113, 118, 119, 194, 213, 214
ELISA-/EIA-Test 140
Enterohaemorrhagic Escherichia coli (EHEC) 168–170, 172–186, 188, 189
Epidemie 23–25, 34, 39, 41, 58, 60, 74, 151, 152, 157–159, 164, 165, 173, 174, 181, 194, 200
Epidemiekurven 157–159, 174, 181
Erhebung 23, 62, 69, 80, 89, 104, 157, 202
Erinnerungs-Bias 103, 113
erkennbare vorklinische Phase 144
Erkrankungsverlauf 144
Erreger 127, 128, 134, 152, 156, 161, 168, 169, 171
Erstellung von Hypothesen 23
ethische Aspekte 86
Evidenz 86, 129, 131
Evidenzniveau 57, 58, 61, 65, 70, 80, 87, 131
experimentelle Epidemiologie 195, 196
exponiert 62, 66, 70, 74, 78, 91, 94–96, 107, 162, 163, 200
Exposition 49, 51–54, 57, 61–63, 65–70, 72, 74–83, 89–95, 97, 100–110, 113, 114, 116, 120, 123, 125, 127, 129–131, 157, 159, 161, 163, 168, 173, 178, 179, 181, 183, 184, 186–188, 193–195, 197, 199–201, 203, 208, 210–214
Exzess-Risiko 92

F

Fall 23, 24, 27, 39, 40, 49, 53, 58, 60, 65, 74–81, 87, 90, 94, 102, 103, 106–111, 113–118, 121, 123–127, 129, 138, 140, 142, 145, 146, 148, 154–156, 159–161, 163, 167, 172, 173, 178, 180, 182, 183, 186, 189, 190, 194, 195, 197, 199, 208–212, 214, 218
Falldefinition 155, 162, 165, 169, 172, 178, 179, 182, 183, 186, 209
Fehler 76, 80, 83, 89, 98, 100, 101, 113, 118, 131, 146, 148, 193, 195, 207, 212, 213

Feldstudie 84
Früherkennung 143, 189

G

Gemeinschaftsquelle 115, 158, 217
Gesamtpopulation 162, 202
Geschlechterverteilung 45, 82, 175
Gesundheitsberichterstattung 195
Gesundheitswissenschaften/Public Health 33, 195, 202
Goldstandard 81, 82
Grippe-Pandemie 35, 56
Gruppenmatching 77
Gruppenmerkmale 54

H

H1-Hypothese 98
hämolytisch-urämisches Syndrom (HUS) 168–186, 188, 189
Häufigkeit 33–35, 37–39, 41–43, 45, 93, 134, 136–138, 157, 165, 194, 195, 201, 205, 207, 208
Henle-Koch-Postulate 127
Herz-Kreislauf-Erkrankungen 123, 126
hinreichenden Ursache 125, 126
historische Kohortenstudie 80, 208, 210
Hygiene 128, 164, 169–171, 185
Hypothese 23, 25, 29, 50, 51, 54, 57–60, 74, 89, 97–99, 104, 106, 131, 146, 153, 155, 161, 176, 178, 199–201, 212
Hypothesenbildung 25
Hypothesentest 98, 99, 200

I

Impfen 168
Individualdaten 53, 61, 65, 70, 80, 193
individuelles Matching 77
Infektion 125, 130, 134, 152, 161, 164, 168, 169, 172, 178, 198, 200
Infektionskrankheiten 115, 127, 130, 134, 193
Informations-Bias 102, 103
Inkubationszeit 157, 159, 168, 177, 212
Interpretation 38, 44, 89, 94, 98–102, 105, 108, 122, 131, 148

Intervention 24, 30, 82, 86, 108, 194, 196, 201
Inzidenz 27, 34, 35, 38–40, 43, 55, 66–68, 70, 72, 85, 91–93, 95–97, 136, 162, 169, 170, 174, 193, 196, 197, 205, 206, 208, 212
Inzidenzdichte 40, 196
Inzidenzrate 40, 196

J

John Snow 23–30, 50, 124, 130, 151, 159, 196, 205

K

Kausalität 53, 57, 123, 127, 129, 131, 196
Kausalkette 105
Kausalzusammenhänge 113, 114, 118, 213
klinische Phase 144, 216
Kohärenz 129, 131, 215
Kohorte 42, 49, 53, 65–70, 74, 75, 77, 79–82, 91–94, 116, 129, 130, 161–163, 186, 189, 195, 196, 200, 202, 208–210, 218
Konfidenzintervall 99, 100, 113, 117, 120, 121, 180, 196
Konsistenz 128, 129, 196
Kontrollgruppe 74–76, 79, 80, 82–86, 103, 131, 149, 178, 182, 201, 210, 211
Kontrollmaßnahmen 114, 164, 176, 189
Korrelation 53, 56
Korrelationskoeffizient 56, 58, 60, 61, 197, 207
Korrelationsstudie 53, 54, 57, 59, 61, 124, 199, 207
Krankheiten 23–25, 33, 35, 37, 39, 40, 42–44, 57, 59, 63, 68, 69, 73, 75, 86, 89, 90, 93, 94, 97, 102, 104, 105, 108, 111, 113, 123, 125, 126, 128, 129, 134, 136, 139, 140, 142–148, 151, 152, 154–157, 159–163, 165, 168–174, 178, 182, 189, 193–195, 197, 198, 200–203, 212, 216
Krebserkrankungen 42, 73, 143
kultureller Nachweis 128
kumulative Inzidenz 39, 193, 205

L

Lead Time 145, 148
Lead-Time-Bias 147, 148
Length-Time-Bias 147, 148
Letalität 41, 42, 197, 206, 210
loss to follow-up 40, 211

M

Maße der Assoziation 85
Matching 77, 106, 114, 197, 212
Miasma-Theorie 25, 124, 125, 130, 198
Modifiable Areal Unit Problem (MAUP) 57, 61
Mortalität 24, 25, 41, 46–48, 70, 146, 206
Mortalitätsrate 72
multivariate Analyse 106, 113, 114, 120, 121, 212, 215

N

necessary cause 125
negative predictive value 138, 141
Nennerdaten 26
Neuerkrankungen 39, 66, 92, 188
Normalverteilung 98
notwendige Ursache 125, 127
Nullhypothese H0 60, 97–99, 195, 198
Number needed to treat 85

O

Odds 68–70, 78, 80, 93–95, 97, 99, 100, 107, 109, 116–121, 123, 163, 178–180, 183, 194, 195, 197, 199, 206, 210, 214
Odds Ratio (OR) 68, 78, 93–97, 107–110, 116–121, 163, 178, 183, 184, 212, 214
ökologische bzw. Korrelationsstudie 53
ökologischer Trugschluss 199
optischer Nachweis 128
Outcome 70, 81, 90, 96, 97, 101, 195, 199, 208, 209

P

p-Wert 56, 60, 97–100, 113, 117, 120, 121, 124, 200

221

Stichwortverzeichnis

Pandemie 34, 35, 37, 39, 41, 55, 56, 84, 136, 152, 191, 200
Pathogenitätsnachweis 128
Periodenprävalenz 38, 39
Placebo 83–86
Placeboeffekt 84
Plausibilität 129, 130
positive predictive value 138, 141
Prävalenz 37–40, 43, 62–65, 75, 77, 78, 136, 138, 139, 141, 142, 205, 206, 208, 212, 216
Prävalenzratio (PR) 63–65, 67, 77, 91, 92, 200
Prävalenzstudie 61, 62, 200, 201
Präventionsmaßnahmen 30, 153, 154, 161
Punktprävalenz 37–39, 206
Punktquelle 158, 159, 217

Q

Quelle 23, 25–27, 29, 30, 34–37, 42, 44, 50–52, 54–56, 58, 62–64, 67–69, 71, 72, 74–76, 78–80, 82, 85, 87, 90, 92, 98, 101, 105, 107, 108, 110, 115–121, 124–128, 131, 133, 135–137, 139–141, 144, 145, 147, 148, 153, 154, 158–164, 167, 169, 170, 208
Querschnittsstudie 49, 53, 61–63, 87, 200, 202, 208, 209

R

randomisierte kontrollierte Studie (RCT) 53, 81–84, 86, 87, 201, 210, 218
Randomisierung 82, 83, 114, 201, 211, 213
Rate 38, 47, 56, 64, 66, 69, 85, 138, 162, 169, 189, 196, 201
Ratio 67, 68, 70, 78, 80, 85, 91, 93–95, 97, 99, 100, 107, 109, 116, 117, 119–121, 123, 163, 178–180, 183, 194, 195, 197, 199, 201, 206, 210, 214
räumliche Verteilung 35
Recall-Bias 79
Regressionsanalyse 120, 124
relatives Risiko 67, 123, 129, 162, 200
Remissionsrate 43, 206

Restriktion 106, 114, 212
restrospective cohort study 80
retrospektiv 75, 79–81, 87, 195, 202, 209
Risikodifferenz (RD) 67–70, 73, 85, 92, 93, 95–97, 162, 210
Risikofaktoren 45, 52, 58, 60, 63, 66, 67, 69, 74–76, 78–80, 91, 92, 94, 104–111, 113, 117, 120, 124, 126, 139, 152, 155, 157, 159, 161–163, 178, 195, 198, 201, 202, 209, 210, 212
Risk 66–68, 91, 93
rohe Sterblichkeitsrate 41, 44

S

Scatter plot 54
Schnelltest 136, 138
schwere akute respiratorische Syndrom (SARS) 34, 134, 152
Screening-Programm 142, 148
Selektions-Bias 76, 83, 102
Sensitivität 135–143, 202, 215, 216
Signifikanz 57, 100, 123
Signifikanzniveau 97, 98
soziale Erwünschtheit 103
Spezifität 128, 129, 136–143, 155, 202, 215, 216
Stärke eines Zusammenhangs 128
Strata 111, 117, 118, 197, 214, 215
Stratifizierte Analyse 106–108, 110, 117
Streudiagramm 54, 58–60
Strukturgleichheit 83, 201
Studiendesign 45, 49, 52–55, 57, 58, 60–62, 64–67, 70, 74, 75, 78–82, 84, 85, 87, 90, 92, 94, 100, 101, 105, 106, 113, 114, 130, 148, 151, 161–163, 182, 195, 197, 199, 201, 208–213
sufficient cause 125
Symptome 81, 142–145, 147, 155, 162, 168–174, 202, 211, 216

T

Teilursachen 125–127
Temporalität 128, 130, 215
Therapietreue 84

U

Übersterblichkeit 41
Übertragung von Person zu Person 25, 144, 152, 158, 217
Übertragungswege von Infektionserregern 152, 153, 155, 161, 164, 165
univariate Analyse 114, 115, 121

V

Validität 51
Verblindung 84
Verzerrung 80, 101, 103–105, 108, 111, 123, 193, 194, 202
Vierfeldertafel 78, 141, 199, 201
vorklinische Phase 144, 147, 216

W

Weltgesundheitsorganisation (WHO) 33, 143, 155, 160, 182, 185

Wirksamkeit 52, 84–86, 142, 164, 201
Wirkung 50, 86, 104, 109, 131, 188, 193, 196, 211

Z

Zählerdaten 26
Zeitraum 29, 37–43, 45, 66, 70, 71, 74, 144, 145, 147, 149, 151, 154, 159, 168, 196, 197, 210
Zufall 60, 82, 83, 89, 97, 98, 101, 113, 131, 200
Zusammenhang 30, 38, 41, 43, 49, 51–56, 58–61, 63–65, 67, 68, 73, 75–77, 81, 89–92, 97, 98, 100–102, 105–111, 113, 114, 117, 118, 123, 124, 127, 129–131, 136, 138, 140, 149, 152, 159, 161, 163, 168, 178, 180, 189, 194, 196, 197, 200, 202, 208, 210–214

Bereits erschienen in der Reihe
STUDIENKURS GESUNDHEIT UND PFLEGE

Link zum Nomos-Shop

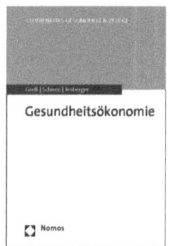

Gesundheitsökonomie
Von Prof. Dr. Stefan Greß, Prof. Dr. Melanie Schnee und Christian Jesberger
2022, 197 Seiten, broschiert,
ISBN 978-3-8487-7991-8

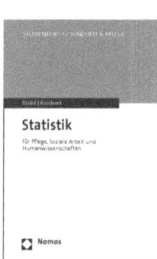

Statistik
Von Prof. Dr. Albert Brühl und Dorothea Reichert
2021, 308 Seiten, broschiert,
ISBN 978-3-8487-7075-5